【家庭生活必备书 处方用药好良师】

LaoNian ShiYang ShiLiao
MiaoFang DaQuan

老年食养食疗妙方大全

编著◎焦明耀 李菲

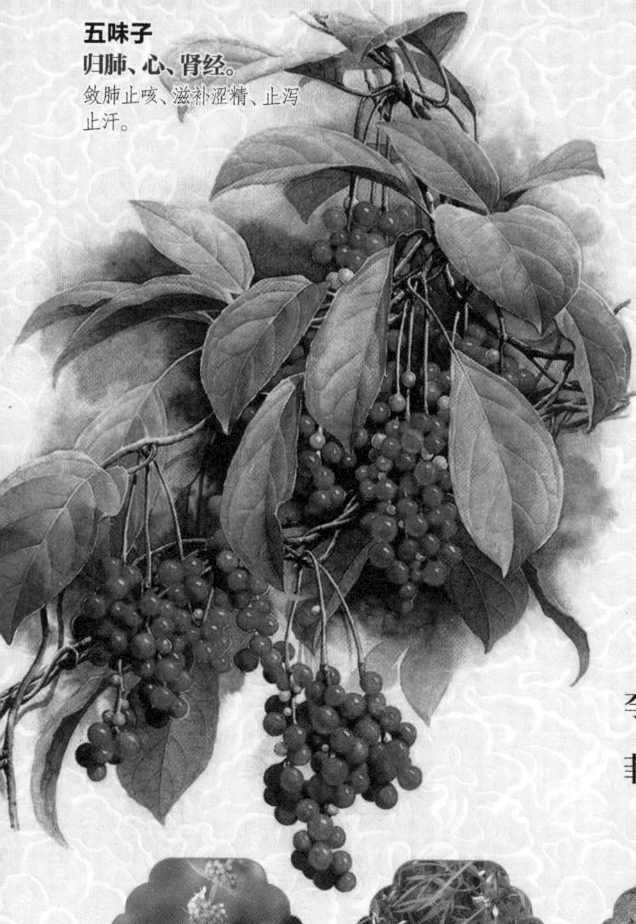

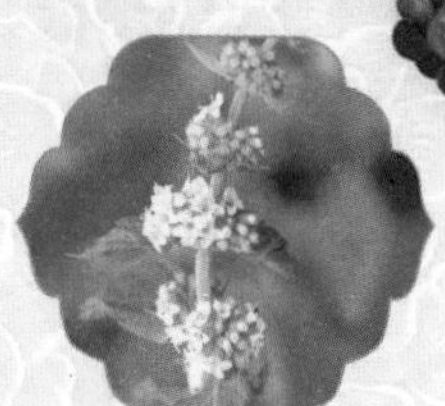

薄荷

疏散风热·清利头目
利咽透疹·疏肝行气

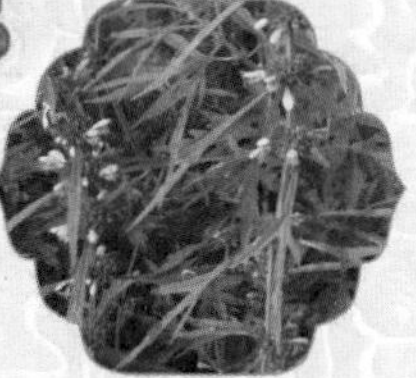

益母草

活血调经·利水消肿
清热解毒

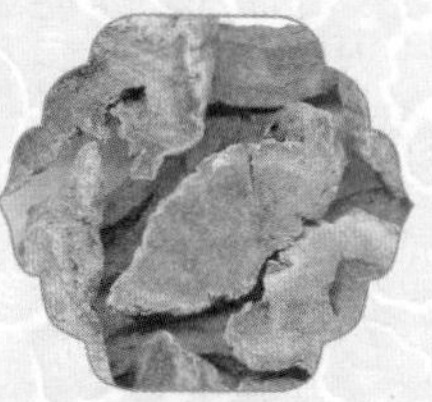

姜黄

活血行气·通经止痛

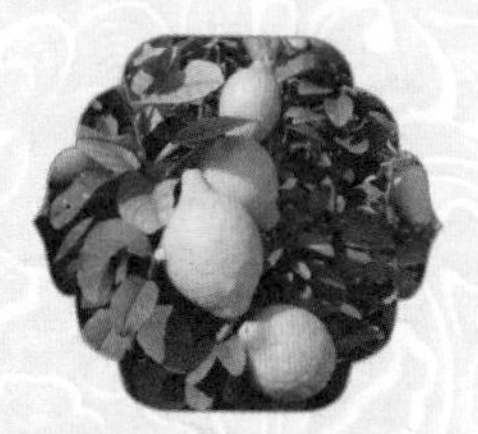

佛手

疏肝解郁·理气和中
燥湿化痰

100多种保健益寿食品  100余种疾病饮食调养  300多种中医食疗良方

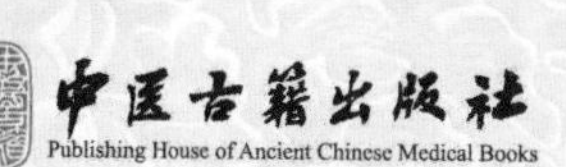

中医古籍出版社
Publishing House of Ancient Chinese Medical Books

图书在版编目（CIP）数据

老年食养食疗妙方大全 / 焦明耀，李菲编著. -- 北京：中医古籍出版社，2017.8

ISBN 978-7-5152-1622-5

Ⅰ. ①老… Ⅱ. ①焦… ②李… Ⅲ. ①老年人—饮食营养学②老年人—食物疗法 Ⅳ. ①R153.3②R247.1

中国版本图书馆CIP数据核字(2017)第278731号

老年食养食疗妙方大全

编　　著：焦明耀　李菲
责任编辑：于峥
出版发行：中医古籍出版社
社　　址：北京市东直门内南小街16号（100700）
印　　刷：北京彩虹伟业印刷有限公司
发　　行：全国新华书店发行
开　　本：710mm×1000mm　1/16
印　　张：15
字　　数：340千字
版　　次：2018年1月第1版　2018年1月第1次印刷
书　　号：ISBN 978-7-5152-1622-5
定　　价：48.00元

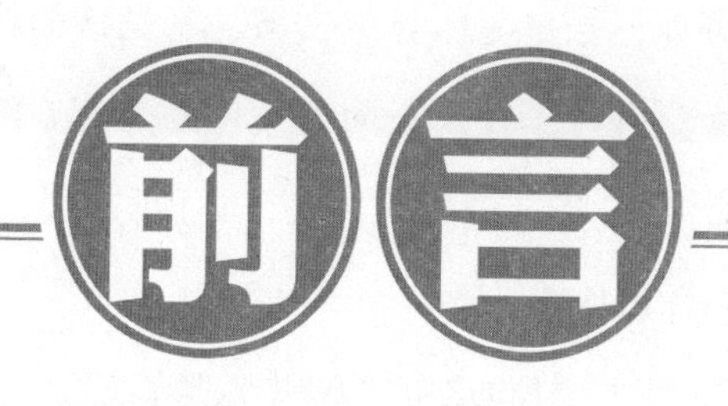

前言

老年人的健康影响着一个家庭的安宁和幸福，老年人的健康和长寿已成为我们全民族共同关心的话题。因此，对于老年人来说，无病早防、有病早治尤为重要。从中医养生角度来看，就是要通过多种方法，促进身体健康并保持良好的心态，以及人与社会、人与自然的和谐统一。

“药王”孙思邈在《备急千金要方》中指出：“夫为医者，当须先洞晓疾源，知其所犯，以食治之，食疗不愈，然后命药”，将食疗列为医治疾病诸法之首。“食能排邪而安脏腑，悦脾爽志以资气血”。食养可调整脾胃功能，使气血生化有源，源泉不竭，精血充盈，人的机体功能自然健康不衰。随着人们生活水平的提高，“吃好求健康”已成为人们追求的目标。吃得科学合理、讲究营养平衡是保证身体健康、防止疾病发生、提高生活质量的重要内容。为科学地指导人们正确合理饮食，特编写本书，以供大家了解有关饮食方面的知识。

食养是运用传统中医理论，阐述食物的四性五味，结合现代营养学来辨证（质）食治；食补是指吃有滋补作用的饮食来补养身体，即通过膳食来达到增强抵抗力，延年益寿的方法；食疗是指食物除养生和营养作用外，还有治疗作用，包括了运用中医理论的辨证（质）治疗，食物中营养素对营养缺乏症的治疗，以及食物中一些非营养物质的特殊治疗作用。

本书根据老年人生理特点、食养理论和原则分宜食食品、四季食补、不同体质的饮食调养、强身健体养生食谱、常见病的饮食调养、常见病中医食疗方等方面，进行了较为全面而具体的介绍。能使患病的老人得到防病治病的饮食指导，能使健康的老人得到预防衰老、延年益寿的启迪，能成为老年人的知音和益友。

希望通过本书的学习，让读者能了解有关老年人食养食补食疗的知识，以便更好地指导人们合理饮食，预防和配合治疗疾病，为提高全民族的健康水平尽绵薄之力。

编　者

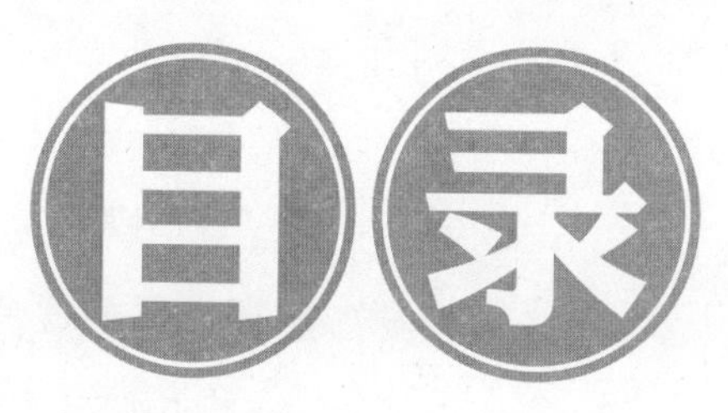

目录

第一章　保持旺盛的生命力
老年人的补益食品

第四章　未病先防

日常保健食疗方

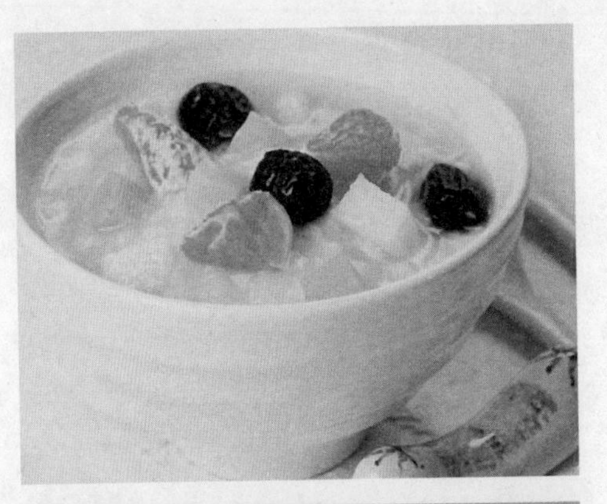

第五章　小病不求医
常见病的饮食调养

第六章　辨证施膳
老年常见病食疗名方金方

第一章

保持旺盛的生命力 老年人的补益食品

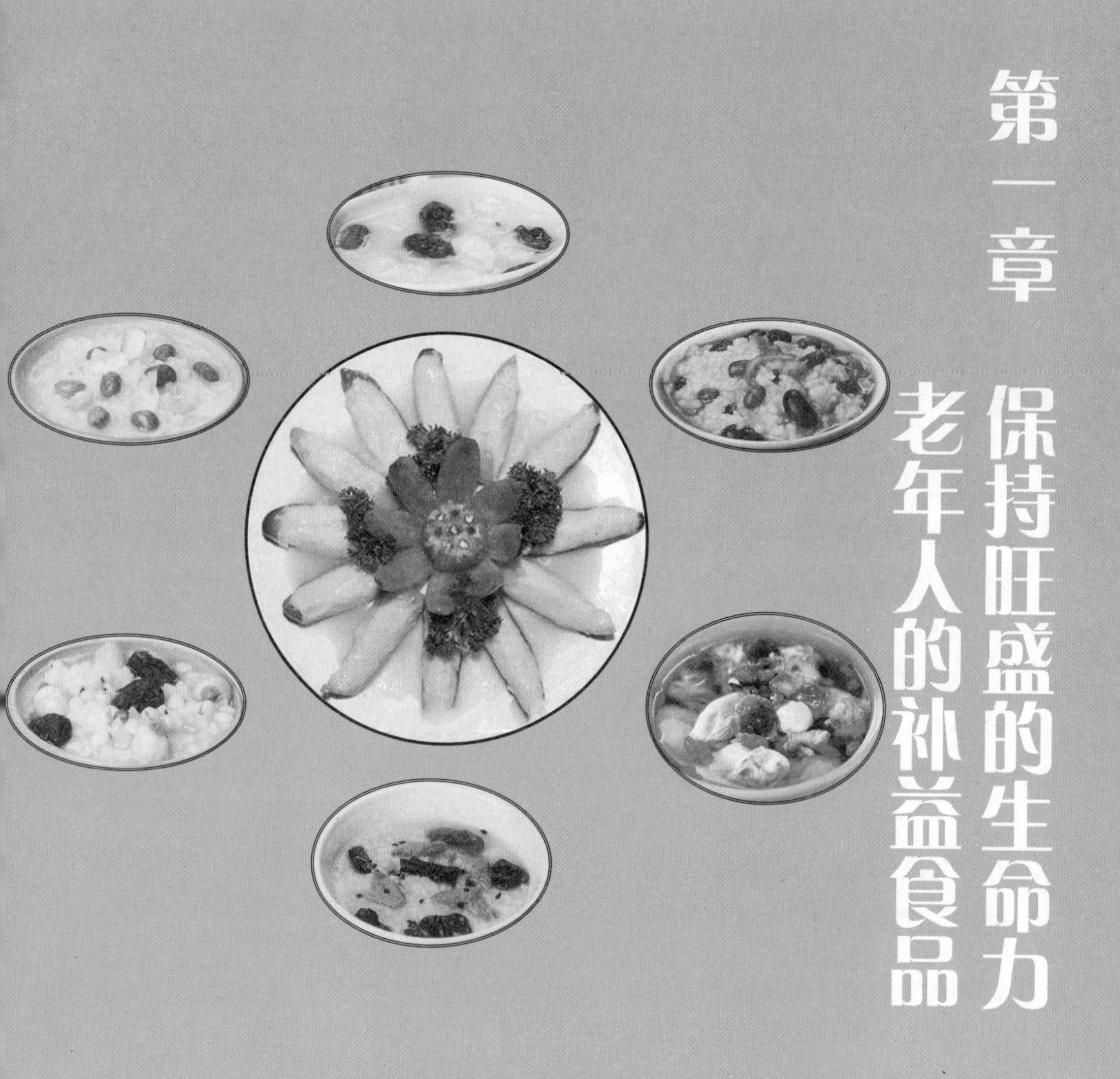

健脑食品

健脑食品通常是指对人类脑部起到保养作用的食品。人脑的主要成分是蛋白质、脂类（主要是卵磷脂）及维生素 B_1、尼克酸等。老年人的膳食营养除了满足大脑需要的热量以外，还要特别注意以上营养物质的充足供应。常见的健脑食品有鱼、核桃、牛奶、鸡蛋、葵花子、海带、芝麻等。

核桃——万岁子

【别名】

核桃仁、山核桃、胡桃、羌桃、黑桃。

【性味归经】

性温，味甘；归肾、肺、大肠经。

【建议食用量】

每次 1 ~ 2 个（150 ~ 200 克）。

核桃与杏仁、榛子、腰果并称为“世界四大干果”，既可以生食、炒食，也可以榨油。核桃有比较坚固的外壳做保护，一般外界有害物质很难进入，属于安全性很高的健康食品。主要产于河北、山西、山东等地，现全国各地均有栽培。

★养生指南

核桃仁含有较多的蛋白质及人体必需的不饱和脂肪酸，这些成分皆为大脑组织细胞代谢的重要物质，能滋养脑细胞，增强脑功能；核桃仁有防止动脉硬化、降低胆固醇的作用；核桃仁中含有大量维生素 E，经常食用有润肌肤、乌须发的作用，可以令皮肤滋润光滑，富于弹性；当感到疲劳时，嚼些核桃仁，有缓解疲劳和压力的作用。核桃仁中钾含量很高，适合高血压病人食用。

核桃不仅是最好的健脑食物，又是神经衰弱的治疗剂。患有头晕、失眠、心悸、健忘、食欲不振、腰膝酸软、全身无力等症状的老年人，每天早晚各吃 1 ~ 2 个核桃仁，即可起到滋补治疗作用。

核桃仁还对其他病症具有较高的医疗效果，如它具有补气养血、润燥化痰、温肺润肠、散肿消毒等功能。近年来的科学研究还证明，核桃树枝对肿瘤症状有改善的作用，以鲜核桃树枝和鸡蛋加水同煮，然后吃蛋，可用于预防子宫颈癌及各种癌症。

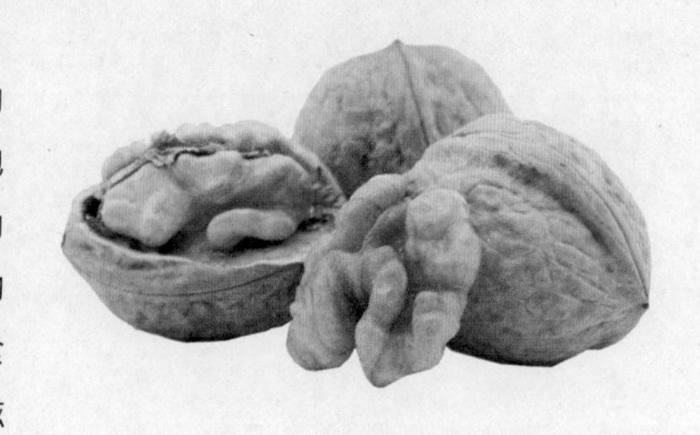

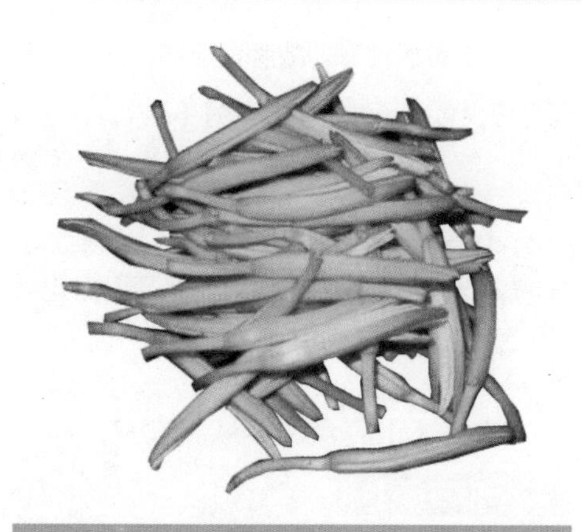

» 黄花菜——花卉珍品蔬菜

【别名】

金针菜、忘忧草、萱草花。

【性味归经】

性温，味甘；归肝、膀胱经。

【建议食用量】

每餐 30 ~ 50 克。

黄花菜即金针菜，是一种营养价值高、具有多种保健功效的花卉珍品蔬菜。

日本保健专家列举的八种健脑食物中，居首位者便是黄花菜。他说：“黄花菜对预防老年人智力衰退，是一种良药。”我国《营养学报》曾评价黄花菜具有显著的降低动物血清胆固醇的作用。人们知道，胆固醇的增高是导致中老年疾病和机体衰退的重要因素之一，能够抗衰老而味道鲜美、营养丰富的蔬菜并不多，而黄花菜恰恰具备了这些特点。

★养生指南

常吃黄花菜还能滋润皮肤，增强皮肤的韧性和弹力，可使皮肤细嫩饱满、润滑柔软，皱褶减少、色斑消退。黄花菜还有抗菌免疫功能，具有中轻度的消炎解毒功效，并在防止疾病传染方面有一定的作用。

黄花菜中因含有冬碱等成分，又具有止血、消炎、利尿、健胃、安神等功能。其花、茎、叶、根都可入药。用其根端膨大体炖肉或炖鸡，对治疗贫血、老年性头晕等，具有较好的效果。

鲜黄花菜中含有一种“秋水仙碱”的物质，它本身虽无毒，但经过胃肠道的吸收，在体内氧化为“二秋水仙碱”，则具有较大的毒性。所以在食用鲜品时，每次不要多吃。由于鲜黄花菜的有毒成分在高温 60℃时可减弱或消失，因此食用时，应先将鲜黄花菜用开水焯过，再用清水浸泡 2 个小时以上，捞出用水洗净后再进行炒食，这样秋水仙碱就能被破坏掉，再食用就安全了。食用干品时，消费者最好在食用前用清水或温水进行多次浸泡后再食用，这样可以去掉残留的有害物质。

» 香蕉——快乐果

【别名】

蕉子、蕉果、甘蕉。

【性味归经】

性寒，味甘；归肺、大肠经。

【建议食用量】

每天 1 ~ 2 个。

香蕉是人们喜爱的水果之一，欧洲人因它能解除抑郁而称它为“快乐水果”。

★养生指南

香蕉中含有大量糖类物质及其他营养成

分，可充饥、补充营养及热量；香蕉性寒能清肠热，味甘能润肠通便，可治疗热病烦渴等症；香蕉能缓和胃酸的刺激，保护胃黏膜；香蕉中含有血管紧张素转化酶抑制物质，可以抑制血压的升高；香蕉属于高钾食品，钾离子可强化肌力及肌耐力，因此特别受运动员的喜爱，同时钾对人体的钠具有抑制作用，多吃香蕉，可降低血压，预防高血压和心血管疾病；香蕉果肉甲醇提取物对细菌、真菌有抑制作用，可消炎解毒。

美国医学专家研究发现，常吃香蕉可防止高血压，因为香蕉可提供较多的能降低血压的钾离子，有抵制钠离子升压及损坏血管的作用。他们还认为，人如缺乏钾元素，就会发生头晕、全身无力和心律失常。又因香蕉中含有多种营养物质，而含钠量低，且不含胆固醇，食后既能供给人体各种营养素，又不会使人发胖。因此，常食香蕉不仅有益于大脑，预防神经疲劳，还有润肺止咳、防止便秘的作用。

香蕉味甘性寒，具有较高的药用价值。主要功用是清肠胃，治便秘，并有清热润肺、止烦渴、填精髓、解酒毒等功效。

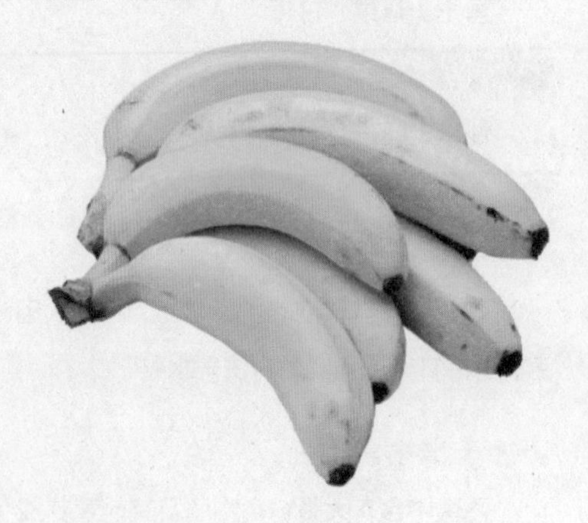

由于香蕉性寒，故脾胃虚寒、胃痛、腹泻者应少食，胃酸过多者最好不吃。

» 葡萄——水晶明珠

【别名】

草龙珠、山葫芦、蒲桃、菩提子。

【性味归经】

性平，味甘、酸；入肺、脾、肾经。

【建议食用量】

每天 100 克。

“水晶明珠”是人们对葡萄的爱称，因为它果色艳丽、汁多味美、营养丰富。葡萄品种很多，根据其原产地的不同，分为东方品种群及欧洲品种群。我国栽培历史久远的“龙眼”“无核白”“牛奶”“黑鸡心”等均属于东方品种群。“玫瑰香”等属于欧洲品种群。每年 9 ~ 10 月果实成熟时采摘，鲜食或阴干食用。葡萄在我国长江流域以北各地均有产，主要产于新疆、甘肃、山西、河北等地。

★养生指南

葡萄中的糖主要是葡萄糖，能很快被人体吸收。当人体出现低血糖时，若及时饮用葡萄汁，可很快使症状缓解。法国科学家研究发现，葡萄能比阿司匹林更好地阻止血栓形成，并且能降低人体血清胆固醇水平，降低血小板的凝聚力，对预防心脑血管病有一定作用。葡萄中含的类黄酮是一种强抗氧化剂，可抗衰老，并可清除体内自由基。

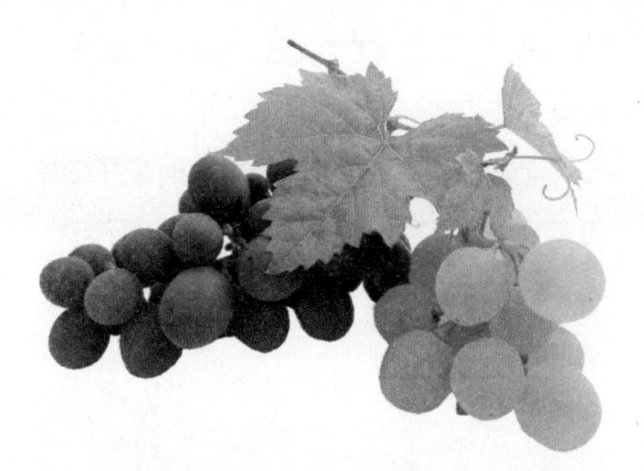

葡萄皮中含有一种名叫白藜芦醇的抗氧化物质，是一类多酚类物质，有降血脂、抗炎、抗氧化的作用，对心血管病和某些癌症有预防和治疗作用。葡萄皮中还含有果胶，是一种对人体健康有益的膳食纤维，俗话说“吃葡萄不吐葡萄皮”还是很有科学道理的。不过食前应充分洗净。

我国历代药典对葡萄的利尿、清血等作用和对胃气虚弱、痛风等病的功效均有论述。如《神农本草经》载：葡萄味甘平，主筋骨湿痹，益气，增力强志，令人肥健，耐饥，忍风寒。久食，轻身不老延年。用葡萄汁 50 毫升，以文火煎浓缩至稠黏如膏时，加蜂蜜 1 倍，至沸停火，冷却后装瓶备用。每次 1 汤匙，沸水冲化代茶饮。可治疗热病烦渴。如患有贫血、头晕、心悸者，可适量饮服葡萄酒，每日 2 ~ 3 次。

» 桂圆——滋益佳品

【别名】

龙眼、益智、骊珠、元肉。

【性味归经】

性温，味甘；归心、脾经。

【建议食用量】

每天 5 颗左右。

桂圆因其种圆黑带光泽，种脐突起呈白色，看似传说中“龙”的眼睛，所以又被称为“龙眼”。新鲜的桂圆肉质极嫩，汁多甜蜜，美味可口，实为其他果品所不及。鲜桂圆烘成干果后即成为中药里的干桂圆。桂圆益心脾，补气血，具有良好滋养补益作用，可用于心脾虚损、气血不足所致的失眠、健忘、惊悸、眩晕等症，因此又被称为“滋益果”。在我国主产于福建、广东、广西等地。

★养生指南

桂圆含有多种营养物质，有补血安神、健脑益智、补养心脾的功效。研究发现，桂圆对子宫肿瘤细胞的抑制率超过 90%，妇女更年期是妇科肿瘤好发的阶段，适当吃些桂圆有利于健康。桂圆有补益作用，对病后需要调养及体质虚弱的人有辅助疗效。

桂圆还可治疗贫血和因缺乏烟酸造成的皮炎、腹泻、痴呆甚至精神失常等疾病。对其保健功效，李时珍说“食品以荔枝为美，滋益则龙眼为良”。在食籍中也多有记载。今为民间常用滋补食品之一。

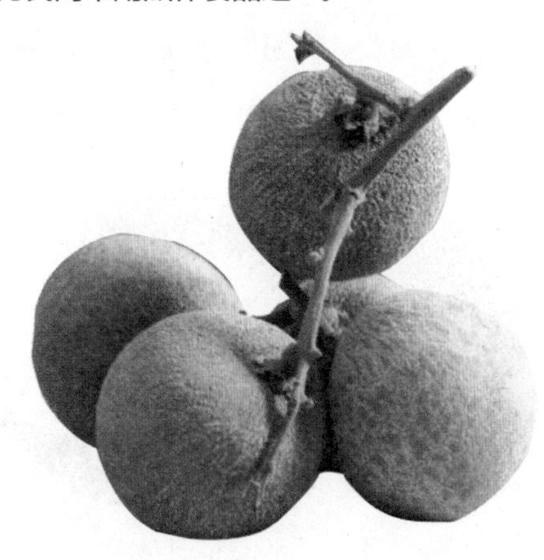

苹果——健康果

【别名】

滔婆、柰、柰子、平波。

【性味归经】

性平，味甘、酸；归脾、肺经。

【建议食用量】

每天 1 ~ 2 个（200 ~ 300 克）。

苹果于夏、秋季成熟，果皮的颜色多为青、黄、红色。苹果酸甜可口，营养丰富，是老幼皆宜的水果之一。它的营养价值和医疗价值都很高，被越来越多的人称为“健康果”，国外有“一天一个苹果，医生远离我”的说法。我国苹果主要产于华北、东北一带。

★养生指南

苹果中的胶质和微量元素铬能保持血糖的稳定，还能有效地降低胆固醇。在空气污染的环境中，多吃苹果可改善呼吸系统和肺功能，保护肺部免受污染和烟尘的影响。苹果中含的多酚及黄酮类天然化学抗氧化物质，可以减少患癌的危险。苹果特有的香味可以缓解压力过大造成的不良情绪，还有提神醒脑的功效。苹果中富含粗纤维，可促进肠胃蠕动，协助人体顺利排出废物，减少有害物质对皮肤的危害。苹果中含有大量的镁、铁、铜、碘、锰、锌等矿物质，可使皮肤细腻、润滑、红润有光泽。

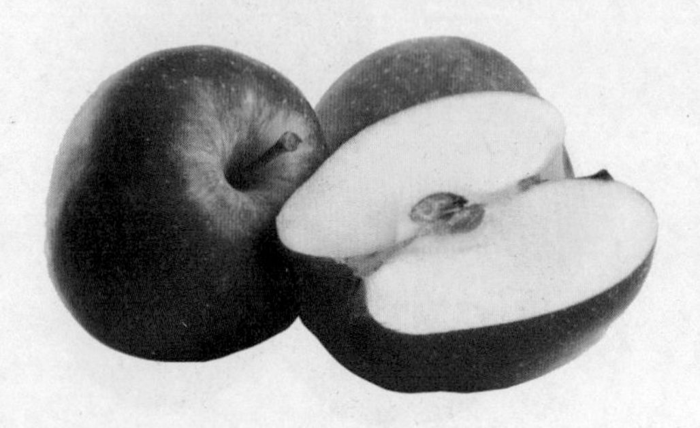

苹果的营养很丰富。吃苹果时最好细嚼慢咽，这样有利于消化和吸收。食欲不好者不要饭前或饭后马上吃水果，以免影响正常的进食及消化。

茶——著名的保健饮品

【别名】

茗。

【性味归经】

有温凉之分；归心、肺、胃经。

【建议食用量】

茶叶每次 3 ~ 8 克。

茶叶为山茶科植物茶的芽叶，是大众化饮品，包括绿茶、红茶、乌龙茶、白茶、黄茶、花茶、黑茶。花茶，散发积聚在人体内的冬季寒邪、促进体内阳气生发，令人神清气爽。绿茶，生津止渴，消食化痰，对口腔和轻度胃溃疡有加速愈合。青茶，润肤、润喉、生津、清除体内积热，让机体适应自然环境变化的作用。红茶，生热暖腹，增强人体的抗寒能力，还可助消化，去油腻。

★养生指南

茶中含有的茶多酚，具有很强的抗氧化性和生理活性，是人体自由基的清除剂，可以阻断亚硝酸胺等多种致癌物质在体内合成。尤其是儿茶素，能抑菌、消炎、抗氧化，可阻止脂褐素的形成，并将人体内毒素吸收

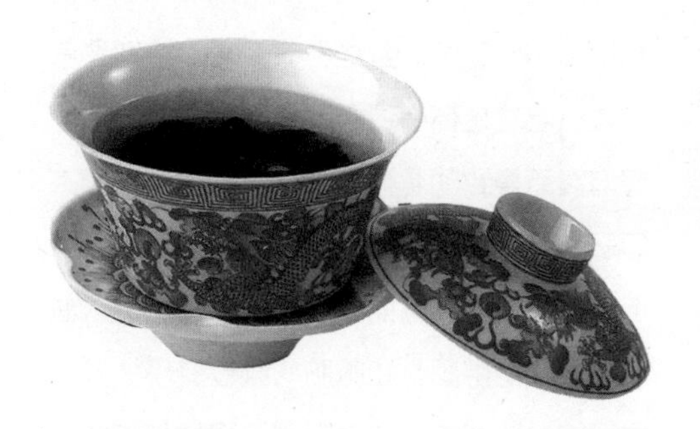

之后排出体外。茶叶中的绿原酸，亦可保护皮肤，使皮肤变得细腻、白润、有光泽。茶叶中的茶多酚、脂多糖、维生素C、胡萝卜素等能通过综合作用捕捉放射性物质，可以减少辐射对皮肤的伤害。人们在进食高脂肪食物后，如果能饮用一些绿茶，可以解油腻。

经常饮茶还有利于降低血压，防止动脉硬化。茶叶中含有的儿茶素和黄酮甙，具有增加微血管弹性、降低血脂以及溶解脂肪的作用，因而能防止血液中或肝脏中胆固醇和中性脂肪的积聚，对防止血管硬化有一定作用。

饮茶虽然好处很多，但也有很多禁忌，如：神经衰弱的人不宜睡前饮茶。茶叶中所含的咖啡碱有促进胃液分泌的作用，能增加胃酸浓度，故患有溃疡病的人不宜饮茶。因茶叶中含有大量鞣酸，能影响人体对铁和蛋白质等的吸收，因此，患有营养不良及缺铁性贫血的人不宜饮茶。还有不宜空腹饮茶，不饮隔夜茶，饭后不宜立即饮茶等等。

茶叶因性苦寒，老年人喝茶时，只宜饮热茶，不能喝凉茶，饮凉茶能伤脾胃。老年人因脾胃功能趋于衰退，故宜饮淡茶，选择茶叶应以红茶和花茶为宜。

» 牛奶——液体白金

【性味归经】

味甘，性平、微寒；归心、肺、胃经。

【建议食用量】

每天250 ~ 500毫升。

牛奶营养丰富，容易消化吸收，每年5月的第三个星期二，是“世界牛奶日”，喝牛奶的好处已越来越被大众所认识。牛奶主要由水、脂肪、蛋白质、乳糖、矿物质和维生素组成，蛋白质含量较丰富，包括人体生长发育所需的全部氨基酸，消化率可高达98%，是其他食物无法比拟的。

★养生指南

牛奶中含有维生素A和维生素B_2，可以防止皮肤干燥及暗沉，使皮肤白皙，有光泽；牛奶中的乳清蛋白对黑色素有消除作用，可防治多种色素沉着引起的斑痕。牛奶能为皮肤提供封闭性油脂，形成薄膜以防皮肤水分蒸发，还能暂时提供水分，可保证皮肤的光滑润泽。牛奶中的钙最容易被吸收，而且磷、钾、镁等多种矿物质搭配也十分合理，还含有维生素D。

绝经期前后的中年妇女常喝牛奶可减缓

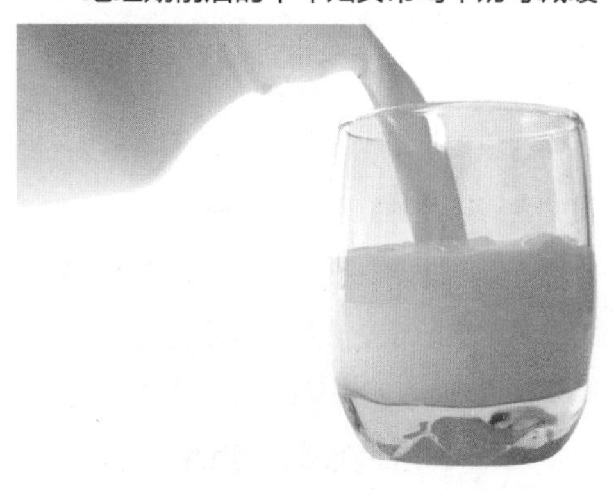

骨质流失。牛奶中的碳水化合物 95% 以上是乳糖，有调节胃酸、促进胃肠蠕动和促进消化液分泌的作用，并能促进钙、铁、锌等矿物质的吸收，有助于肠内益生菌的繁殖，抑制腐败菌的生长。

喝牛奶的最佳时间：早餐的热量供应占总热量需求的 25% ~ 30%，因此，早餐喝一杯牛奶比较好，也可以在下午 4 时左右作为晚饭前饮料喝，晚上睡前喝一杯牛奶有助于睡眠。

» 鸡蛋——人类理想的营养库

【别名】

鸡子、鸡卵、滚头、剥之、甩果等。

【性味归经】

味甘，性平，无毒。

【建议食用量】

每天 1 个。

★养生指南

据分析，每百克鸡蛋含蛋白质 12.8 克，主要为卵白蛋白和卵球蛋白，其中含有人体必需的 8 种氨基酸，并与人体蛋白的组成极为近似，人体对鸡蛋蛋白质的吸收率可高达 98%。每百克鸡蛋含脂肪 11 ~ 15 克，主要集中在蛋黄里，也极易被人体消化吸收，蛋黄中含有丰富的卵磷脂、固醇类、蛋黄素以及钙、磷、铁、维生素 A、维生素 D 及 B 族维生素。这些成分对促进神经系统的功能大有裨益，因此，鸡蛋又是较好的健脑食品。

鸡蛋黄中含有较多的胆固醇，每百克可高达 1705 毫克，因此，不少人，特别是老年人对吃鸡蛋怀有戒心，怕吃鸡蛋引起胆固醇增高而导致动脉粥样硬化。近年来科学家们研究发现，鸡蛋中虽含有较多的胆固醇，但同时也含有丰富的卵磷脂。卵磷脂进入血液后，会使胆固醇和脂肪的颗粒变小，并使之保持悬浮状态，从而阻止胆固醇和脂肪在血管壁的沉积。因此，科学家们认为，对胆固醇正常的老年人，每天吃 2 个鸡蛋，其 100 毫升血液中的胆固醇最高增加 2 毫克，不会造成血管硬化。但也不应多吃，吃得太多，不利于胃肠的消化，造成浪费，还会增加肝、肾负担。建议每人每天吃 1 ~ 2 个鸡蛋为宜，这样既有利于消化吸收，又能满足机体的需要。

鸡蛋是人类理想的天然食品，在吃法上也应注意科学。对于老年人来说，吃鸡蛋应以煮、卧、蒸、甩为好，因为煎、炒、炸虽然好吃，但较难以消化。如将鸡蛋加工成咸蛋后，其含钙量会明显增加，可由每百克的 55 毫克增加到 512 毫克，约为鲜蛋的 10 倍，特别适宜于骨质疏松的中老年人食用。还应提醒的是，切莫吃生鸡蛋，有人认为吃生鸡蛋营养好，这种看法是不科学的。

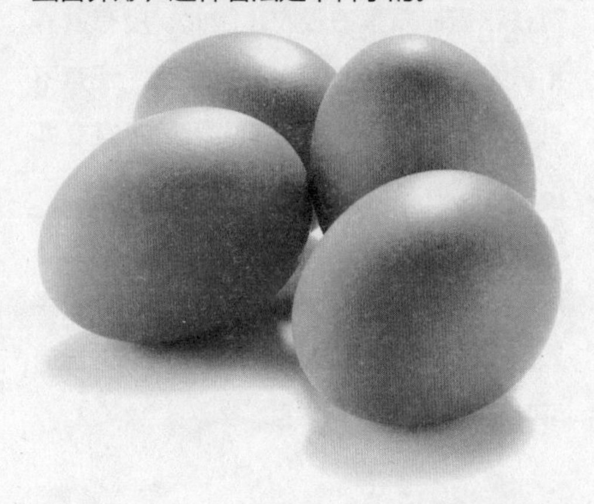

益寿食品

益寿食品是指那些吃了对身体起到保健作用，可以延长寿命的食品。影响人健康和长寿的因素是多方面的，饮食营养则是很重要的一方面。保持旺盛的生命活力，防病抗衰老，延年益寿，正确的饮食很关键。下面就为大家介绍一些可以使老年人延年益寿的食品。

》黄豆——植物牛奶

【别名】

黄大豆、枝豆。

【性味归经】

性平，味甘；归脾、大肠经。

【建议食用量】

每天约 40 克。

黄豆的营养价值很高，是数百种天然食物中最受营养学家推崇的食物。用黄豆制作的食品种类繁多，将黄豆磨成粉，与米粉掺和后可制作团子及糕饼等，也可作为加工各种豆制品的原料，如豆浆、豆腐皮、腐竹、豆腐、豆干、豆芽等。除了直接食用外，黄豆还是制作黄豆油的主要原料。

★养生指南

黄豆蛋白质中所含必需氨基酸比较丰富，尤其富含赖氨酸，正好补充谷类赖氨酸不足的缺陷，而黄豆中缺乏的蛋氨酸，又可从谷类得到补充，因此谷豆混食是科学的食用方法。黄豆脂肪中的亚麻酸及亚油酸有降低胆固醇的作用，卵磷脂含量也较多，对神经系统的发育有好处。黄豆富含皂苷，具有减少体内胆固醇的作用。

黄豆中含有较多的黄豆异黄酮，这是一种植物雌激素，对骨骼健康和缓解女性更年期症状有益。黄豆中的钙对预防小儿佝偻病及老年人骨质疏松很适宜，对神经衰弱和体虚者也大有裨益。

中医认为，黄豆性味甘平，有健脾开中、润燥消水、排脓解毒、消肿止痛功效。《延年秘录》中载：“服食大豆”可令人“长肌肤，益颜色，填骨髓，加气力，补虚能食”。民间也常用黄豆来防病治病，如防治感冒：用黄豆 1 把，干香菜 50 克（或葱白 3 根），

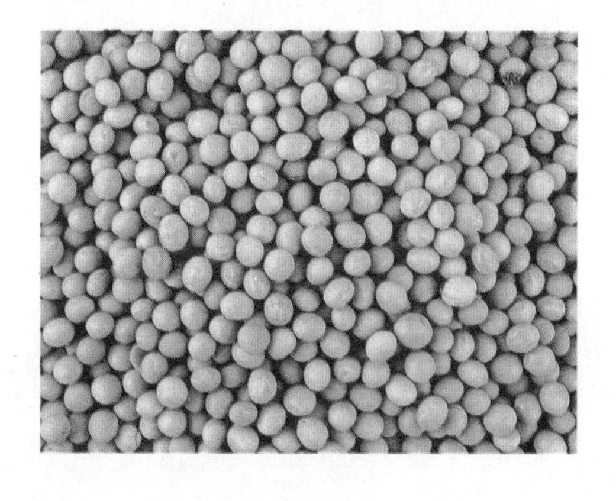

白萝卜3片，煎汤温服；治习惯性便秘：用黄豆皮80克，每日1剂，水煎分3次服；治腹泻：用黄豆皮烧炭研末，每服15克，日服2次。

» 花生——长生果

【别名】

落花生、番豆、落地松、地果、番果、地豆、唐人豆、长寿果。

【性味归经】

性平，味甘；入脾、肺经。

【建议食用量】

每餐80～100克。

花生滋养补益，和黄豆一样被誉为“植物肉”“素中之荤”。花生的营养价值比粮食类高，可与鸡蛋、牛奶、肉类等一些动物性食品媲美，它含有大量的蛋白质和脂肪，特别是不饱和脂肪酸的含量很高，很适宜制作各种营养食品。

★养生指南

花生的药用价值也很高。清代赵学敏在《本草纲目拾遗》中写道，花生仁“味甘气香，能健脾胃，饮食难消运者宜之”。食之可以起到开胃、健脾、润肺、祛痰、清喉、补气等功效，适用于营养不良、脾胃失调、咳嗽痰喘、乳汁缺乏等症。花生含有维生素E和丰富的钾、镁、锌，能增强记忆、抗衰老、延缓脑功能衰退、滋润皮肤。花生中的维生素K有止血作用，对多种出血性疾病都有良好的止血功效。花生中的不饱和脂肪酸有降低胆固醇的作用，有助于防治动脉硬化、高血压和冠心病。花生中含有一种生物活性物质白藜芦醇，可以防治肿瘤类疾病，同时也有降低血小板聚集，预防和治疗动脉粥样硬化、心脑血管疾病的作用。花生纤维组织中的可溶性纤维被人体消化吸收时，会像海绵一样吸收液体和其他物质，然后随粪便排出体外，从而降低有害物质在体内的积存和所产生的毒性作用，减少肠癌发生的机会。

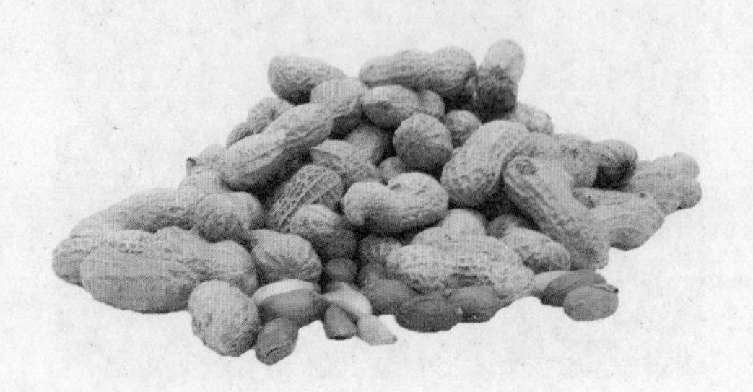

花生以炖或煮食最佳，不但入口烂熟，且口感潮润，容易消化，炖煮也较能避免花生的营养成分在烹调过程中流失或受到破坏。

» 芝麻——补益佳品

【别名】

胡麻、脂麻、乌麻、巨胜、狗虱、油麻、交麻、小胡麻。

【性味归经】

性平，味甘；归肝、肾、大肠经。

【建议食用量】

每天10～20克。

芝麻作为食品和药物，均被广泛应用。古籍书中对它有很多记载。《神农本草经》中说芝麻主治“伤中虚羸，补五脏，益力气，长肌肉，填髓脑”。《明医录》中说它具有坚筋骨、明耳目、耐饥渴、延年等功效。晋代的葛洪说，芝麻“能使身面光泽，白发还黑”。芝麻的这些功用已被现代医药理论和实践所证实。

★养生指南

据测定，芝麻含有多种营养物质，每百克芝麻含蛋白质 21.9 克，脂肪 61.7 克，钙 564 毫克，磷 368 毫克，特别是铁的含量极高，每百克可高达 50 毫克。因此，古人说芝麻能“填精”“益髓”“补血”，其根据也在于此。此外，芝麻还含有脂溶性维生素 A、维生素 D、维生素 E 等。芝麻所含的脂肪，大多数为不饱和脂肪酸，对老年人尤为重要，古代人关于服食芝麻可除一切痼疾，可返老还童、长生不老的说法，看来是有一定道理的。芝麻的抗衰老作用，还在于它含有丰富的维生素 E 这种具有重要价值的营养成分。维生素 E 有抗氧化作用，它可以阻止体内产生过氧化脂质，从而维持含不饱和脂肪酸比较集中的细胞膜的完整和功能正常，并可防止体内其他成分受到脂质过氧化物的伤害。此外，维生素 E 还能减少体内脂褐质的积累。这些都可以起到延缓衰老的作用。

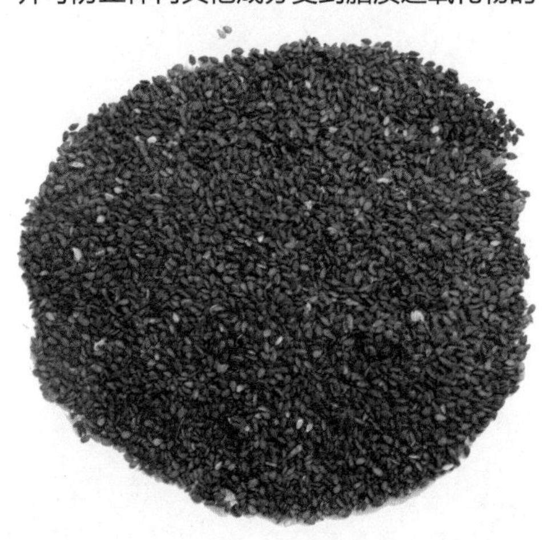

芝麻中含有的丰富的卵磷脂和亚油酸，不但可治疗动脉粥样硬化，补脑，增强记忆力，而且有防止头发过早变白、脱落及美容润肤、保持和恢复青春活力的作用。中医认为，芝麻是一种滋养强壮药，有补血、生津、润肠、通乳和养发等功效。适用于身体虚弱、头发早白、贫血、津液不足、大便秘结和头晕耳鸣等症。研究发现，芝麻还含有抗氧化的元素硒，它有增强细胞抵制有害物质的功能，从而起到延年益寿的作用。

» 板栗——干果之王

【别名】

大栗、栗果、毛栗、棋子、栗楔。

【性味归经】

性温，味甘；归脾、胃、肾经。

【建议食用量】

每次 10 个（约 50 克）。

板栗不仅含有大量淀粉，而且含有蛋白质、维生素等多种营养素。板栗可代粮，被称为“铁杆庄稼”“木本粮食”，是一种价廉物美、富有营养的滋补品及补养的良药。

★养生指南

栗子含有丰富的营养，每百克含糖及淀粉 62 ~ 70 克，蛋白质 5.1 ~ 10.7 克，脂肪 2 ~ 7.4 克，尚含有维生素 A、维生素 B_1、维生素 B_2、维生素 C、维生素 PP 及无

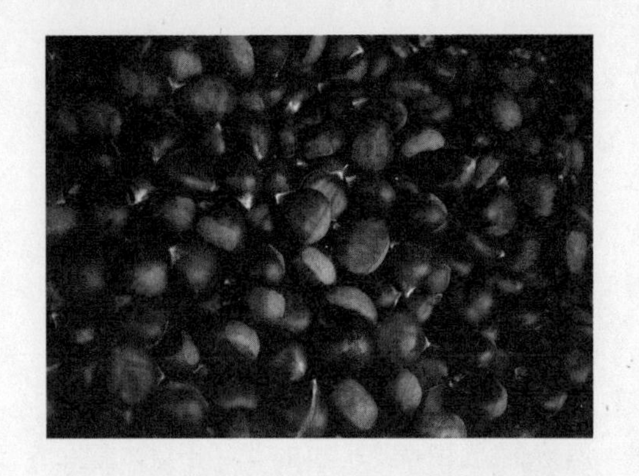

机盐。现代医学认为，栗子所含的不饱和脂肪酸和多种维生素，对高血压、冠心病和动脉硬化等疾病，有较好的预防和治疗作用。老年人如常食栗子，可达到抗衰老、延年益寿的目的。

栗板也是一种补养治病的良药。中医认为，板栗性味甘温，有养胃、健脾、补肾、壮腰、强筋、活血、止血和消肿等功效，适用于肾虚所致的腰膝酸软、腰脚不遂、小便多和脾胃虚寒引起的慢性腹泻及外伤骨折、瘀血肿痛、皮肤生疮和筋骨痛等症。按中医理论，“肾主骨，腰为肾之府。”故腰腿酸软等症，主要是肾虚所造成。栗为肾之果，能益肾，食之自然有效。古人用板栗治病、滋补的方法很多。用板栗 30 克，加水煮熟，放红糖适量，每晚睡前服 1 次。对病后体虚、四肢酸软无力有效。用于补肾气、壮筋骨，可用板栗、大米适量，共煮粥，加白糖食用，每日 1 次。老人如有肾虚、腰酸脚弱者，每日早晚各吃风干生栗 7 个，细嚼成浆咽下，也可用鲜栗子 30 克，置火堆中煨熟吃，每天早晚各 1 次。治跌打损伤、瘀血肿痛，可用生栗子去壳，将肉研烂如泥，涂患处。

栗子由于生食难消化，熟食又易滞气，故 1 次不宜吃得太多。凡有脾虚消化不良、温热甚者均不宜食用。此外，用栗子治病，需要生吃。李时珍介绍的方法是：“以袋盛生栗，悬挂风干，每晨吃十余颗，随后吃猪肾粥助之，久必强健。”吃时要细细嚼碎，口感无渣，成为浆液，一点一点咽下去，才能起到效果。

» 薏苡仁——保健佳品

【别名】

薏仁、苡仁、薏米、薏珠子、赣米、感米、米仁、回回米、草珠儿。

【性味归经】

味甘、淡，性凉。归脾、胃、肺经。

★养生指南

薏苡仁，为禾本科一年生草本植物薏苡的成熟种子。每百克含蛋白质 13.7 克，脂肪 5.4 克，碳水化合物 64.9 克，粗纤维 3.2 克，钙 72 毫克，磷 242 毫克，铁 1.0 毫克，硫胺素 2.05 毫克，核黄素 0.50 毫克，尼克酸

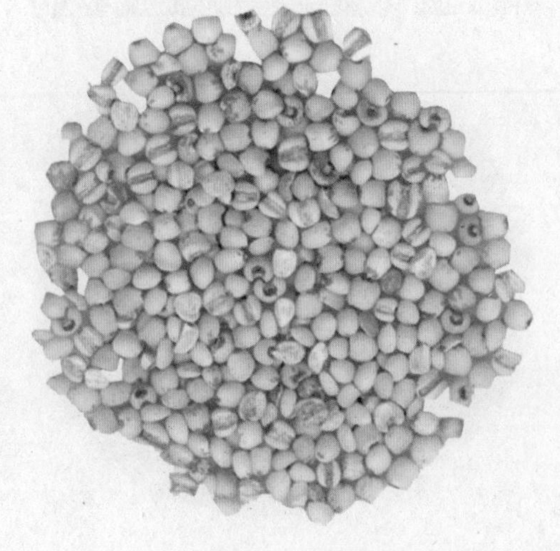

11.5 毫克。其营养价值优于大米和小麦。

在我国用薏苡仁驱瘟治病已有 4000 多年的历史。薏苡仁不仅是老幼皆宜的保健食品，而且由于含热量较高，有促进新陈代谢和减少胃肠负担的作用，又可作为病中或病后体弱患者的补益食品。此外，薏苡仁还能增强肾功能并有利尿作用，因此对水肿病人也有疗效。将去掉果壳的薏苡仁炒香即可当茶，经常饮用，有益于滋养身体和美容。

薏苡仁作为老年人的保健食品，其食用方法很多。比较常用的方法就是用薏苡仁煮粥。具体制做是：将薏苡仁 50 克，洗净后放入锅内，再加水适量，先用旺火烧开，后用文火煨熬，待薏米粥熟后，加入白糖适量即可服用。中医认为、薏苡仁具有健脾除湿的功效，因此，经常服用此粥对脾胃虚弱、风湿性关节炎、水肿、皮肤扁平疣等症有治疗作用。健康人经常饮服，则能增强食欲和防病强身。若在冬季，取薏苡仁 30 克，加红枣、糯米煮粥，粥熟后加适量白糖，即可做成一份软糯清香的冬令上乘滋补佳品。每天食用，定可获益。

» 银耳——长生不老良药

【别名】

白木耳、雪耳、白耳子、银耳子。

【性味归经】

性平，味甘；归肺、胃、肾经。

【建议食用量】

干银耳每次约 15 克。

银耳柔软洁白，半透明，富有弹性，既是名贵的营养滋补佳品，又是扶正强壮之补药。历代皇家贵族将银耳看作是“延年益寿之品”“长生不老良药”。

★养生指南

银耳每百克含蛋白质 5.0 克，脂肪 0.6 克，碳水化合物 79 克，热量 341 千卡，钙 380 毫克，磷 250 毫克，铁 30.4 毫克。此外，还含有多种维生素和微量元素及银耳多糖等成分。

银耳具有较高的药用功能，在我国医学宝库中久负盛名。历代医学家都认为，银耳有“强精、补肾、润肺、生津、止咳、清热、养胃、补气、和血、强心、壮身、补脑、提神”之功。作为营养滋补品，它适用于一切老幼妇孺和病后体虚者，还具有扶正强壮作用，并常用于治疗老年慢性气管炎等病症，对高血压、血管硬化患者，尤为适宜。近年来的医学研究还证明，从银耳中分离出来的多种糖类物质，对恶性肿瘤也有明显的抑制作用。常服银耳汤，还可起到嫩肤美容的效果。

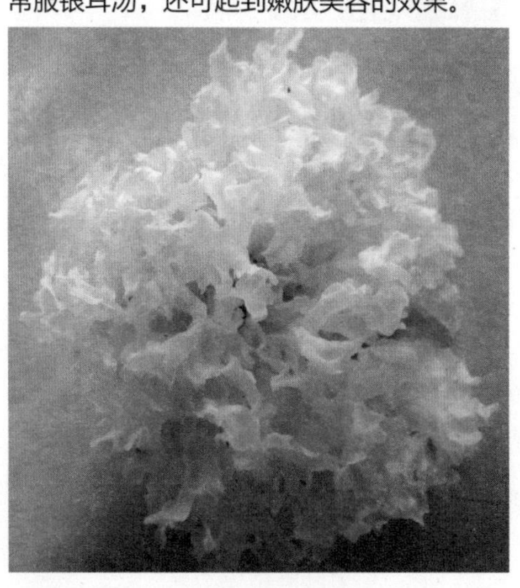

银耳又是席上珍品佳肴和滋补佳品。用冰糖、银耳各半，放入砂锅中加水，以文火加热，煎炖成糊状的“冰糖银耳汤”，透明晶莹，浓甜味美，是传统的营养滋补佳品。用银耳、枸杞、冰糖、蛋清等一起炖制的“枸杞炖银耳”，红白相间，香甜可口，具有较强的健身功能。用银耳与大米煮粥，也是别具风味的营养佳品。

银耳宜用沸水泡发，泡发后应去掉未发开的部分，特别是那些呈淡黄色的东西。冰糖银耳含糖量高，睡前不宜食用，以免血黏度增高。炖好的甜品放入冰箱冰镇后饮用，味道更佳。

» 蜂蜜——老年人的“牛奶”

【别名】

食蜜、蜂糖、百花精。

【性味归经】

性平、味甘；归肺、脾、大肠经。

【建议食用量】

每天 20 克。

蜂蜜又称蜜糖，是蜜蜂从植物花朵上采集来的花蜜，经过酿制而成的一种食品。它具有很高的营养价值，古今中外历来被人们喜爱。古代希腊人把蜂蜜比做“天赐的礼物”，常把它涂在果品上做为祭品。印度人视它为“使人愉快和保持青春的良药”，认为它具有强健全身、提高脑力、增加血红蛋白、改善心肌等奇妙的作用。在我国，蜂蜜自古以来就备受营养学家和医学家的重视。

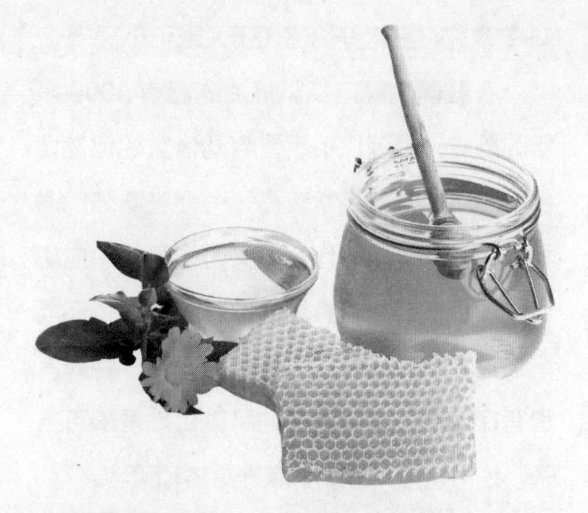

★养生指南

蜂蜜所含的营养成分既丰富又全面，据分析，成熟的蜂蜜含有 75% 的葡萄糖和果糖，这两种糖均能直接补充体液，供给热量，营养全身。还含有一定量的蛋白质、无机盐、有机酸、活性酶、维生素 B_1、维生素 B_2、维生素 B_6、维生素 D、维生素 K、维生素 E、维生素 P 和烟酸、泛酸等。

蜂蜜不仅是老幼病弱者的滋补佳品，而且有着广泛的医疗作用。据《神农本草》载：它能“安五脏……益气补中，止痛解毒，除百病，和百药，久服强志轻身，延年益寿”。明代李时珍曾指出，蜂蜜入药功效有五，即清热、补中、解毒、润燥、止痛。实践证明：每日服用几匙蜂蜜，有助于胃和十二指肠溃疡的愈合，也是贫血及孕产妇的滋补良药。神经衰弱、高血压、冠心病、动脉硬化、肝脏病、眼病、痢疾、便秘等患者，长期服用蜂蜜，也有减轻病情、增强体质的功效。

葵花蜂蜜：扩张血管，软化血管，降血压、血脂、胆固醇。

冬　蜜：调理肠胃，养气润肺。

桂花蜜：消肿止血，润喉通肠。

龙眼蜜：补脑益智，增强记忆。

柑桔蜜：生津止渴，润肺开胃。

荆条蜜：益气补血，散寒清目。

山花蜜：养肝，治便秘。

桉树蜜：抗菌消毒，预防流行性感冒，治疗喉咙发炎。

洋槐蜜：清热解毒，养颜补气。

枣花蜜：补血安神，健脾养胃。

益母草蜜：调经美白，日常保健。

椴树蜜：清热利尿，养肝明目。

酸奶——功能独特的营养品

【性味归经】

性平，味酸、甘；归肠、胃经。

【建议食用量】

每日 150 ~ 250 毫升。

酸奶是以牛奶为原料，经过巴氏杀菌后再向牛奶中添加有益菌（发酵剂），经发酵后，再冷却灌装的一种牛奶制品。目前市场上酸奶制品多以凝固型、搅拌型和添加各种果汁果酱等辅料的果味型为多。

★养生指南

酸奶不但保留了牛奶的所有优点，而且经加工后还扬长避短，成为更加适合人体消化吸收的营养保健品。酸奶经纯牛奶发酵而成，保留了鲜奶的全部营养成分。在发酵过程中，牛奶中的乳糖（可造成乳糖不耐受症的人腹痛、腹泻）大多被分解成小分子的半乳糖、乳酸、肽链和氨基酸等，更利于人体消化吸收，提高了各种营养素的利用率。

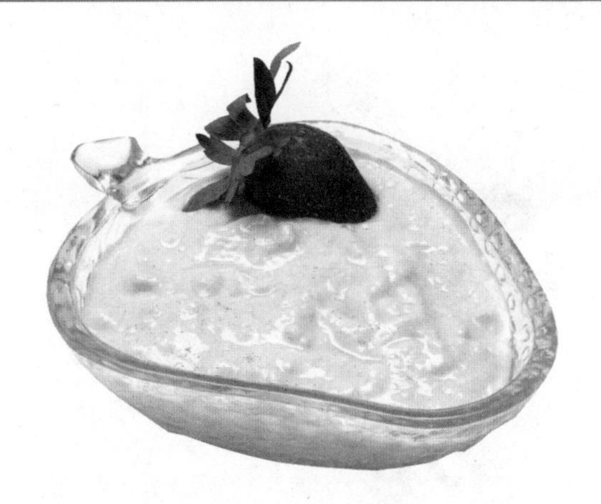

在发酵过程中乳酸菌还可产生人体所必需的多种维生素，如维生素 B_1、维生素 B_2、维生素 B_6、维生素 B_{12} 等。牛奶经发酵后，钙、磷更容易被人体吸收。

酸奶中所含的乳酸杆菌、双歧杆菌等益生菌在人体肠道内繁殖时会产生对人体健康有益的物质，可抑制肠道内腐败菌的繁殖，并减少它们在肠道内产生毒素。因此常饮酸奶可以促进胃液分泌，提高食欲，有益于肠道健康。

菠菜——抗衰老能手

【别名】

菠棱菜、赤根菜、波斯草、鹦鹉菜、鼠根菜、角菜。

【性味归经】

性凉，味甘辛，无毒；归肠、胃经。

【建议食用量】

每餐 100 ~ 250 克。

菠菜茎叶柔软滑嫩、味美色鲜、营养丰富，除以鲜菜食用外，还可脱水制干和速冻

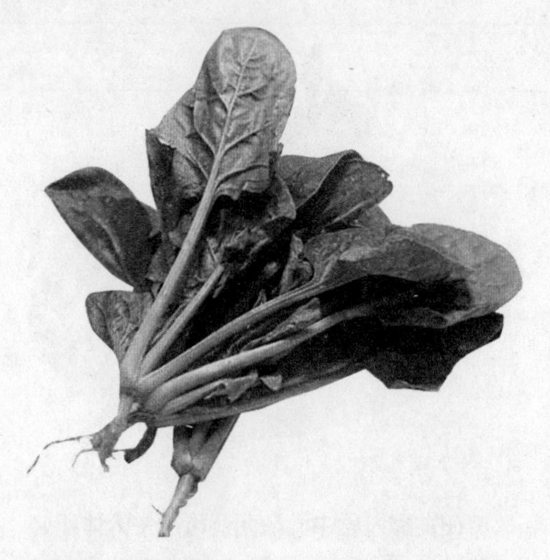

后食用。菠菜原产波斯，唐朝时传入我国，现我国各地均有栽培，是一种常年供应市场的绿叶蔬菜。

★养生指南

菠菜中含有丰富的胡萝卜素、维生素 C、钙、磷及一定量的铁、维生素 E 等有益成分，能供给人体多种营养物质。菠菜中所含的微量元素，能促进人体新陈代谢，增强身体免疫功能。菠菜中的蛋白质量高于其他蔬菜，且含有相当多的叶绿素，尤其含维生素 K 在叶菜类中最高(多含于根部)，能用于鼻出血、肠出血的辅助治疗。菠菜补血之理与其所含丰富的类胡萝卜素、抗坏血酸有关，两者对身体健康和补血都有重要作用。菠菜中含有丰富的胡萝卜素、维生素 C、钙、磷及一定量的铁、维生素 E、芸香甙、辅酶 Q10 等有益成分，能供给人体多种营养物质，其所含铁质，对缺铁性贫血有较好的辅助治疗作用。菠菜提取物具有促进培养细胞增殖的作用，既抗衰老又能增强青春活力。我国民间以菠菜捣烂取汁，每周洗脸数次，连续使用一段时间，可清洁皮肤毛孔，减少皱纹及色素斑，保持皮肤光洁。菠菜含有大量的植物粗纤维，具有促进肠道蠕动的作用，利于排便，且能促进胰腺分泌，帮助消化，对于痔疮、慢性胰腺炎、便秘、肛裂等病症有治疗作用。

» 洋葱——护心菜

【别名】

洋葱头、玉葱、圆葱、球葱、葱头。

【性味归经】

性温，味甘、微辛；归肝、脾、胃、肺经。

【建议食用量】

每餐 50 ~ 100 克。

洋葱是一种价廉物美的家常菜，供食用的部位为地下的肥大鳞茎（即葱头）。根据其皮色可分为白皮、黄皮和紫皮三种：白皮种鳞茎小，外表白色或略带绿色，肉质柔嫩，汁多，辣味淡，品质佳，适于生食；紫皮种含有花青素，味较辣，适于炒食。洋葱中富含抗氧化物质，其中最有代表性的是皮素，

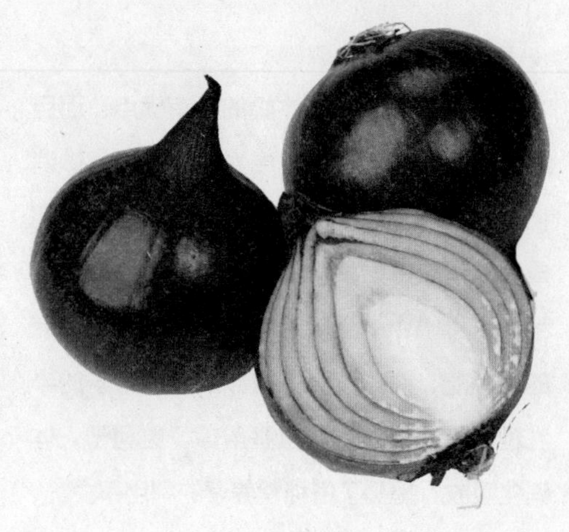

这种抗氧化剂可以预防心脏病和脑溢血等疾病，因此洋葱又被称为“护心菜”。

★养生指南

洋葱不含脂肪，其精油中含有可降低胆固醇的含硫化合物的混合物，可用于治疗消化不良、食欲缺乏、食积内停等症。洋葱还能扩张血管、降低血液黏度，因而有降血压、减少外周血管阻力和增加冠状动脉血流量、预防血栓形成。洋葱既能对抗人体内儿茶酚胺等升压物质，又能促进钠盐的排泄，从而使血压下降，经常食用对高血压、高血脂等心脑血管病患者都有保健作用。

洋葱中含有的具有特殊香气的植物杀菌素，具有抑菌和防腐的作用。夏秋季节多吃些洋葱，对由痢疾杆菌、大肠埃希菌导致的肠道传染病也有防治作用。此外，洋葱中还富含辛辣的挥发油，能刺激中老年人功能偏低的消化系统，促进消化液的分泌，有健胃和助消化作用。

洋葱因其挥发性大，易产生气体，食用时不宜过量，以防产生胀气和排气。

» 茄子——抗衰老明星

【别名】

落苏、茄瓜。

【性味归经】

性凉，味甘；归脾、胃、大肠经。

【建议食用量】

每次 100 ~ 200 克。

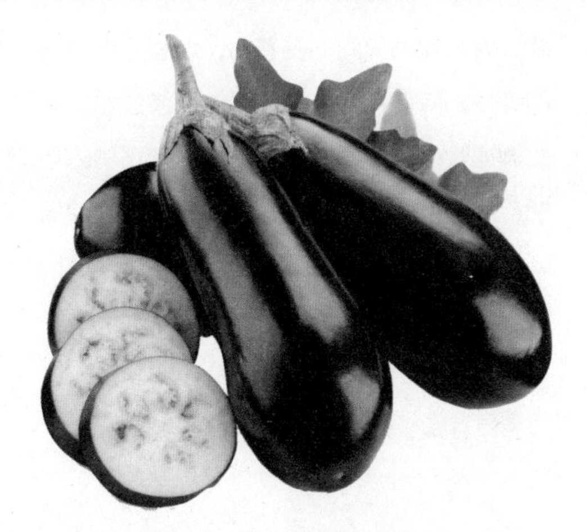

茄子是为数不多的紫色蔬菜，在它的紫皮中含有丰富的维生素 E 和花青素，这是其他蔬菜所不能比的。茄子的食用部位是嫩果，按其形状不同可分为圆茄、灯泡茄和线茄三种。茄子原产印度，我国普遍栽培，是夏季主要的蔬菜之一。

★养生指南

中医认为，茄子属于寒凉性质的食物。所以夏天食用，有助于清热解暑，对于容易长痱子、生疮疖的人，尤为适宜。消化不良，容易腹泻的人，则不宜多食，正如李时珍在《本草纲目》中 所说：“茄性寒利，多食必腹痛下利。”《滇南本草》记载，茄子能散血、消肿、宽肠。所以，大便干结、痔疮出血以及患湿热黄疸的人多吃些茄子也有益处，可以选用紫茄同大米煮粥吃。《本草纲目》介绍，将带蒂的茄子焙干，研成细末，用酒调服治疗肠风下血。《滇南本草》主张用米汤调服，更为妥当，因为肠风下血和痔疮出血，都不宜用酒。把带蒂茄子焙干，研成细末，更常作外用。

茄子含丰富的植物化学物质，这种物质

能增强人体细胞间的黏着力，增强毛细血管的弹性，降低毛细血管的脆性及渗透性，防止微血管破裂出血，使心血管保持正常的功能。茄子含有龙葵碱，能抑制消化系统肿瘤细胞的增殖，对于防治胃癌有一定效果。此外，茄子含有维生素E，有抗衰老功效，常吃茄子，可防止血液中胆固醇水平增高，对延缓人体衰老具有积极的意义。

» 松子——长寿果

【别名】

罗松子、海松子、红松果、松仁、松元。

【性味归经】

性平，味甘；归肝、肺、大肠经。

【建议食用量】

每次一大勺（约20克）。

松子为松科植物红松、白皮松、华山松等多种松树的种子。明代的《本草经疏》中指出，“松子味甘补血。血气充足，则五脏自润，发黑不饥。仙人服食，多饵此物。故能延年，轻身不老”。故被誉为“长寿果”，又被称为“坚果中的鲜品”，为人们所喜爱，对老人最有益。

★养生指南

松子中富含不饱和脂肪酸，如亚油酸、亚麻酸等，能降低血脂，预防心血管疾病。松子中所含的大量矿物质如钙、镁、铁、磷、钾等，能给人体组织提供丰富的营养成分，强壮筋骨，消除疲劳，对大脑和神经有补益作用，是学生和脑力劳动者的健脑佳品，对

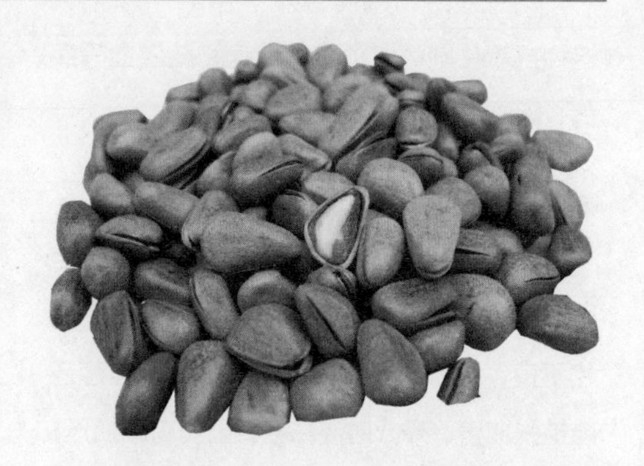

老年人保健有极大的益处。松子中维生素E含量高，有很好的软化血管、延缓衰老的作用，既是中老年人的理想保健食物，也是女士们润肤美容的理想食物。松仁富含脂肪，能润肠通便缓泻而不伤正气，对老人体虚便秘、小儿津亏便秘有一定的食疗作用。

松子适宜中老年体质虚弱、大便干结以及慢性支气管炎与久咳无痰之人食用，适宜患有心脑血管疾病之人食用。

» 枣——维生素专家

【别名】

红枣、大枣、枣子。

【性味归经】

性平温，味甘；归脾、胃经。

【建议食用量】

每天5～10枚（50～100克）。

枣自古以来就被列为“五果”之一，历史悠久。枣最突出的特点是维生素C和胡萝卜素含量高，因此枣有“维生素专家”的美誉。

★养生指南

我国人民一向把大枣作为补气健身食

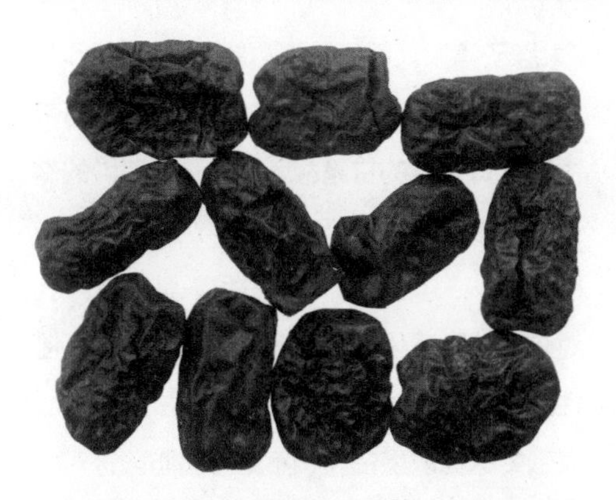

品，不仅生吃、煮熟吃，还把它加工成各种枣制品，如醉枣、乌枣、蜜枣、枣泥、枣酱等。俗话说："一日吃三枣，一辈子不显老"。老年人常吃大枣，能养颜益寿。据《本草纲目》载：枣有补中益气，滋补，润心肺，调五荣，缓阳血，生津液，悦颜色，通九窍，助十二经，和百药等作用。医学文献中记载着许多以红枣做食疗的药方，如治胃病：用红枣 14 个，去核，加胡椒 7 粒，水煮，枣熟后去胡椒吃枣喝汤；治贫血：用大枣 100 克浓煎，食枣饮汁，日服 3 次。

枣能提高人体免疫力，并可抑制癌细胞。药理研究发现，红枣能促进白细胞的生成，降低血清胆固醇，提高血清白蛋白，保护肝脏。红枣中还含有抑制癌细胞甚至可使癌细胞向正常细胞转化的物质。鲜枣中丰富的维生素 C 能够使体内多余的胆固醇转变为胆汁酸，减小结石形成的概率。枣中富含钙、镁、钾和铁，它们对防治骨质疏松和贫血有重要作用，中老年人容易患骨质疏松症，处在生长发育高峰的青少年和女性容易发生贫血，枣对他们有十分理想的食疗作用，其效果通常是药物不能比拟的。枣所含的芦丁，是一种使血管软化，从而使血压降低的物质，对高血压病有防治功效。枣还可以抗过敏、宁心安神、益智健脑、增强食欲。

» 甲鱼——滋补水产佳肴

【别名】

鳖、水鱼、团鱼、鼋鱼、元鱼。

【性味归经】

性平，味甘；归肝经。

【建议食用量】

每次约 50 克。

甲鱼，学名鳖，又称水鱼、团鱼、鼋鱼，是人们喜爱的滋补水产佳肴，它无论蒸煮、清炖，还是烧卤、煎炸，都风味香浓。甲鱼还具有较高的药用食疗价值。

★养生指南

甲鱼富含蛋白质、无机盐、维生素 A、维生素 B_1、维生素 B_2、烟酸、碳水化合物、脂肪等多种营养成分。此外，龟甲富含骨胶原、蛋白质、脂肪、肽类和多种酶以及人体必需的多种微量元素。

甲鱼不仅肉味鲜美，营养丰富，甲鱼肉及其提取物还能有效地预防和抑制肝癌、胃癌、急性淋巴性白血病，并用于防治因放疗、

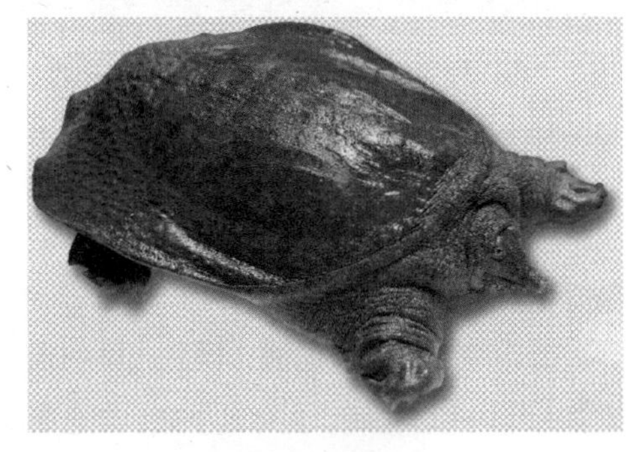

化疗引起的虚弱、贫血、白细胞减少等症。甲鱼亦有较好的净血作用，常食可降低血胆固醇，因而对高血压、冠心病患者有益。甲鱼具有滋阴、清热、益肾、健骨、活血及补中益气之功效，还能“补劳伤，壮阳气，大补阴之不足”。甲鱼对肺结核、贫血、体质虚弱等多种病症亦有一定的辅助疗效。

甲鱼的周身均可食用，特别是甲鱼四周下垂的柔软部分，称为“鳖裙”，其味道鲜美无比，别具一格，是甲鱼周身最鲜、最嫩、最好吃的部分。甲鱼肉极易消化吸收，营养极为丰富，一般多做成“甲鱼汤”饮用，又可做成美味的佳肴，供人享用。

》海带——长寿菜

【别名】

昆布、江白菜、纶布、海昆布、海草。

【性味归经】

性寒，味咸；归肝、胃、肾经。

【建议食用量】

每餐干品约 30 克。

海带主要是海中自然生长的，也有人工养殖，多以干制品行销于市，可以凉拌食用，也可以做热炒菜，素有“长寿菜”“海上之蔬”“含碘冠军”的美誉，从营养价值来看，是一种保健长寿的食品。海带生长于水温较低的海中，我国北部及东南沿海有大量养殖。

★养生指南

海带中含有大量的碘，碘是人体甲状腺素合成的主要物质，人体缺少碘，就会患“大脖子病”，即甲状腺功能减退症，所以，海带是甲状腺功能低下者的最佳食品。海带中还含有大量的甘露醇，具有利尿消肿的作用，可防治肾功能衰竭、老年性水肿、药物中毒等。甘露醇与碘、钾、烟酸等协同作用，对防治动脉硬化、高血压、慢性气管炎、慢性肝炎、贫血、水肿等疾病都有较好的效果。海带中的优质蛋白质和不饱和脂肪酸，对心脏病、糖尿病、高血压有一定的防治作用。海带胶质能促使体内的放射性物质随同大便排出体外，从而减少放射性物质在人体内的积聚。海带可选择性杀灭或抑制肠道内能够产生致癌物的细菌，所含的纤维还能促进胆汁酸和胆固醇的排出。海带提取物对各种癌细胞有直接抑制作用。

现代医学认为，食物纤维对人体健康是必不可少的成分，如膳食中长期缺乏纤维素，则易发生高血压、动脉硬化、糖尿病、肥胖病、大肠癌等。海带中含有 60% 的岩藻多糖，是一种极好的食物纤维，糖尿病人食用后，能延缓胃排空和通过小肠的时间。这样，即使在胰岛素分泌量减少的情况下，血糖含量也不会上升，从而达到治疗糖尿病的目的。肥胖症患者食用海带，既可以减少饥饿感，又能从中吸取多种氨基酸和无机盐，是较为理想的饱腹剂。

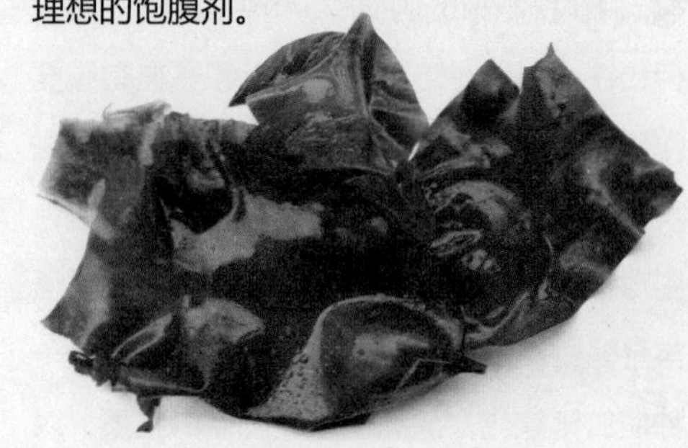

减肥食品

人进入 40 岁后，身体各系统器官就开始衰退了，表现在内脏器官重量减轻、腺体分泌能力下降、代谢功能下降、免疫能力也下降等各个方面。所以老年人的饮食减肥和青年人的饮食减肥存在相当的差距，应该结合老年人自然的身体状况作相应的调整。下面介绍几种适合老年的减肥食品。

» 冬瓜——夏日佳品

【别名】

白瓜、枕瓜、东瓜。

【性味归经】

性凉，味甘；归肺、大肠、小肠、膀胱经。

【建议食用量】

每天 100 ~ 500 克。

冬瓜，果呈圆、扁圆或长圆形，大小因果种不同而异，小的重数千克，大的数十千克。皮绿色，多数品种的成熟果实表面有白粉。果肉厚，白色，味淡，嫩瓜或老瓜均可食用。冬瓜的品质，除早摘的嫩瓜要求鲜嫩以外，一般晚摘的老冬瓜则要求发育充分，老熟，肉质结实，肉厚，心室小，皮色青绿，带白霜，形状端正，表皮无斑点和外伤，皮不软、不腐烂。冬瓜原产我国南部及印度，我国南北各地均有栽培，主要供应季节为夏秋季。

★养生指南

冬瓜除含水分外，还具有较高的营养价值。每百克冬瓜肉中含蛋白质 0.4 克，碳水化合物 2.4 克，钙 19 毫克，磷 12 毫克，铁 0.3 毫克及多种维生素，其中，特别是维生素 C 的含量较高，每百克含有 16 毫克，为西红柿的 1.2 倍。冬瓜中还含有丙醇二酸，对防止人体发胖、增进形体健美，具有重要作用。

冬瓜自古被称为减肥的妙品。《食疗本草》说：“欲得体瘦轻健者，则可常食之；若要肥，则勿食也”。冬瓜含有的膳食纤维可以帮助消化，且含维生素 C 和钾盐较多，钠盐含量较低，高血压、肾脏病、水肿病等患者食之，可达到消肿的作用。冬瓜中所含的丙醇二酸，能有效地抑制糖类转化为脂肪，加之冬瓜本身含脂肪少，热量不高，对

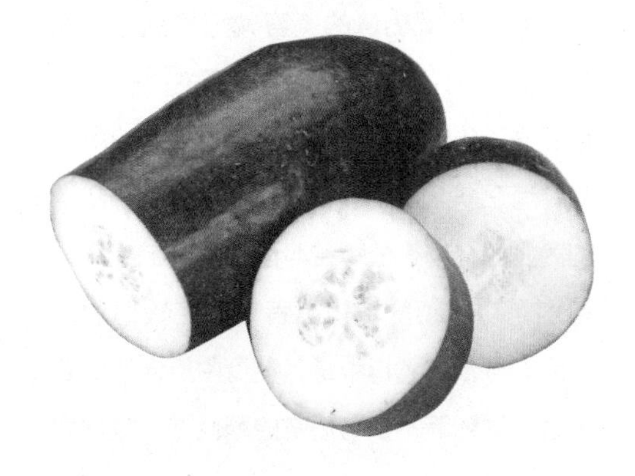

于防止人体发胖具有重要意义，还有助于体形健美。冬瓜性凉味甘，清热生津、消暑除烦效果佳，在夏日服食尤为适宜。

将冬瓜子晒干研细末，调入牛奶、豆浆或其他食品中，每日早晚各服一次，每次6 ~ 10克，连续服食两个月，可令皮肤白皙、细腻光滑，起到延缓衰老之功效。

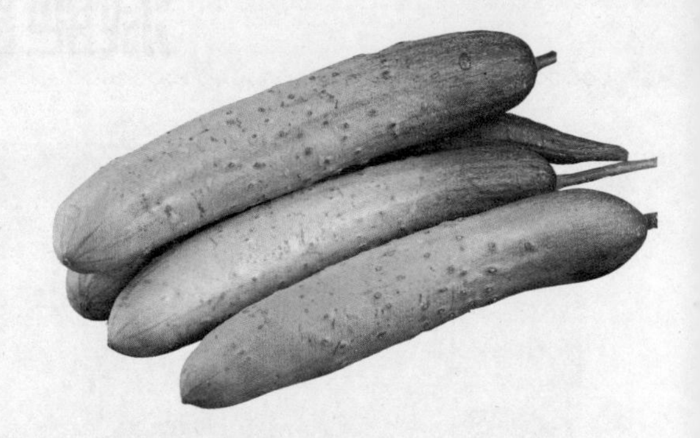

» 黄瓜——美容减肥食品

【别名】

胡瓜、刺瓜、青瓜。

【性味归经】

性凉，味甘；归脾、胃、大肠经。

【建议食用量】

每天 100 ~ 500 克。

黄瓜脆嫩清香，味道鲜美，营养丰富，是清暑、美容、减肥的佳蔬，人们常把它当做水果来食用。黄瓜颜色由乳白至深绿，表面光滑或具有白、褐或黑色的瘤刺，有的因含有葫芦素而略带苦味。黄瓜栽培历史悠久，是世界各国广泛种植的蔬菜。

★养生指南

黄瓜是低热量的美容减肥食品。黄瓜中的黄瓜酶，有很强的生物活性，能有效地促进人体的新陈代谢，用黄瓜捣汁涂擦皮肤，有润肤、舒展皱纹的功效。黄瓜中所含的丙氨酸、精氨酸和谷氨酰胺对肝脏病人，特别是对酒精肝硬化患者有一定辅助治疗作用，可预防酒精中毒。黄瓜中所含的葡萄糖苷、果糖等不参与通常的糖代谢，故糖尿病人以黄瓜代替淀粉类食物充饥，血糖非但不会升高，甚至会降低。黄瓜中所含的丙醇二酸，可抑制糖类物质转变为脂肪。此外，黄瓜中的纤维素对促进人体肠道内废物的排除、降低胆固醇也有一定作用。

近年来的临床实践还证明，黄瓜藤有良好的扩张血管、减慢心率、降低血压和降低胆固醇的作用。黄瓜霜具有治疗咽喉肿痛的作用。黄瓜叶和藤部则具有清热、利水、除湿、滑肠、镇痛等功效。用黄瓜防治疾病的方法有：将老黄瓜皮50克，加水2碗，煎至1碗，每日2 ~ 3次，连续服用，可治四肢水肿；用黄瓜叶晒干为末，每服6 ~ 10克，可治腹泻；用黄瓜皮水煎服，可治疗黄疸。

黄瓜由于维生素及其他营养素含量较少，不宜单独食用，最好与其他蔬菜、水果同吃，以保证机体所需的营养素。另外，生吃时一定要洗净，以免引起肠道疾病。

» 山药——中老年之友

【别名】

薯蓣、山芋、薯药、大薯、山蓣。

【性味归经】

性平，味甘；归肺、脾、肾经。

【建议食用量】

每餐 100 ~ 250 克。

山药因其营养丰富，自古以来就被视为物美价廉的补虚佳品，既可作主粮，又可作蔬菜，非常适合中老年人补充营养，因此被誉为“中老年之友”。在我国，山药主产于河南、河北、山西、山东等省，中南、西南等地区也有栽培。

★养生指南

山药的营养价值，一方面在于它的营养作用，另一方面在于它的食疗作用。据现代科学分析，山药不但含有丰富的淀粉、蛋白质、无机盐和多种维生素（如维生素 B_1、维生素 B_2、烟酸、抗坏血酸、胡萝卜素）等营养物质，还含有多量纤维素以及胆碱、黏液质等成分。山药最大的特点是能够供给人体大量的黏液蛋白。这是一种多糖蛋白质的混合物，对人体有特殊的保健作用，能预防心血管系统的脂肪沉积，保持血管的弹性，防止动脉粥样硬化的过早发生，减少皮下脂肪沉积，避免出现肥胖。所以，山药是一种非常理想的减肥健美食品。因此，对于进行减肥锻炼的人，可以把山药作为主食，这样既可避免因节食对人体功能造成的不良影响，又有利于减肥过程，达到减肥的目的。此外，山药还能防止肝脏和肾脏中结缔组织的萎缩，预防结缔组织病的发生，保持消化道、呼吸道及关节腔的滑润。山药中的黏多糖物质与无机盐结合后可以形成骨质，使软骨的弹性增加，所含的消化酶有促进蛋白质和淀粉分解的作用。因此，山药对身体虚弱、精神倦怠、食欲缺乏、消化不良，以及患有虚劳咳嗽、遗精盗汗、妇女白带增多、糖尿病等多种疾病的人，无疑是一种营养补品。

山药含有淀粉酶、多酚氧化酶等物质，有利于脾胃对食物的消化吸收，是一味平补脾胃的药食两用之品，不论脾阳亏或胃阴虚，皆可食用，临床上常用于治疗脾胃虚弱、食少体倦、泄泻等病症。山药含有多种营养素，有强健身体、滋肾益精的作用。山药含有皂苷、黏液质，有润滑、滋润的作用，故可益肺气，养肺阴，治疗肺虚久咳之症。山药含有大量的黏液蛋白、维生素及微量元素，能有效阻止血脂在血管壁的沉淀，预防心血管疾病，具有益志安神、延年益寿的功效。近年研究发现，山药还具有镇静作用。

山药烹调的时间不要过长，因为久煮容易使山药中所含的淀粉酶遭到破坏，降低其健脾、帮助消化的功效，还可能同时破坏其他不耐热或不宜久煮的营养成分，造成营养素的流失。

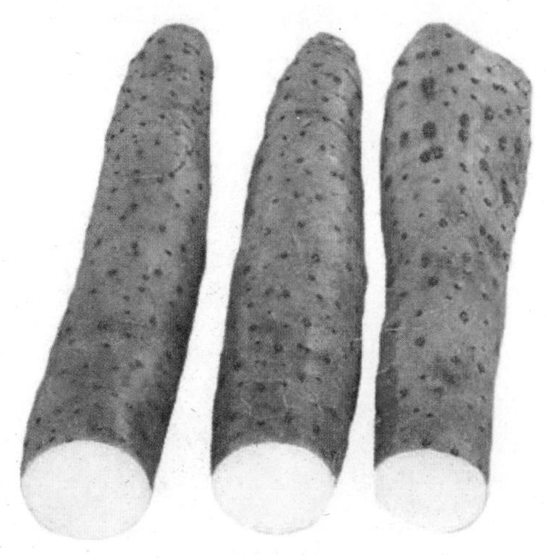

» 竹笋——山中珍品

【别名】

笋、毛笋、竹芽、竹萌。

【性味归经】

性微寒，味甘；归胃、肺经。

【建议食用量】

每餐 100 ~ 250 克。

竹笋为禾本科植物毛竹等多种竹的幼苗，在我国自古就被当做“山中珍品”。笋体肥壮，呈圆筒状宝塔形，上尖下圆，中间有节；笋外壳的脉线和壳毛为黄色；笋肉色白或淡黄，质细嫩，味清鲜。

★养生指南

据分析，每百克竹笋含蛋白质 4.1 克，脂肪 0.1 克，碳水化合物 5.7 克，钙 22 毫克，磷 56 毫克，铁 0.1 毫克，并含有维生素 B_1、维生素 B_2、维生素C及胡萝卜素等多种维生素。竹笋中所含的蛋白质比较丰富，人体所需的赖氨酸、色氨酸、苏氨酸、苯丙氨酸、谷氨酸、胱氨酸等，都有一定含量。

竹笋含有一种白色的含氮物质，构成了竹笋独有的清香，具有开胃、促进消化、增进食欲的作用，可用于治疗消化不良等病症，是理想的减肥佳蔬。竹笋所含有的植物纤维可以增加肠道水分的贮留量，促进胃肠蠕动，降低肠内压力，使粪便变软，利于排出，用于治疗便秘，预防肠癌。纤维素还可促进体内多余脂肪的排出，消痰化瘀，缓解高血压、高血脂、高血糖，且对消化道癌肿及乳腺癌有一定的预防作用。竹笋中植物蛋白、维生素及微量元素的含量均很高，有助于增强机体的免疫功能，提高防病抗病能力。

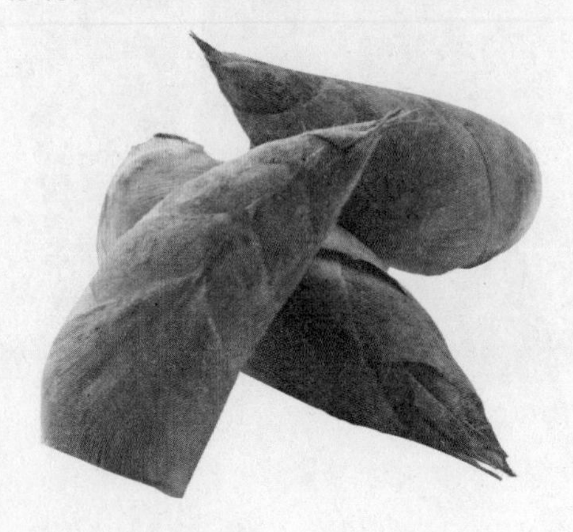

» 红薯——久食益人

【别名】

蕃薯、地瓜、红薯。

【性味归经】

性平，味甘；归脾、胃、大肠经。

【建议食用量】

每次约 150 克。

红薯味道甘甜，营养丰富，是营养工作者极力推荐的一种主食。目前我国各地均有栽培，淮海平原、长江流域及东南沿海各省区栽种较多。

★养生指南

据现代科学分析，每百克鲜红薯中含蛋白质 1.8 克，脂肪 0.2 克，碳水化合物 29.5 克，粗纤维 0.5 克，钙 18 毫克，磷 20 毫克，铁 0.4 毫克，胡萝卜素 1.31 毫克，硫胺素 0.12 毫克，核黄素 0.04 毫克，抗坏血酸 30 毫克。

红薯的减肥作用在于，它含有大量的

黏液蛋白，这种黏液蛋白能维持人体心血管壁的弹性，阻止动脉硬化的发生，使皮下脂肪减少。因此，多吃新鲜红薯可防治肥胖，降低胆固醇含量，预防心血管疾患。又因红薯体积大，饱腹感强，不会造成过食。此外，红薯所含的粗纤维在肠道内不易被吸收，有阻止糖类转变成脂肪的特殊功能。所以说，红薯是较为理想的减肥食品。常食红薯还能防止肝脏和肾脏中结缔组织萎缩，预防结缔组织病，并能保持消化道、呼吸道以及关节腔和浆膜腔的滑润。因此，红薯又是高血压、心脏病、动脉硬化、便秘病人的疗效食品。红薯还是一种碱性食品，经常食红薯，能与肉、蛋、米、面等所产生的酸性物质中和，从而调节人体的酸碱平衡，对维持人体健康有重要意义。

中医认为，红薯“补虚乏，益气力，健脾胃，滋肺肾，功同山药，久食益人，为长寿之食”。由此可见，红薯不仅是减肥食品，又是保健长寿食品，更适合老年人食用。但由于它含有氧化酶和粗纤维，在人的胃肠内会产生大量二氧化碳气体，又因含糖量较高，吃多了会在胃内产酸，引起腹胀、烧心等症状，故吃红薯应注意吃熟不吃生，而且1次不可吃得过多，最好与米、面搭配食用，以减少胃酸产生和防止出现胀气等症状。

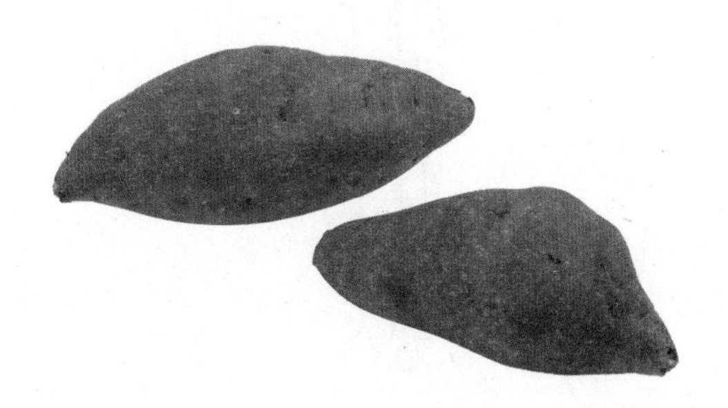

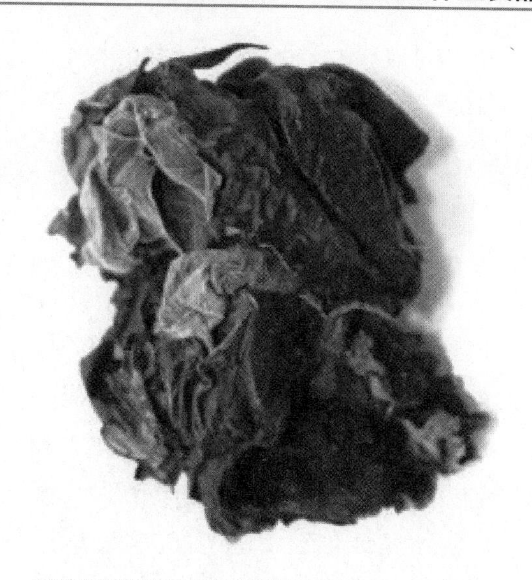

》黑木耳——肠胃清道夫

【别名】

木耳、云耳、桑耳、松耳、中国黑真菌。

【性味归经】

性平，味甘；归胃、大肠经。

【建议食用量】

干木耳每餐约5克，泡发木耳每餐约50克。

黑木耳质地柔软，口感细嫩，味道鲜美，是一种营养丰富的著名食用菌，可素可荤，不但为菜肴大添风采，而且能养血驻颜，祛病延年。由于黑木耳中的胶质能帮助人体排出废物，因此又称“肠胃清道夫”。黑木耳在我国各地均有栽培，以云南和东北出产的有名。

★养生指南

常吃黑木耳能养血驻颜，令人肌肤红润，并可防治缺铁性贫血。黑木耳所含维生素K，能减少血液凝块，预防血栓症的发生，有防治动脉粥样硬化和冠心病的作用。黑木耳中的胶质可把残留在人体消化道内的灰尘、杂质吸附集中起来排出体外，从而起到清胃涤肠的作用。黑木耳还含有抗肿瘤活性物质，能增强人体免疫力，经常食用可防癌抗癌。

黑木耳又是一种减肥食品，因为黑木耳中含有丰富的纤维素和一种特殊的植物胶质，这两种物质，都能促进胃肠蠕动，促使肠道脂肪食物的排泄，减少食物脂肪的吸收，从而起到防止肥胖的发生和减肥作用。中医也认为，经常食用黑木耳能“益气不饥，轻身强志”。近年来的科学实验还发现，黑木耳有阻止血液中胆固醇沉积和凝结作用，因而对冠心病和心、脑血管疾病患者颇为有益。

鲜黑木耳含有一种叫卟啉的光感物质，人食用未经处理的鲜黑木耳后经太阳照射可引起皮肤瘙痒、水肿，严重的可致皮肤坏死。干黑木耳是经暴晒处理的成品，在暴晒过程中会分解大部分卟啉，而在食用前，干黑木耳又经水浸泡，其中含有的剩余卟啉会溶于水，因而水发的干黑木耳可安全食用。

» 芹菜——厨房里的药物

【别名】

旱芹、药芹、香芹、蒲芹。

【性味归经】

性凉，味甘辛，无毒；归肺、胃、肝经。

【建议食用量】

每餐 50 克。

芹菜具有一定药理作用和治疗价值，现代药理研究表明，芹菜具有降血压、降血脂的作用。由于它们的根、茎、叶和种子都可以当药用，故有“厨房里的药物”之称。

★养生指南

据现代科学分析，每 100 克芹菜中含有蛋白质 2.2 克、脂肪 0.3 克、糖类 1.9 克、钙 160 毫克、磷 61 毫克、铁 8.5 毫克，还含有胡萝卜素和其他多种 B 族维生素。芹菜营养丰富，含有较多的钙，磷、铁及维生素 A 原、维生素 C、维生素 P 等，长期以来既作食用，又作药用。

芹菜性味甘凉，具有清胃涤痰，祛风理气，利口齿、爽咽喉，清肝明目和降压的功效。此外，芹菜中含有丰富的挥发性芳香油，既能增进食欲、促进血液循环，还能起到醒

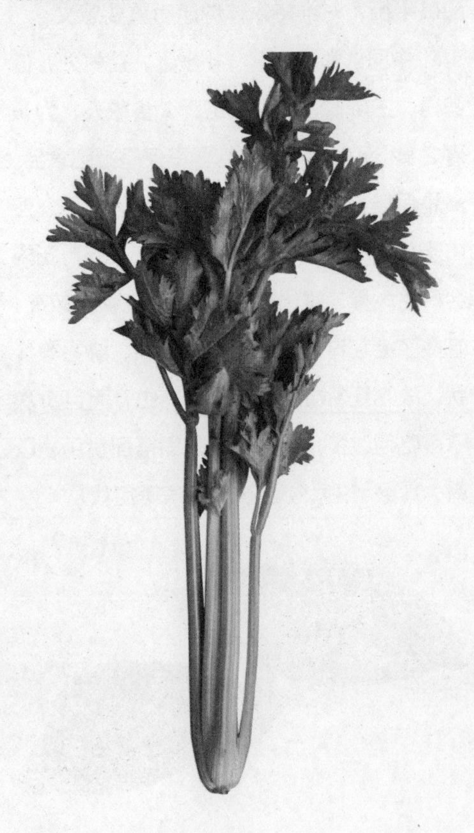

脑提神的食疗效用。

芹菜是高纤维食物，它经肠内消化作用生成木质素，高浓度时可抑制肠内细菌产生致癌物质，还可加快粪便在肠内的运转时间，减少致癌物与结肠黏膜的接触，达到预防结肠癌的目的。芹菜叶含铁量较高，能补充女性经血的损失，食之能避免皮肤苍白、干燥、面色无华，而且可使目光有神，头发黑亮。

人们吃芹菜时应注意两点：一是芹菜属凉性食物，阴盛者常吃可清火，阴虚者则不宜多吃，多吃会导致胃寒，影响消化，大便变稀；二是芹菜所含营养成分多在菜叶中，应连叶一起吃，不要只吃茎杆丢掉叶。

» 苦瓜——脂肪克星

【别名】

凉瓜、锦荔枝、癞葡萄、癞瓜。

【性味归经】

性寒，味苦；归心、肝、脾、胃经。

【建议食用量】

鲜品每次 100 ~ 500 克，干品每次 50 ~ 100 克。

苦瓜具有特殊的苦味，但仍然受到大众

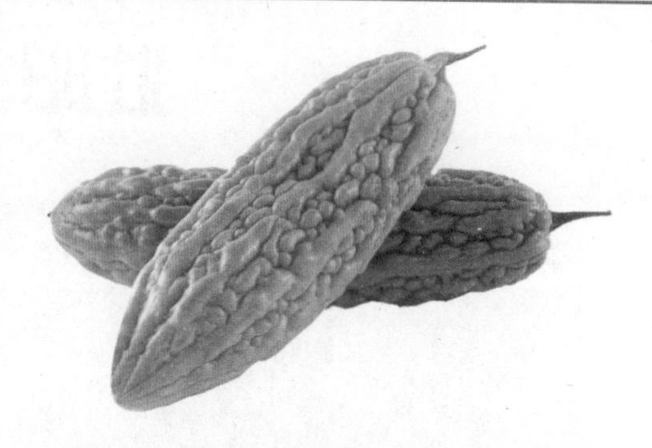

的喜爱，不单因为它的口味特殊，还因为它具有一般蔬菜无法比拟的神奇作用。苦瓜虽苦，却从不会把苦味传给“别人”，如用苦瓜烧鱼，鱼块并不沾苦味，所以苦瓜又有“君子菜”的雅称。苦瓜中的苦味素被誉为“脂肪克星”，具有健美减肥的功效。苦瓜原产于亚洲热带地区，现各地均有栽培。

★养生指南

苦瓜中的苦瓜苷和苦味素能增进食欲，健脾开胃，所含的生物碱类物质奎宁，有利尿活血、消炎退热、清心明目的功效。苦瓜中的蛋白质及大量维生素 C 能提高人体的免疫功能。从苦瓜子中提炼出的胰蛋白酶抑制剂，可以抑制癌细胞所分泌出来的蛋白酶，阻止恶性肿瘤生长。苦瓜的新鲜汁液，含有苦瓜苷和类似胰岛素的物质，具有良好的降血糖作用，是糖尿病人的理想食品。

壮阳食品

中医理论认为肾为“先天之本”“生命之源”。其生理功能是藏精、主水、主纳气、主骨、生髓，跟人的骨骼、血液、皮肤乃至牙齿、耳朵都有莫大的关系。中医讲究药食同源，即食疗。下面就给大家介绍几种补肾壮阳食物。

» 羊肉——冬季进补佳品

【性味归经】

味甘，性热；归脾、胃、肾、心经。

【建议食用量】

每餐约 80 克。

羊肉有山羊肉、绵羊肉、野羊肉之分。羊是纯食草动物，所以羊肉较牛肉的肉质要细嫩，容易消化。羊肉较猪肉的脂肪含量要少，胆固醇含量也较猪肉少，是冬季防寒温补的美味之一，可收到进补和防寒的双重效果，最适宜于冬季食用，深受人们欢迎。

★养生指南

据现代科学分析，每百克羊肉含蛋白质 13.3 克，脂肪 34.6 克，碳水化合物 0.7 克，钙 11 毫克，磷 129 毫克，铁 2.0 毫克，还

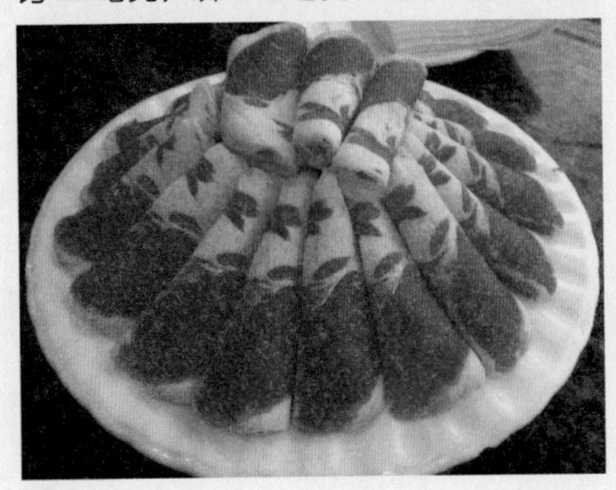

含有维生素 B 族、维生素 A、烟酸等。羊肉可制成许多种风味独特、醇香无比的佳肴。涮羊肉，烤、炸羊肉串，葱爆羊肉等，是老少皆喜食的美味食品。

羊肉性热、味甘，是适宜于冬季进补及补阳的佳品。中医认为，它能助元阳，补精血，疗肺虚，益劳损，是一种滋补强壮药。《本草从新》中说，它能“补虚劳，益气力，壮阳道，开胃健力”。金代李杲说：“羊肉有形之物，能补有形肌肉之气。故曰补可去弱。人参、羊肉之属。人参补气，羊肉补形。风味同羊肉者，皆补血虚，盖阳生则阴长也”。

羊肉的补益和治疗作用都很有效。将羊肉煮熟，吃肉喝汤，可以治疗男子五劳七伤及肾虚阳痿等，并有温中去寒、温补气血、通乳治带等功效。将羊肉 250 克去脂膜，切块，煮至半熟，以蒜佐之，3 天 1 次，可治疗肾虚阳痿。若有脾胃虚弱所致的消化不良，可将羊肉 50 ~ 150 克洗净切薄片，与高粱米煮粥，加调料食之。若有阴虚遗尿、小便频数者，可将羊肉、鱼鳔、黄芪共煎汤服用。

羊肉性热，宜冬季食用。如患有急性炎症、外感发热、热病初愈、皮肤疮疡、疖肿等症，都应忌食羊肉。若为平素体壮、口渴

喜饮、大便秘结者，也应少食羊肉，以免助热伤津。

» 驴肉——滋补佳品

【性味归经】

味甘，性凉，无毒；归心、肝经。

【建议食用量】

每餐约 80 克。

驴肉比牛肉细嫩，味道鲜美，所以俗话说："天上的龙肉，地上的驴肉"，历来为我国北方人民所喜爱。

★养生指南

驴肉是一身高蛋白、低脂肪、低胆固醇的肉类。每百克含蛋白质18.6克，脂肪0.7克，钙 10 毫克，磷 144 毫克，铁 13.6 毫克，还含有多种维生素及微量元素。驴肉对心血管疾病患者有较好的补益作用。

驴肉性味甘凉，有补气养血、滋阴壮阳、安神去烦等功效。对体弱劳损、气血不足和心烦者，尤有较好的疗效。驴皮是熬制驴皮胶的原料，成品称阿胶。阿胶味甘性平，有补血、滋阴、养肝、益气、止血、清肺、调经、润燥、定喘等功效，适用于治疗虚弱贫血、产后血亏、面色萎黄、咽干、津少、便秘及一切出血症状。中医认为，阿胶是血肉有情之物，为滋补强壮剂。平素体质虚弱、畏寒、易感冒的人，服阿胶可改善体质，增强抵抗力。驴肾，味甘性温，有益肾壮阳、强筋健骨的效用，可治疗阳痿不举、腰膝酸软等症。

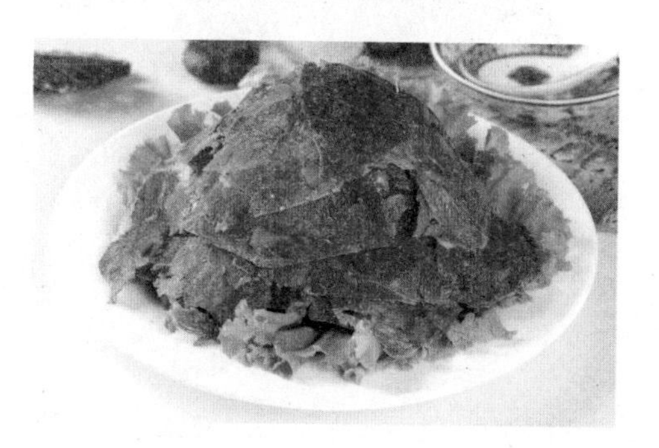

用驴肉治疗疾病的方剂有：将驴肉 250 克洗净，切小块水煮，加豆豉、五香粉、盐调味，肉烂后食用，对气血不足患者，有补益气血及安神功效。将驴肉 250 克洗净，切块水煮，加大枣 10 枚，淮山药 50 克，熟后食用，对身倦乏力、心悸心烦者，可起到调养作用。

平素脾胃虚寒，有慢性肠炎、腹泻者忌食驴肉。

» 狗肉——至尊肾宝

【别名】

香肉，地羊。

【性味归经】

味咸，性温；入脾、胃、肾经。

【建议食用量】

每餐约 50 克。

狗肉，在中国某些地区，又叫"香肉"或"地羊"。它在所有的家养动物中历史最早，是从狼驯化而来的，狼驯化为狗，是人类历史上的创举。我国民间有"天上的飞禽，香不过鹌鹑；地上的走兽，香不过狗肉"之说。民间还有"狗肉滚三滚，神仙站不稳"的谚语。这些都说明，狗肉是一种味道醇香的美味佳肴。

★养生指南

狗肉细腻、鲜嫩，营养价值很高，除含有较丰富的蛋白质、脂肪外，还含有嘌呤类、肌肽及钾、钠、氯等物质。据分析，狗肉中含有多种氨基酸和脂类，可产生较高的热量，

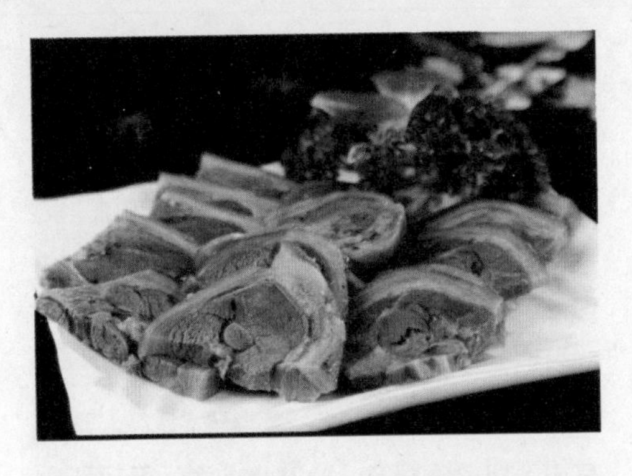

确有很好的补益作用，尤其适宜于老年人冬令进补。

狗肉味甘、咸、酸，性温，有重要的医疗价值，不但益脾，而且壮阳，滋补力较高。《本草纲目》载：狗肉有“安五脏、轻身益气、益肾补胃、暖腰膝、壮气力、补五劳七伤、补血脉”等功效。《普济方》中说狗肉对“久病大虚者，服之轻身，益气力”。如老年人患有肾虚耳聋、遗尿等症，可用狗肉 250 克，黑豆 50 克，共炖烂调味食用，治疗效果很好；用狗肉 250 克，炖烂食肉饮汤，每日 1 次，连服 1 ~ 3 个月，可治疗阳痿早泄。将熟附煨姜炖狗肉，能够温肾壮阳，祛寒止痛。

狗肉因其性温热，多食可上火。凡热病及阳盛火旺者，不宜食用。

» 鹌鹑——禽中人参

【性味归经】

味甘，性平；归大肠、心、肝、脾、肺、肾经。

【建议食用量】

鹌鹑每次半只（80 ~ 100 克），鹌鹑蛋每天 3 ~ 5 个。

俗话说：“要吃飞禽，鸽子鹌鹑。”鹌鹑肉、蛋，味道鲜美，营养丰富。鹌鹑肉是典型的高蛋白、低脂肪、低胆固醇食物，适合中老年人以及高血压、肥胖症患者食用。被誉为“动物人参”。

★养生指南

现代医学认为，鹌鹑肉适宜于营养不良、体虚乏力、贫血头晕、肾炎水肿、泻痢、高血压、肥胖症、动脉硬化症等患者食用。所含丰富的卵磷脂，可生成溶血磷脂，抑制血小板凝聚的作用，可阻止血栓形成，保护血管壁，阻止动脉硬化。磷脂是高级神经活动不可缺少的营养物质，具有健脑作用。

从中医角度出发，鹌鹑性味甘、平、无毒，入肺及脾经，有消肿利水、补中益气的功效。在医学上讲，常用于治疗糖尿病、贫血、肝炎、营养不良等病。鹌鹑的药用价值被视为“动物人参”。鹌鹑肉是高蛋白、低脂肪和维生素多的食物，含胆固醇也低，对肥胖人来说是理想的肉食品种，具有喝好的药用价值。据国外报道，鹌鹑蛋生吃可治疗过敏症。可见，鹌鹑具有很高的药用价值。

鹌鹑蛋是一种很好的滋补品，在营养上有独特之处，故有“卵中佳品”之称。鹌鹑蛋富含优质的卵磷脂、多种激素和胆碱等成分，对人的神经衰弱、胃病、肺病均有一定的辅助治疗作用。鹌鹑蛋中含苯丙氨酸、酪氨酸及精氨酸，对合成甲状腺素及肾上腺素、

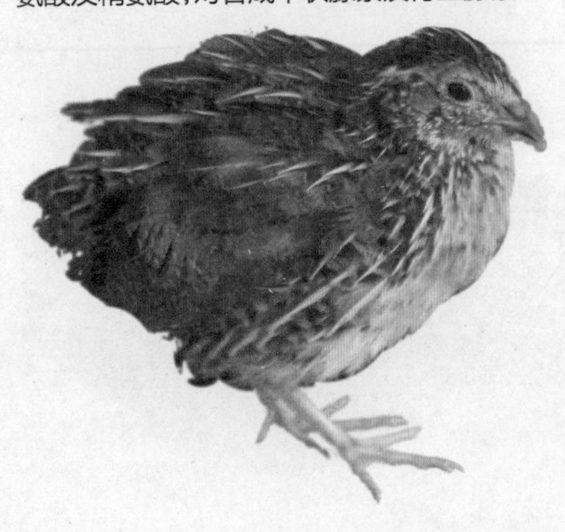

组织蛋白、胰腺的活动有重要影响。

鹌鹑蛋巧治贫血及病后体虚：鹌鹑蛋4个、桂圆20克、薏米30克、大枣10枚、红糖25克。先将鹌鹑蛋煮熟，剥皮待用，锅内加水适量，然后加入桂圆、薏米、大枣煮粥。粥煮熟后，再加入鹌鹑蛋及红糖，即可食用。每天服1次，连用60天。

» 燕窝——调理虚损劳疾之圣药

【别名】

燕菜。

【性味归经】

性平，味甘；归肺、胃、肾经。

燕窝为金丝燕及同属燕类衔食海中小鱼、海藻等生物后，经胃消化腺分泌出的黏液与绒羽筑垒而成的窝巢，因多建筑在海岛的悬崖峭壁上，形状似陆地上的燕子窝，故而得名。其中以“宫燕”营养价值最高、最名贵，其次为“毛燕”，“血燕”品质最差。

★养生指南

据中国医学科学卫生研究所编的《食物成分表》和香港中文大学生物化学系关培生、汪润祥两教授合著的《燕窝考》所分析：燕窝含蛋白质49.9%，有大量的生物活性蛋白分子，还有向量脂肪和磷、硫、钙、钾等成分，对人体有滋阴复壮的作用。据清代赵学敏的《本草纲目拾遗》载：“燕窝大养肺阴，化痰止嗽，补而能清，为调理虚损劳疾之圣药。一切病之由于肺虚不能清肃下行者，用此者可治之。”据有关专家研究发现，燕窝中含有表皮生长因子和辅促细胞分裂成分，有助于刺激细胞生长及繁殖，对人体组织生长、细胞再生，以及免疫功能均有促进作用。加之燕窝还含有大量的黏蛋白、

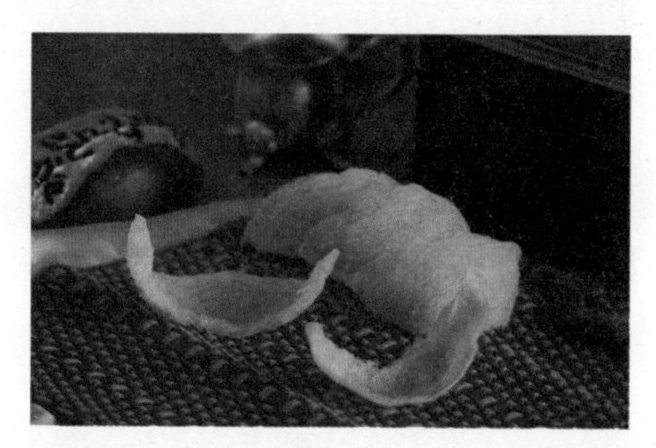

糖蛋白、钙、磷等多种天然营养成分，有润肺燥、滋肾阴、补虚损的功效，能增强人体对疾病的抵抗力，有助于抵抗伤风、咳嗽和感冒。因此，对吸烟和患有呼吸道疾病者最有效，协助病后的人体恢复健康，是一种纯正高贵的天然保健品。燕窝对润肺健腰、壮脾健胃、外伤止血等有独特疗效。

燕窝的补益作用极佳，凡久病体虚、羸瘦乏力、气怯食少者，都可把它作为滋补品。《食物宜忌》中说：燕窝有“壮阳益气、和中开胃、添精补髓、润肺、止久泻、消痰涎”等功效。燕窝，还具有抗衰疗病、摄生自养的功效。用燕窝与银耳、冰糖适量炖服，可治干咳、盗汗、肺阴虚症。以燕窝与白芨慢火炖烂，加冰糖再炖溶，早晚服之，可治疗老年慢性支气管炎、肺气肿、咯血等。

燕窝在食用前应先用清水刷洗一遍，再放入80℃热水中浸泡3小时，使其膨胀松软，然后用镊子将毛绒除净，再放入100℃开水中泡1小时左右，即可取用烹调。

» 海参——海中人参

【别名】

海男子、土肉、刺参、海鼠、海瓜皮。

【性味归经】

性温，味甘咸；归心、肾、脾、肺经。

【建议食用量】

涨发品每次 50 ~ 100 克。

海参是一种名贵海产动物，因补益作用类似人参而得名。海参肉质软嫩，营养丰富，是典型的高蛋白、低脂肪食物，滋味腴美，风味高雅，是久负盛名的名馔佳肴，属海味八珍之一。海参的生长区域很广阔，遍布世界各海洋。

★养生指南

海参的营养价值较高，每百克水发海参含蛋白质 14.9 克，脂肪 0.9 克，碳水化合物 0.4 克，钙 357 毫克，磷 12 毫克，铁 2.4 毫克，以及维生素 B_1、维生素 B_2、尼克酸等。海参含胆固醇极低，为一种典型的高蛋白、低脂肪、低胆固醇食物。加上其肉质细嫩，易于消化，所以，非常适宜于老年人、儿童以及体质虚弱的人食用。

海参，既是宴席上的佳肴，又是滋补人体的珍品，其药用价值也较高。中医认为，海参"甘、咸，温，补肾益精，壮阳疗痿"。《随息居饮食谱》中说：海参能"滋阴补血，健阳润燥，调经，养胎，利产"。可见，海参有滋补肝肾、强精壮阳的作用。凡有久虚成痨、精血耗损，症见眩晕耳鸣、腰酸乏力、梦遗滑精、小便频数的患者，都可将海参作为滋补食疗之品。此外，因海参似海带、海藻等海产品，含有一定量的碘，故还有促使新陈代谢旺盛、血液流畅的作用。因此，对高血压患者极为适宜，并可治疗阳痿、遗精等症。如治疗高血压、血管硬化、冠心病，可将海参 30 克，加水适量，炖烂，再加入冰糖适量炖一会，待冰糖溶化，于早饭前空腹服用；治阳痿、遗精、小便频数，可将海参、狗肉各 30 克，共切片煮汤，加生姜、盐调味后，食参、肉，喝汤。

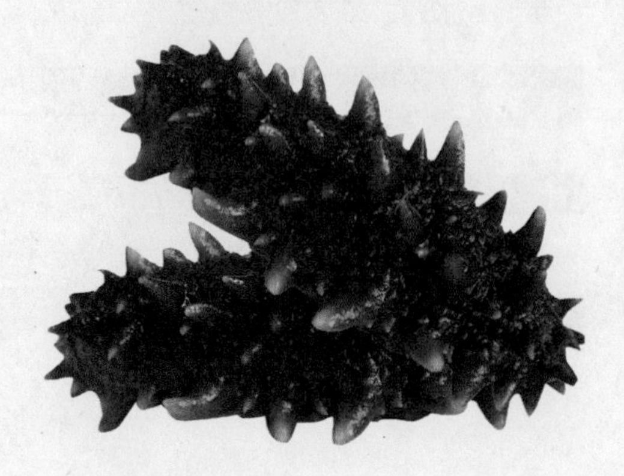

海参中钾含量低，钠含量很高，不利于控制血压，因此高血压患者要少食。

» 虾——助阳妙品

【性味归经】

性温，味甘；归肝、肾经。

【建议食用量】

每次 50 ~ 100 克。

虾，是一种生活在水中的节肢动物，属节肢动物甲壳类。虾主要分淡水虾和海水虾，常见的青虾、草虾、小龙虾为淡水虾，对虾、基围虾、琵琶虾、龙虾则是海水虾。虾肉肥嫩鲜美，不腥无刺，是滋补壮阳之妙品。

★养生指南

虾肉具有味道鲜美，营养丰富的特点，据分析，每百克鲜虾肉中含水分 77 克，蛋白质 20.6 克，脂肪 0.7 克，钙 35 毫克，磷 150 毫克，铁 0.1 毫克，维生素 A 360 国际单位。还含有维生素 B_1、维生素 B_2、维生素 E、尼克酸等。虾皮的营养价值更高，每百克含蛋白质 39.3 克，钙 2000 毫克，磷 1005 毫克，铁 5.6 毫克，其中钙的含量为各种动植物食品之冠，特别适宜于老年人和儿童食用。

虾类的补益作用和药用价值均较高。中医认为，虾味甘、咸，性温，有壮阳益肾、

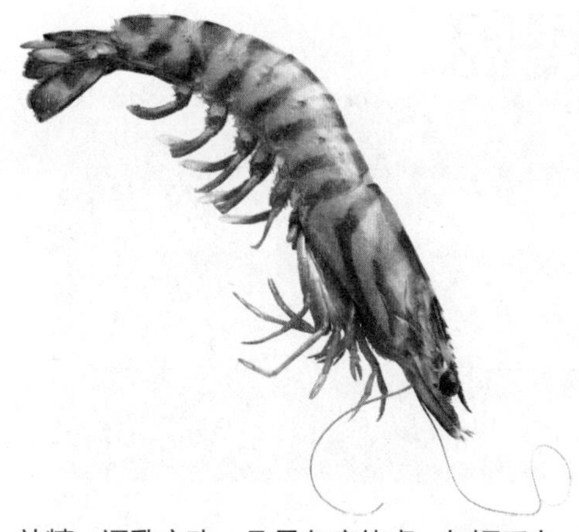

补精、通乳之功。凡是久病体虚、气短乏力、饮食不思、面黄羸瘦的人，都可将它作为滋补和疗效食品。常人食虾，也有健身强力效果。具体用法是：治疗阳痿，可将鲜虾 150 克、韭菜 250 克，加油盐一同炒熟食用，或将鲜大虾加糯米、甜酒炖服，每日早晚适量食用。治阳痿、腰痛、乏力，可用虾 50 克，冬虫夏草 15 克，九香虫 15 克，水煎服，每日 1 剂。治脾肾虚诸症，可用虾仁 15 ~ 20 克，洗净，豆腐 500 克，切块。再将两味一同放锅中水煮，并加入葱、姜、盐调味，待虾仁熟后，食豆腐、虾仁，饮汤。

虾中胆固醇含量较高，胆固醇偏高者不可过量食用。

» 韭菜——壮阳草

【别名】

丰本、草钟乳、起阳草、懒人菜、长生韭、壮阳草、扁菜等。

【性味归经】

性温，味甘、辛、咸；归肝、胃、肾经。

【建议食用量】

每次 50 ~ 100 克。

韭菜由于叶型的不同可分为宽叶韭与细叶韭两种。宽叶韭，性耐寒，在北方栽培较多，叶宽而柔软，叶色淡绿，纤维素少，品质优，但香味不及细叶韭；细叶韭，性耐热，多在南方栽培，叶片窄而长，色深绿，纤维素较多，富有香味。温室避光栽培的韭菜又称韭黄，其根圆，白色，叶呈淡黄色，微带土味，叶嫩柔软，但不如韭菜清香。韭菜在我国栽培历史悠久，分布广泛。

★养生指南

韭菜性温，味辛，具有补肾起阳作用，中医用于治疗阳痿、遗精、早泄等病症。韭菜含有挥发性精油及硫化物等特殊成分，散发出一种独特的辛香气味，有助于疏调肝气，增进食欲，增强消化功能。韭菜的辛辣气味有散瘀活血、行气导滞作用。韭菜含有大量胡萝卜素和钾，富含的粗纤维能增进胃肠蠕动，治疗便秘，预防肠癌。用韭菜籽研粉，每天早晚各服 15 克，开水送服，对治疗阳痿有效。用韭菜根、叶煎汁内服，可治盗汗、自汗。

韭菜虽然对人体有很多好处，但也不是多多益善。《本草纲目》就曾记载：“韭菜多食则神昏目暗，酒后尤忌”。现代医学认为，有阳亢及热性病症的人不宜食用。韭菜的粗纤维较多，不易消化吸收，所以一次不能吃太多韭菜，否则大量粗纤维刺激肠壁，往往引起腹泻。

防癌食品

癌症是人类健康的杀手，全球每年约有 600 万人死于癌症，我国每年约有 130 万人被癌症夺去生命。大量医学研究证明，至少有 35% 的癌症与饮食有关。换句话说，正确的饮食是预防癌症的有效手段之一。改变饮食结构可预防结肠癌、直肠癌、胃癌、胰腺癌、肺癌、乳腺癌及其他癌症。下面介绍几种抗癌明星食品。

» 大蒜——植物抗生素

【别名】

蒜头、大蒜头、胡蒜。

【性味归经】

性温，味辛；归脾、胃、肺经。

【建议食用量】

每餐 20 ~ 50 克。

大蒜的种类繁多，依蒜头皮色的不同，可分为白皮蒜和紫皮蒜；依蒜瓣多少，又可分为大瓣种和小瓣种。中国人食用大蒜的年代较早，大蒜大约是汉朝张骞出使西域后引进的。大蒜既可调味，又能防病健身，常被人们称誉为“植物抗生素”。

★养生指南

近年来，大蒜的防癌作用已被广泛认识。大蒜中的脂溶性挥发油等有效成分，有激活巨噬细胞的功能，增强免疫力，从而提高机体抵抗力。它还能抑制胃内硝酸盐还原菌的生长，从而减少胃液中因细菌作用而产生的亚硝酸盐。此外，大蒜中还含有微量元素硒、锗等多种抗癌物质，所以常食大蒜可预防胃癌、食管癌的发生。

大蒜又有“土生土长的青霉素”这一美名，其神奇药效的秘密在于它含有一种辛辣含硫的挥发性植物杀菌素——大蒜素。大蒜中所含的蛋白质、无机盐、糖类、氨基酸和维生素 B_1、维生素 C 等成分，对人体健康都非常有益。

据近代科学研究报道，大蒜具有降低胆固醇的作用，其治疗方法简单易行，患者只需每日生食大蒜 3 克，经过 1 个月，胆固醇含量就会明显降低。德国医学家用大蒜治疗 80 例高血压患者，观察结果表明，

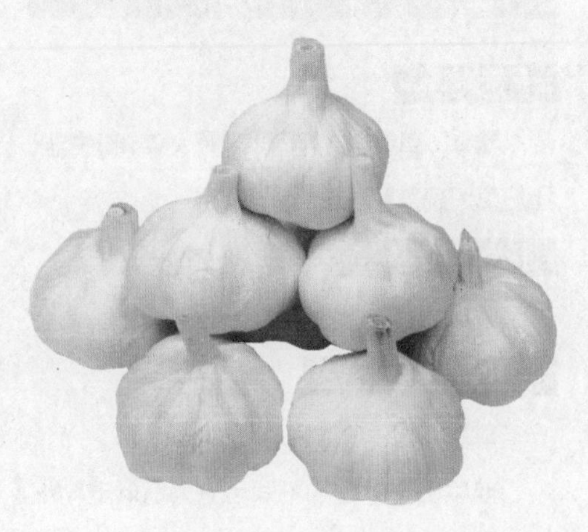

病人的血压均获得稳定下降。他们认为，大蒜的降压作用，来自于它含有的“配糖体”。医学界还认为，大蒜对防治心脏病有特效，因为血脂过高的人常因脂肪阻塞而引起心脏病，而大蒜却具有清除脂肪的作用。所以常食大蒜可减少心脏病的发生。大蒜还可促进机体对 B 族维生素的吸收，从而起到保护神经系统和冠状动脉的功能及预防血栓的形成。

大蒜还有一些奇特的功能，在夏秋季节肠道传染病流行或冬春季节呼吸道传染病流行期间，每天生食大蒜 1 ~ 2 头，就能起到预防作用。如患伤风感冒、支气管炎、咽喉炎、扁桃体炎等，在口内常含 2 ~ 3 瓣生蒜，每天更换 3 ~ 4 次，也有疗效。用大蒜浸液灌肠，可驱除钩虫、蛔虫和蛲虫，也可治痢疾、腹泻。将新鲜大蒜去皮捣烂如泥，填塞在龋齿洞里，可止住疼痛。将蒜汁涂于患处，可治足癣。将用大蒜汁液浸湿的干净纱布条塞于阴道内，可治阴道滴虫，一般应用 1 ~ 2 次，治愈率可达 95%。

大蒜在我国是家庭中的常备食品，且对人体健康和防病治病有很多好处。但是，食大蒜一次不宜过多，特别是患有胃及十二指肠溃疡的病人及慢性胃炎、肾炎、肝炎病人，不宜食用大蒜。空腹时也不宜生食大蒜，以免使胃受到强烈刺激而引起急性胃炎。

此外，因大蒜含有大蒜素，食用后有难闻的气味，如在食用大蒜后，吃几颗红枣或花生米，或嚼几片茶叶，口含或喝咖啡，蒜味即可消除。

» 胡萝卜——廉价人参

【别名】

黄萝卜、金笋、丁香萝卜、药萝卜。

【性味归经】

性平，味甘；归肺、脾、肝经。

【建议食用量】

每次 100 ~ 200 克。

胡萝卜是一种质脆味美、营养丰富的家常蔬菜，素有“廉价人参”之称。胡萝卜的品种很多，按色泽可分为红、黄、白、紫等数种，我国栽培最多的是红、黄两种。胡萝卜在我国栽培甚为普遍，以山东、河南、浙江、云南等省种植最多，品质亦佳，秋冬季节上市。

★养生指南

胡萝卜在西方有很高的声誉，被视为菜中上品。荷兰人把它列为“国菜”之一。胡萝卜所含的营养素很全面。据测定，每百克含碳水化合物 7.6 克，蛋白质 0.6 克，脂肪 0.3 克，钙 30 毫克，铁 0.6 毫克，以及维生素 B_1、维生素 B_2、维生素 C 等，特别是胡萝卜素的含量在蔬菜中名列前茅，每百克中约含胡萝卜素 3.62 毫克，相当于 1981 国际单位的维生素 A，而且于高温下也保持不变，并易于被人体吸收。胡萝卜素

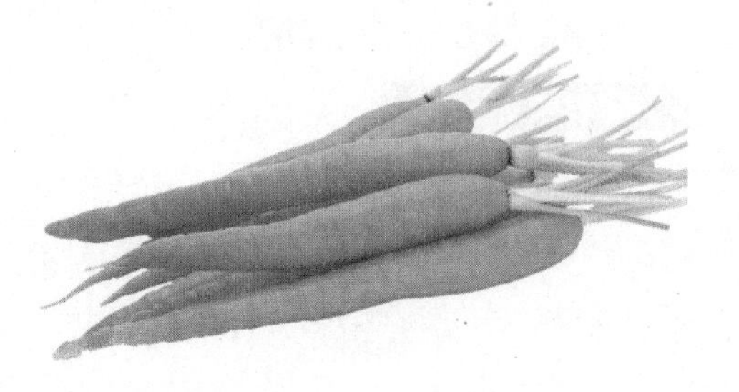

有维护上皮细胞的正常功能、防治呼吸道感染、促进人体生长发育及参与视紫红质合成等重要功效。

胡萝卜含有大量胡萝卜素，有补肝明目的作用，可治疗夜盲症。胡萝卜含有植物纤维，吸水性强，在肠道中体积容易膨胀，是肠道中的“充盈物质”，可加强肠道的蠕动，从而利膈宽肠，通便防癌。胡萝卜中含有的大量胡萝卜素，人体摄入后，可以转化为维生素A，是骨骼正常生长发育的必需物质，有助于细胞增殖与生长，对促进婴幼儿的生长发育具有重要意义。胡萝卜中的木质素也能提高人体免疫机制，间接消灭癌细胞。胡萝卜所含的某些成分，如皮素、山标酚能增加冠状动脉血流量，降低血脂，促进肾上腺素的合成，还有降压、强心作用，是高血压、冠心病患者的食疗佳品。

烹调胡萝卜时，不要加醋，以免胡萝卜素损失。另外不要过量食用，大量摄入胡萝卜素会令皮肤的颜色发生变化。

» 香菇——山珍之王

【别名】

香蕈、香信、厚菇、花菇、冬菇。

【性味归经】

性平，味甘；归脾、胃经。

【建议食用量】

每餐约50克。

香菇是我国食用历史悠久的优良食用菌，营养丰富、味道鲜美，自古就有“山珍之王”的美称。我国香菇生产和出口均居世界第一，主要于南方诸省培植。

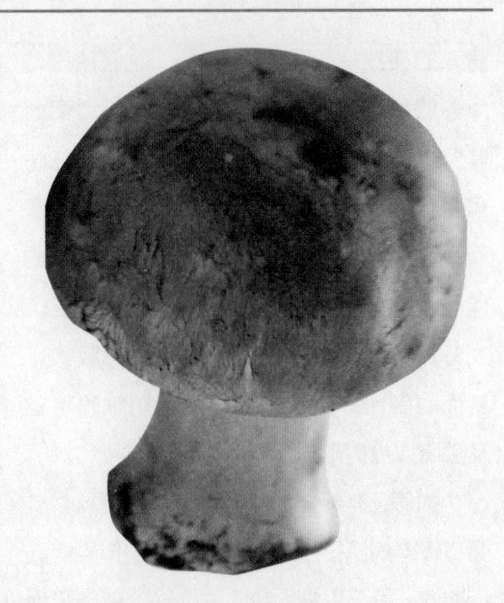

★养生指南

香菇是高蛋白、低脂肪的营养保健食品。中国历代医学家对香菇均有著名论述。现代医学和营养学不断深入研究，香菇的药用价值也不断被发掘。香菇中麦角甾醇含量很高，对防治佝偻病有效。香菇多糖（β-1，3葡聚糖）能增强细胞免疫能力，从而抑制癌细胞的生长。香菇含有六大酶类的40多种酶，可以纠正人体酶缺乏症。香菇中所含脂肪酸，对人体降低血脂有益。香菇中含有嘌呤、胆碱、酪氨酸、氧化酶以及某些核酸物质，能起到降血压、降胆固醇、降血脂的作用，可预防动脉硬化、肝硬化等疾病。香菇还对糖尿病、肺结核、肝炎、神经炎等疾病起治疗作用，又可用于消化不良、便秘等病症。

香菇为动风食物，顽固性皮肤瘙痒症患者忌食。脾胃寒湿气滞或皮肤瘙痒病患者忌食。

» 圆白菜——蔬菜中的良药

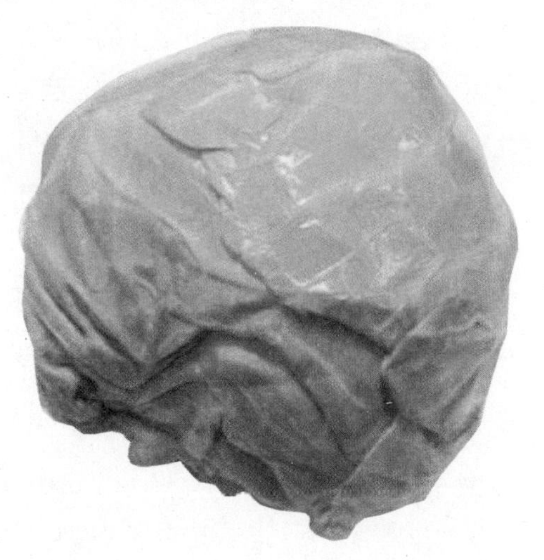

【别名】

卷心菜、包心菜、洋白菜、包菜、莲花白、疙瘩白、大头菜。

【性味归经】

性平，味辛、甘；归脾、胃经。

【建议食用量】

每餐 150 ~ 300 克。

圆白菜属于十字花科，在西方是最重要的蔬菜之一。圆白菜和大白菜一样产量高、耐储藏，是四季的佳蔬。西方人认为，圆白菜是蔬菜中的良药，能治百病，西方人用圆白菜治病的“偏方”，就像中国人用萝卜治病一样常见。圆白菜在我国各地都有栽培。

★养生指南

圆白菜质嫩白脆甜，不仅容易栽培和收获量大，而且食用方便，物美价廉。据分析，每百克圆白菜含蛋白质 1.4 克，脂肪 0.2 克，碳水化合物 3.4 克，钙 62 毫克，磷 28 毫克，铁 0.7 毫克，胡萝卜素 0.33 毫克，硫胺素 0.03 毫克，核黄素 0.02 毫克，尼克酸 0.3 毫克，而抗坏血酸的含量则为 60 毫克，是黄瓜的 10 倍，西红柿的 5 倍。圆白菜还含有丰富的微量元素钼，钼有抑制致癌物亚硝胺合成的作用，因而具有一定的抗癌作用。目前，作为一种抗癌物质，它与菜花、花茎甘蓝、孢子甘蓝等，已被世界科学家列入抗癌食谱中。

现代医学和临床实践证明，圆白菜还具有广泛的防病、治病功效，如用新鲜的圆白菜汁治疗胃及十二指肠溃疡，可提高胃肠内膜上皮的抵抗力，使代谢过程正常化，从而加速溃疡的愈合。圆白菜所含的果胶、纤维素能结合并阻止肠道吸收胆固醇和胆汁酸，因而对动脉粥样硬化、心脏局部缺血、胆石症及肥胖病人十分有益。经常食用圆白菜对防治肝炎、胆囊炎等慢性病也有良好作用。

皮肤瘙痒性疾病、眼部充血患者忌食。包心菜含有粗纤维量多，且质硬，故脾胃虚寒、泄泻以及小儿脾弱者不宜多食。另外，对于腹腔和胸外科手术后，胃肠溃疡及其出血特别严重时，腹泻及肝病时不宜吃。

» 大白菜——百菜之王

【别名】

白菜，结球白菜。

【性味归经】

性平、微寒、味甘；归肠、胃经。

【建议食用量】

每餐 100 ~ 200 克。

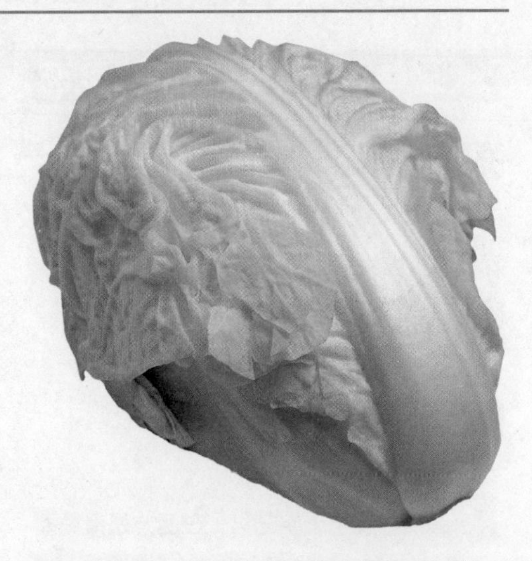

大白菜是人们生活中不可缺少的一种重要蔬菜，味道鲜美，营养丰富，素有“百菜之王”的美称，为广大群众所喜爱。特别是大白菜中含较多维生素，与肉类同食，既可增添肉的鲜美味，又可减少肉的肥腻感。正如俗语说的：“肉中就数猪肉美，菜里唯有白菜鲜。”在中国，大白菜的栽培面积和消费量居各类蔬菜之首。

★养生指南

白菜营养丰富，含有蛋白质、脂肪、碳水化合物、维生素C、维生素B_1、维生素B_2、尼克酸等。同时，它也有重要的医疗价值。据古医药书记载，白菜具有“通利胃肠、除胸中烦、醒酒消食、和中、利大小便”等功效。我国民间常用白菜心凉拌做下酒菜，有良好的解酒作用。白菜中因含有丰富的维生素C和纤维素，可治疗牙龈出血，防止坏血病的发生。而白菜中的粗纤维则能刺激胃肠蠕动，帮助消化，促进排便。民谚说：“白菜、豆腐保平安”，说明人们对白菜很信赖。

白菜含有活性成分吲哚-3-甲醇，实验证明，这种物质能帮助体内分解与乳腺癌发生相关的雌激素，如果妇女每天吃500克左右的白菜，可使乳腺癌发生率减少。此外，其所含微量元素“钼”可抑制体内对亚硝酸胺的吸收、合成和积累，故有一定抗癌作用。近年来，医学科学工作者发现，纤维素可预防结肠癌。白菜含纤维素较多，有利于防癌。白菜中还含有微量元素硒（每公斤含74毫克）及微量元素钼（每公斤含1.78毫克），这两种重要物质也具有防癌和抗癌作用。此外，大白菜中还含有较多的微量元素锌。锌具有生血功能，对伤口愈合有重要作用，并与抗衰老有一定关系。

白菜是我国北方冬季的主要大众蔬菜。白菜的烹调花样繁多，白菜海米汤、鸡汤炖白菜、奶油白菜汤、糖醋白菜、香菇白菜心、竹笋煨白菜、砂锅白菜豆腐、白菜肉卷等，风味各异，鲜美可口，均能令人倍增食欲。除此之外，常食白菜，还对预防动脉粥样硬化及预防心血管疾病有益处。

» 番茄——菜中之果

【别名】

西红柿、洋柿子。

【性味归经】

性微寒，味甘、酸；归心、肺、胃经。

【建议食用量】

每天吃2～3个。

番茄外形美观，色泽鲜艳，汁多肉厚，

酸甜可口，既是蔬菜也是水果，生吃或烹调后食用味道都很不错，其食用价值、药用价值均很高，因其甘酸微寒，故具有清补之功效。番茄在我国大部分地区均有栽培。

★养生指南

西红柿营养丰富，是营养学家们一致公认的。据测定，每百克西红柿含糖 2.2 克，维生素 $B_1$0.03 毫克，维生素 $B_2$0.02 毫克，尼克酸 0.6 毫克，维生素 C11 毫克，胡萝卜素 0.31 毫克，钙 8 毫克，磷 37 毫克，铁 0.4 毫克，还含有较多的苹果酸、柠檬酸等有机酸，特别是维生素 P P 含量在果蔬中名列前茅。这种维生素是构成人体脱氢酶的辅酶成分，参与机体氧化还原过程，有促进消化功能、维护皮肤和神经健康的重要作用。它所含的维生素 C，还有不易被烹调破坏的特点。据计算，每人每天食用 300 克左右的番茄（约 3 个），就可以满足对维生素和无机盐的需要。

西红柿既是美味果蔬，又是一种良药。现代生物学和生理学研究表明，人体获得维生素 C 的量，是控制和提高机体抗癌能力的决定因素，癌症患者对维生素 C 的需要显著增加。因此，西红柿是防癌抗癌的首选果蔬。西红柿内的苹果酸和柠檬酸等有机酸，既有保护所含维生素 C 不被烹调所破坏的作用，还有增加胃液酸度、帮助消化、调整胃肠功能的作用。对消化力虚弱和胃酸过少者，适当吃些西红柿或饮其汁液，有助于疾病的康复。西红柿中含有的果酸，还能降低血中胆固醇的含量，对高脂血症亦有益处。据药理研究，西红柿汁有缓慢降血压和利尿消肿作用，对高血压、肾脏病病人，有良好的辅助治疗作用。

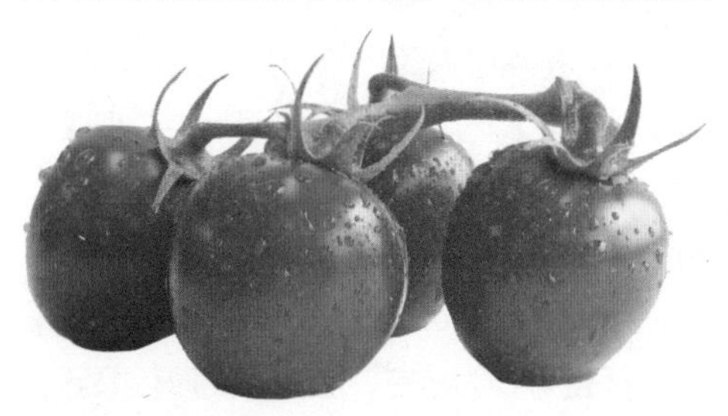

中医认为，西红柿性味酸甘，有生津止渴、健胃消食、清热解毒功效。对热性病口渴、过食油腻厚味所致的消化不良、中暑、胃热口苦、虚火上炎等病症有较好的治疗效果。在炎热的夏天，人们食欲减退，常吃些糖拌西红柿、西红柿汤，可解暑热，增进食欲，帮助消化。

» 百合——蔬菜人参

【别名】

蒜脑薯、干百合。

【性味归经】

性平，味甘、微苦；归心、肺经。

【建议食用量】

每餐 30 ~ 50 克。

百合为百合科百合属植物百合的肉质鳞茎，含丰富淀粉，可作为蔬菜食用。在中国，百合的球根晒干后更可用来煮汤。百合是我国传统出口特产，百合汇集了观赏、食用、药用价值，被誉为“蔬菜人参”。

★养生指南

百合每百克含蛋白质 4.0 克，脂肪 0.1 克，碳水化合物 28.7 克，钙 9 毫克，磷 91 毫克，铁 0.9 毫克，并含维生素 B_1、维生素 B_2、维生素 C、泛酸、胡萝卜素等，还含有一些特殊的营养成分，如秋水仙碱等多种生物碱。这些成分综合作用于人体，不仅具有良好的营养滋补功效，而且对于病后虚症、

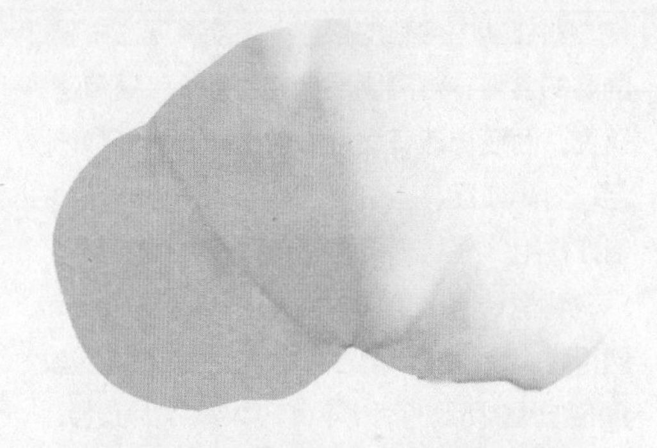

结核病、神经官能症等患者大有裨益，对各种癌症都有较好的疗效。在肿瘤的预防和治疗方面，百合多用于治疗肺癌、鼻咽癌、皮肤癌等。在对上述癌症进行放射治疗后出现的体虚乏力、口干、心烦、干咳痰等症状时，用鲜百合与粳米一起煮粥，再调入适量的冰糖或蜂蜜后食用，对增强体质、抑制癌细胞生长、缓解放疗的反应，具有较好的效果。再如，将鲜百合与白糖适量共捣敷患处，对皮肤癌破溃出血、渗水者也有一定的治疗作用。因此说，百合既是美味佳蔬，又是抗癌良药。

百合味甘性平，有温肺止嗽、养阴清热、清心安神、利大小便等功效，尤以治疗心肺疾患为佳。对热病后余热未清、虚烦、惊悸、神志恍惚或肺痨久咳、咯血等，食用百合也都适宜。用百合作羹或煮粥，加入银耳服食，有滋阴润肺之功；如加入莲子，则有养阴清心之效。

» 猕猴桃——维 C 之王

【别名】

毛桃、藤梨、奇异果。

【性味归经】

性寒，味甘、酸；归脾、胃经。

【建议食用量】

每天 1 ~ 2 个（100 ~ 200 克）。

猕猴桃的维生素 C 含量在水果中名列前茅，一个猕猴桃就足以提供一个人一日所需的维生素 C，因此被誉为“维 C 之王”。我国猕猴桃主要产于河南、陕西、湖南等地。

★养生指南

猕猴桃的营养价值极高。它含有丰富的钙、磷、铁等元素和多种维生素以及蛋白质、脂肪、碳水化合物。最引人注目的是，每百克鲜果肉中含维生素 C 100 ~ 420 毫克，有的品种甚至可高达 960 毫克，比柑橘类高 51 倍，是蜜桃的 70 倍、鸭梨的 100 倍、苹果的 200 倍。维生素 C 的含量，堪称百果之冠。药理研究表明，猕猴桃鲜果及果汁制品，不但能补充人体营养，而且可以防止致癌物质亚硝胺在人体内的生成，还可降低血清胆固醇和甘油三酯水平，对消化道癌症、高血压、心血管疾病具有显著的预防和辅助治疗作用。

猕猴桃的果肉中还含有一种酶，有助于肉类纤维蛋白质的分解。据说，常吃猕猴桃的人皮肤特别细嫩光滑，富有弹性，因此，猕猴桃被誉为“青春果”。有的学者认为，猕猴桃含有一种抗突变成分谷胱甘肽，有利于抑制诱发癌症基因的突变。

猕猴桃还具有较高的药用价值。中医认为，猕猴桃性味甘酸，寒，具有滋补强身、清热利尿、生津润燥、健脑止泻功效。其果、花、叶、根均可入药。可用于治疗肝肾阴虚，燥热生津、脾胃气虚、消化不良、久痢泄泻等症。还可用于治疗坏血病、过敏性紫癜、感冒、热毒、咽喉肿痛等。因此，猕猴桃不仅是老人、儿童、体弱多病者的良好滋补果品，而且可作为航空、航海、高原和高温工

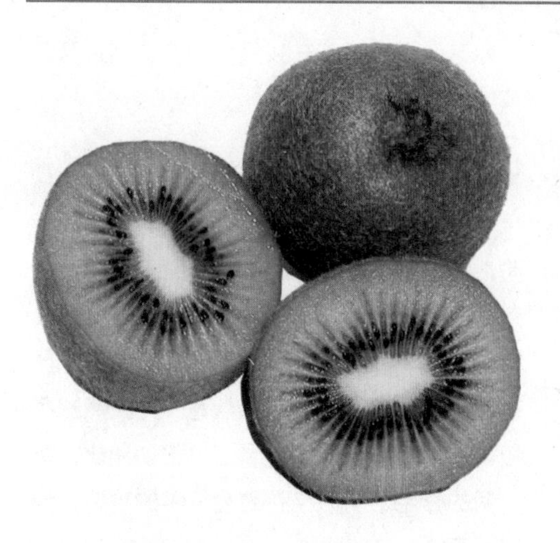

作者的保健食品。

猕猴桃可以作为一种饮料治疗坏血病。它含有的维生素C有助于降低血液中的胆固醇水平，起到扩张血管和降低血压的作用。它还加强心脏肌肉。定期喝一茶匙猕猴桃粉加上适量的温水制成的饮料，可以帮助稳定血液中胆固醇的水平。

猕猴桃具有抗糖尿病的潜力。它含有铬，有治疗糖尿病的药用价值。它刺激孤立组细胞分泌胰岛素，因此，可以降低糖尿病人的血糖。其粉末与苦瓜粉混合，可以调节血糖水平。经常摄入甜、酸、辣和油腻的食物会给身体造成酸性。此外，深夜吃东西，喝咖啡或茶可以触发酸度条件。无论身体出现什么与酸性有关的问题，如胃灼热，或胃酸反流，都可以把猕猴桃做为一种很好的解酸剂。它还可以治疗腹泻和痢疾。一杯猕猴桃果汁或粉末可以减少肠胃不适。

» 菜花——防癌明星

【别名】

花椰菜、花甘蓝、洋花菜、球花甘蓝。

【性味归经】

性平，味甘；归肾、脾、胃经。

【建议食用量】

每餐100 ~ 200克。

菜花中含有蛋白质、脂肪、碳水化合物、食物纤维、多种维生素和钙、磷、铁等矿物质。菜花质地细嫩，味甘鲜美，食后极易消化吸收，其嫩茎纤维，烹炒后柔嫩可口。菜花原产于地中海东部海岸，约在19世纪初引进中国。

★养生指南

菜花的营养比一般蔬菜丰富。它含有蛋白质，脂肪，碳水化合物，食物纤维，维生素A、B、C、E、P、U和钙、磷、铁等矿物质。菜花质地细嫩，味甘鲜美，食后极易消化吸收，其嫩茎纤维，烹炒后柔嫩可口，适宜于中老年人、小孩和脾胃虚弱、消化功能弱者食用。尤其在暑热之际，口干渴、小便呈金黄色，大便硬实或不畅通时，用菜花30克煎汤，频频饮服，有清热解渴，利尿通便之功效。

抗癌防癌：据美国营养学家研究，菜花内还有多种吲哚衍生物，此化合物有降低人体内雌激素水平的作用，长期食用可以减少乳腺癌、直肠癌及胃癌等癌症的发病几率。此外，研究表明，菜花中提取的一种酶能预防癌症，这种物质叫萝卜子素，有提高致癌物解毒酶活性的作用。另据美国癌症协会报道，众多蔬菜水果中，十字花科的菜花和大白菜的抗癌效果最好。

清理血管：西兰花是含有类黄酮最多的食物之一，类黄酮除了可以防止感染，还是最好的血管清理剂，能够阻止胆固醇氧化，防止血小板凝结成块，因而减少心脏病与中

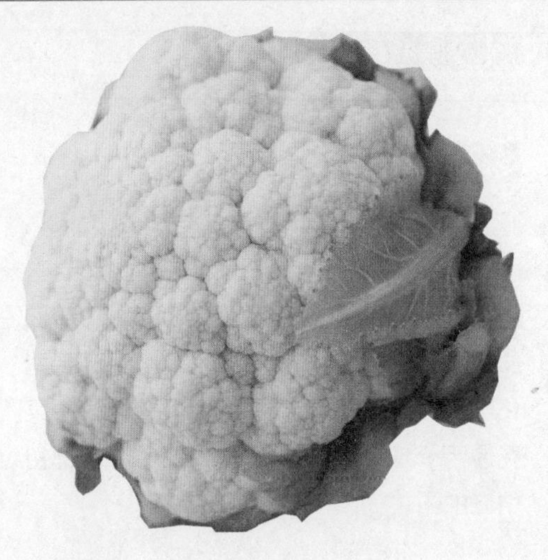

风的危险。

丰富的维生素K：有些人的皮肤一旦受到小小的碰撞和伤害就会变得青一块紫一块的，这是因为体内缺乏维生素K的缘故，补充的最佳途径就是多吃菜花。

丰富的维生素C：菜花中的维生素C含量较高，能够增强肝脏解毒能力，并能提高机体的免疫力，防止感冒和坏血病的发生。

» 芋头——防癌主食

【别名】

里芋、香芋、芋艿、毛芋、山芋。

【性味归经】

性平，味甘；归肠、胃经。

【建议食用量】

每餐100 ~ 300克。

芋头又称芋艿，口感细软，绵甜香糯，营养价值近似于土豆，又不含龙葵素，易于消化而不会引起中毒，是一种很好的食物。它既可作为主食蒸熟蘸糖食用，又可用来制作菜肴、点心，是人们喜爱的根茎类食品。在广东等地方，中秋节吃芋头是源远流长的一项习俗。芋头原产我国和印度、马来西亚等热带地区。

★养生指南

芋头中含碳水化合物达13%，主要为淀粉，含蛋白质约2%，脂肪很少。芋头还含有钾、钙、胡萝卜素、维生素C、B族维生素、皂角甙等多种成分，其中氟的含量较高，具有保护牙齿的作用。芋头含有一种天然的多糖类植物胶体，能增进食欲，帮助消化，有止泻的作用。同时又有膳食纤维的功能，能润肠通便，防止便秘。

芋头具有极高的营养价值，能增强人体的免疫功能，可作为防治癌瘤的常用药膳主食，在癌症患者做放疗、化疗及其康复过程中，有辅助治疗的作用。芋头含有一种黏液蛋白，被人体吸收后能产生免疫球蛋白，可提高人体的抵抗力。芋头为碱性食品，能中和体内积存的酸性物质，调整人体的酸碱平衡，具有美容养颜、乌黑头发的作用，还可用来防治胃酸过多症。

对于有痰、过敏性体质（荨麻疹、湿疹、哮喘、过敏性鼻炎）者、小儿食滞、胃纳欠佳、以及糖尿病人应少食。同时食滞胃痛、肠胃湿热者忌食。

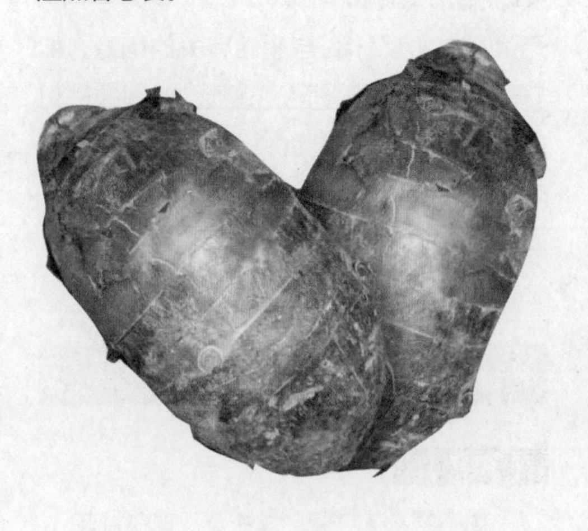

第二章

春夏秋冬 四季食补有妙法

“因时养生”，是中医养生学的一条重要原则。《黄帝内经》中说：“故智者之养生也，必须顺四时而避寒暑”。中医中也有“春夏养阳，秋冬养阴”之说。这些都说明人体必须顺应四时自然变化而养生，从而加强人体适应季节与气候变化的能力，以保证身体健康，减少疾病的发生。

一年四季，春温，夏热，秋凉，冬寒。气候的变化，会给人体带来不同程度的影响。因此，机体的营养结构要随季节的变化予以协调，注意各个季节的科学饮食及食补方式，合理安排饮食。春季宜食清淡；夏季宜食甘凉；秋季燥热，宜食生津食品；冬季寒冷，宜食温热。饮食上顺应四时，可保养体内阴阳气血，使正气在内，邪不可干。对于老年人来说，由于生理功能的降低，对四季气候变化的适应能力减弱，科学安排四季饮食，就更为重要。

» 春季食补宜清淡温和

春季是指立春后的正月，惊蛰后的二月，清明后的三月。春季到来，气温转暖，处处生机蓬勃，春意盎然。《素问·四气调神大论》云：“春季，此谓发陈，天地俱生，万物以荣。”作为万物之灵的人，也和自然界生物一样充满生机，这时，人体各组织器官功能活跃，需要大量的营养物质，供给机体活动和生长发育的需要。对老年人来说，春天更应注意饮食调养，保证健康长寿。

★ 春季的饮食构成

早春时节，气温仍较寒冷，人体为了御寒要消耗一定的能量来维持基础体温。所以早春期间的营养构成应以高热量为主，除谷类制品外，还应选用黄豆、芝麻、花生、核桃等食物，以便及时补充能量物质。由于寒冷的刺激可使体内的蛋白质分解加速，导致机体抵抗力降低而致病，因此，早春期间还需要补充优质蛋白质食品，如鸡蛋、鱼类、虾、牛肉、鸡肉、兔肉和豆制品等。上述食物中含有丰富的蛋氨酸，而蛋氨酸具有增强人体耐寒的功能。

春季气候开始转暖，然而风多物燥，人体发散现象比较明显，如皮肤、口舌干燥，口唇干裂，故宜多吃些新鲜蔬菜或多汁水果或饮料，以补充人体的水分。由于春季为万物生发之始，阳气发越，所以，忌食油腻辛辣炒爆之物，以免助阳外泄。中医认为，肝木应春，春季肝气生发，肝阳易升，容易引起头昏头晕症。应该吃有清肝养肝作用的食物。肝木不宜生发太过，肝木太过则克伤脾土，所以，唐代养生学家孙思邈在《千金方》中说：“春七十二日，省酸增甘，以养脾气。”肝属木，味为酸，五行木胜土，土于五脏为脾，味为甘，所以，明代养生学家高濂也认为，春季的饮食应少吃酸味，多吃甜味，以养育脾脏之气。此外，宋代张君房的《云笈七签》是一部道教类书，其中有道教养生的不少内容，认为“春气温，宜食麦以凉之，禁吃热物。”

★ 春季进补宜吃食品

中医认为，春季养生“当需食补”。但必须根据春天人体阳气逐渐生发的特点，选择其平补、清补的饮食，以免适得其反。

营养学家认为，以下几种人适宜于在春天进补：中老年人有早衰现象者；患有各种慢性病而体形孱瘦者；腰酸眩晕、脸色萎黄、精神萎靡者；春天气候变化大，受凉后易反复感冒者；过去在春天有哮喘发作史，而现在尚未发作者。凡属上述情况者，均可利用春天这个季节，根据个人体质及病情，选择适当的食补方法，以防病治病。

老年人或有上述情况者，可采用平补饮食。具有这种作用的食物有：荞麦、薏仁等谷类，豆浆、赤豆等豆类，橘子包括金橘、苹果等水果以及芝麻、核桃等。可长期服用。如有阴虚、阳虚、气虚、血虚者，也可选食。

老年人如有阴虚内热者，可选用清补的方法。这类食物有：梨、莲藕、荠菜、百合、甲鱼、螺蛳等。此类食物食性偏凉，食后有清热消火作用，有助于改善不良体质。

病中或病后恢复期的老年人的进补，一般应以清凉、素净、味鲜可口、容易消化的食物为主。可选用大米粥、薏米粥、赤豆粥、莲子粥、青菜泥、肉松等。切忌食用太甜、油炸、油腻、生冷及不易消化的食品，以免损伤胃肠功能。

★ 春季忌食食品

春季气温转暖，人体阳气渐旺，故春季忌吃羊肉、狗肉、獐肉、雀肉、鹌鹑、红参、川芎、肉桂、茴香、洋葱、花椒、白酒、炒花生、炒瓜子、炒蚕豆、炒黄豆等。

《千金翼方》："春二、三月，勿食小蒜。"

《遵生八笺》："春季，饮酒不可过多，人家自造米面团饼，多伤脾胃，最难消化，老人切不可以饥腹多食，以快一时之口，致生不测。"

《千金方》："正月食虎轧、狸肉，令人伤神损寿。不得食生葱、蓼子，令人面上起游风；勿食蜇藏不时之物。"又曰："三月勿食鸟兽五脏，勿食小蒜，勿饮深泉。三月辰、寅日，勿食鱼，凶。"

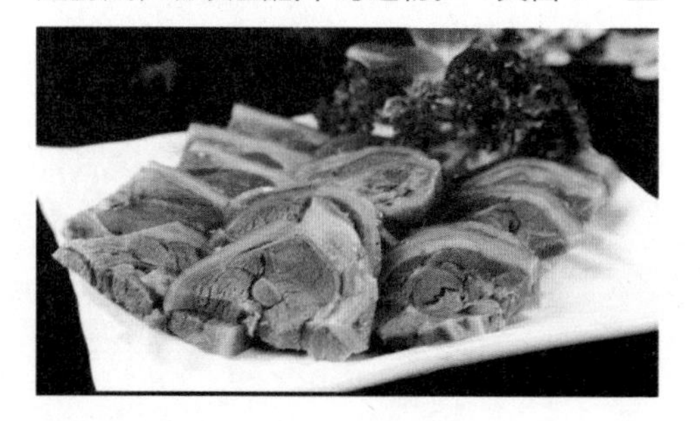

《云笈七签》："二月勿食黄花菜，交陈苁俎，发痼疾，动宿气；勿食大蒜，令人气壅，关隔不通；勿食鸡子，滞气；勿食小蒜，伤人志；勿食兔肉、狐貉肉，令人神魂不簸。"

《养生论》："二月勿食生冷。"

《白云忌》："二月九日，不可食鱼鳖，仙家大忌。"

《月令忌》："三月勿食血并脾，季月土旺在脾，恐死气投入耳。"

《法天生意》："三月勿食鸡子，终身昏乱。勿食大蒜，亦不可常。"《随息居饮食谱》："雉，冬月无毒，春、夏、秋皆毒，勿食。"

崔禹锡："鹌鹑，四月以前未堪食。"

《饮食须知》："獐，十二月至七月食之动气，多食发消渴及痼疾。"

《医林纂要》："荞麦，春后食之动寒气，发痼疾。"

《本草纲目》："鸭肉，重阳后乃肥腯味美，清明后生卵，则内陷不满。"

» 春季老年疾病的饮食防治

中医说："百草回芽，百病发作"，就是说，春天容易旧病复发。春天由于温暖多风，适宜于细菌、病毒等微生物的繁殖和传播。因此，春天外感较多，对身体虚弱的老年人来说，更应引起重视。

★ 血压波动

到了春天，凡有肝阳上亢的人，特别容易出现头痛、眩晕，这就是中医早已指出的“春气者诸病在头”的原因。现代医学也发现，春天的气候变化，容易使人血压增高，出现头痛、头晕、失眠等症状。饮食防治的方法是，每天吃香蕉或橘子 250 ~ 500 克；或用香蕉皮100克，水煎代茶，频频饮之。因为香蕉含有能降低血压的钾离子。另外，经常食用含钾多的柠檬、梨、绿豆等，对防治高血压也有益处。还可用芹菜500克水煎，加白糖适量，代茶饮；或用芹菜250克、红枣10枚，水煎代茶饮；或将生花生米浸泡醋中，5日后，每日晨空腹吃10粒。这些，也均有较好的降压效果。

★ 心脑血管意外

春季气温不稳定，气压变化大，气候也比较干燥，体内的血液黏稠度就会增高，血液流动速度减慢，加上血管收缩时间相对延长，一些人尤其是老年人因为血管硬化，难以适应环境温度变化，容易诱发或加重心脑血管疾病，如心肌梗死和脑血管意外。补充维生素C和微量元素，可以加强血管的弹性、韧性和防止出血，微量元素碘可减少胆固醇脂和钙盐在血管壁的沉积，阻碍动脉粥样硬化病变的形成（海产品含碘丰富）。镁可提高心肌兴奋性，有利于抑制心律紊乱（镁在绿叶菜中含量较多）。宜进食粗粮及粗纤维食物，防止大便秘结对心脏产生不良影响。宜进食能缓解动脉硬化及降压的食物，如黑木耳、银耳、果汁、米汤、菜汁等。高血压患者预防脑血管意外饮食还要注意四忌。一忌高钠饮食，少吃盐，日摄量应低于5克，因钠多能使血压升高。二忌高脂肪饮食，因高脂肪食物能增加血液稠黏度。三忌高糖，少吃甜食，因糖在体内仍转变成脂肪，也增加血液黏度。四忌烟酒，因尼古丁使血液稠黏度增高，乙醇能诱发脂质代谢紊乱。

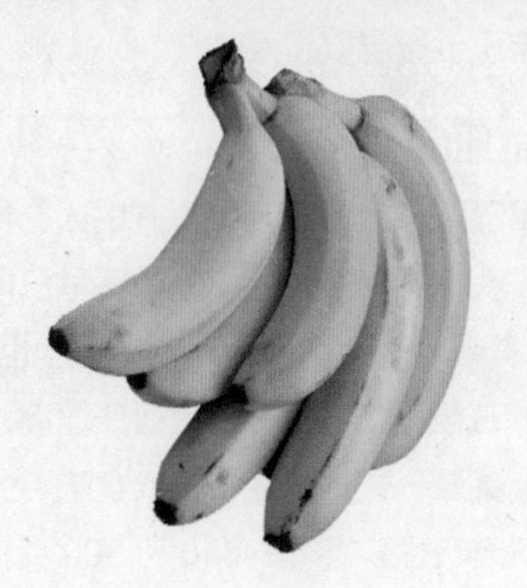

★ 胃及十二指肠溃疡

胃及十二指肠溃疡病易在春天发作，饮食上应避免摄取含肌酸、嘌呤碱等物质丰富的猪肉汤、鸡汤、鱼汤、牛肉汤及菠菜、豆类、动物内脏和刺激性调味品，因为上述食物有较强的刺激胃液分泌的作用或形成气体产生腹胀，增加胃肠负担。饮食防治上，可采用蜂蜜疗法，将蜂蜜隔水蒸熟后，于饭前空腹服，每日100毫升，分3次服。也可用新鲜青色卷心菜，洗净，捣烂，用消毒纱布绞汁，服时稍加温，每日2次，15天为一疗程。或用牛奶250毫升，煮开后调入蜂蜜50克，白艾6克，调匀后饮用。这些，均有养阴益胃之功效。

★ 老年慢性气管炎

老年慢性气管炎易在春季发作，饮食防治方法是，宜多吃具有祛痰、健脾、补肾、养肺的食物，如枇杷、橘子、梨、莲子、百合、大枣、核桃、蜂蜜等，有助于减轻症状。饮食宜清淡，忌食海鲜、油腻食物，俗话所说“鱼生火，肉生痰，白菜豆腐保平安”，是有一定科学道理的。刺激性食物如辣椒、胡椒、葱、蒜等及过甜、过咸食物也宜少吃，以免刺激呼吸道，加重病情。

★ 老年抑郁症

春天是心理疾病患者最危险的季节，春季气压低，容易引起人的脑激素分泌紊乱，多变的天气会导致人的情绪波动较频繁，其中老年抑郁症就是多发病之一。多食含色氨酸的食物有利于改善抑郁情绪。色氨酸主要含在鱼类、鸡肉、奶酪、豆类、豆腐、燕麦和蛋类中。香蕉含有类似物，适当食用可以增加平静和愉快的感觉。另外，香蕉中还含有维生素 B_6、烟酸和镁，具有抗抑郁和安眠的功效。摄入以上含色氨酸丰富的食物时，最好与碳水化合物类食物如水果一起食用，可以促进色氨酸的吸收和利用。能够振奋情绪的另一种重要物质是 Ω-3 脂肪酸。Ω-3 脂肪酸可以保持头脑健康、提高智力。Ω-3 脂肪酸的最好来源是深海鱼类，如马哈鱼、金枪鱼、鲭鱼、鲱鱼等。建议每星期至少食用 3 次鱼类食物，尤其是深海肉食鱼类。另一类含有丰富 Ω-3 脂肪酸的食物是种子食物，如南瓜子、核桃、亚麻子、大麻子、芝麻、葵花子等。

» 夏季食补宜甘凉化湿

夏季是指立夏后的四月，芒种后的五月和小暑后的六月，古人称为“三夏”，又作炎夏。夏季的天叫昊文，夏季的风叫炎风，夏季的节叫炎节。这些都说明，进入夏季，暑气渐盛，炎炎夏日，日光强烈，酷热蒸腾。农历六月，又称长夏。《素问·六节藏象论》唐·王冰注：“所谓长夏者，六月也。”长夏炎热多雨，故有暑气挟湿的特点。

★ 夏季的饮食构成

炎热的夏季，是人体消耗最大的季节。在高温环境生活和工作，人体的生理功能和营养代谢必然会受到一定的影响。这时，人体对蛋白质、水、无机盐、维生素及微量元素的需求量有所增加。

首先是对蛋白质的需要量增加。因为，天气炎热出汗较多，氮的损失，失水及体温升高，均可引起蛋白质分解代谢增强，从而需要增加蛋白质的摄入量。高温又可使人体代谢增快，从汗液中可丢失大量的无机盐、微量元素以及水溶性维生素 C、维生素 B_1、维生素 B_2 等，从而增加了人体的能量消耗，使其耐力和抵抗力降低。因此，必须及时补充水分和营养物质。补充营养的原则是，以清淡爽口又能刺激食欲的饮食为主，在膳食调配上，要注意食物的色、香、味，以提高食欲，如可适当多吃些凉拌菜、咸鸭蛋、咸鸡蛋、松花蛋、豆制品、芝麻酱、绿豆、新鲜蔬菜、水果等。各种饮料更是夏季不可缺少的。此外，在制做菜肴时，适量加点醋，不仅可增加风味，而且有保护维生素 C 及杀菌和增加食欲的功效。通过饮食调配，既可补充人体因大量出汗导致的营养损失，又能有效地避免肠道疾病的发生，同时，还有益于调节体温、消除疲劳。具有清热去暑功效的食物有苋菜、马兰头、茄子、鲜藕、绿豆芽、丝瓜、黄瓜、冬瓜、菜瓜、西瓜等。特别值得一提的是番茄和西瓜，夏季多食既可生津止渴，又有滋养作用。此外，还应选食小米、豆类、瘦猪肉、动物肝脏、蛋黄、红枣、香菇、紫菜、梨等，以补充丢失的维生素 C、维生素 B_1、维生素 B_2 等。

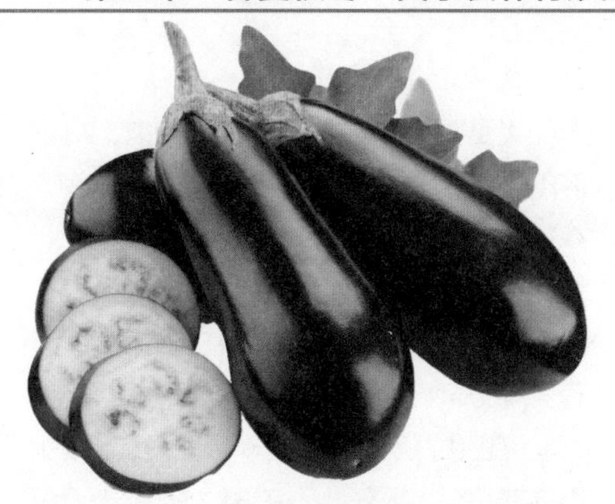

老人夏季饮食还应注意少吃和不吃油腻食物，多吃清淡洁净的食品，对于体弱的老人，应避免食用冷饮及生冷瓜果，以免引起消化功能障碍而致病。

★ 夏季忌食食品

炎夏季节忌吃或少吃羊肉、狗肉、獐肉、麻雀肉、鹿肉、龙眼肉、荔枝、韭菜、洋葱、芥菜、花椒、肉桂、人参、白酒以及炒花生、炒黄豆、炒瓜子等炒货食品；忌吃冷元宵、冷糍粑、冷黏糕；忌饮隔夜冷茶、冷粥、冷饭；忌食隔夜荤腥油腻菜肴等。

《遵生八笺》："夏季心旺肾衰，虽大热不宜吃冷冰雪蜜水、凉粉、冷粥。莫食瓜茄生菜。夏至后，秋分前，忌食肥腻、饼臛、油酥之属，此等物与酒浆瓜果极为相仿，夏日多疾至此。"

《金匮要略》："夏季，不可食猪心，宜吃苦莫以益心。勿食韭菜，令人乏力，损目，勿食生菜。"

《千金方》："四月勿令韭菜同鸡肉食，勿食诸物之心，勿大醉。勿食葫，伤人神，损胆气，令人喘悸，胁肋气急，勿食蒜，伤人。葫即葫荽也。五月勿食獐鹿马各兽肉，伤人神气。勿食鲤，发风气。六月勿食韭，令人目昏，勿食羊肉，伤人神气，勿食野鸭鹜鸟，勿食雁，勿食茱萸，勿食脾。"

《白云杂忌》："四月勿食雉，令人气逆，勿食鲤，能害人。"

《云笈七签》："自夏至至九月，忌食隔宿肉菜之物。六月，勿食羊血，伤人神魂，少志健忘，勿食生葵，必成水瘕。"

《月令图经》："五月勿食浓肥，勿食煮饼。"

《济世方》："五月，不可多食茄子，损人动气。"

《岁时记》："五月勿食菘菜，发皮肤风痒。"

《随息居饮食谱》："雉：冬月无毒。春、夏、秋皆毒，勿食。"

《饮食须知》："蚺蛇肉，味甘性温，有小毒，四月勿食。獐，十二月至七月食之动气，多食发消渴及痼疾。"

★ 夏季老年人的饮食保健

夏季，天气炎热，饮食与健康的关系极为密切。饮食得当，就能顺利地度过夏天，如稍不注意，就有可能感染疾病，有损健康。对于老年人来说，夏季的饮食保健就更为重要了。

首先，要注意饮食卫生。夏季气温高，剩饭剩菜容易被细菌污染，最好不吃，如吃，也必须经过高温处理。生吃瓜果要洗净削皮。做凉拌菜时，菜一定要洗净，最好在开水中焯一下。用来切熟食的刀、板，要和切生肉、生菜的分开。做凉拌菜时，应放点蒜泥和醋，这不仅能增加食欲，有助于消化，并有杀菌解毒作用，预防肠道传染病的发生。做冷饮时，要用凉开水，不用生水。夏季，老年人最好不吃小摊上的食品，以免发生食物中毒。

夏季气温高，人体神经经常处于紧张状态，某些分泌腺的功能也受影响，因而常出现消化力减弱、食欲缺乏现象，故应适当多吃些清淡而易消化的食物，如豆制品、蛋类、乳类、鸡、鱼、新鲜蔬菜、瓜果等，少吃油腻食物。夏季人体水分和盐丢失较多，应多喝水，并适量饮些淡盐水。但切忌饮水过多，以免增加心脏和消化系统的负担，应采取少量多次的方法。如经常喝绿豆汤、赤豆汤，既能防暑清热，又能解毒开胃。而经常饮用保健茶，则有解暑热及爽身提神功效。

常见的保健茶

盐茶：用食盐6克，茶叶5克，加开水500毫升，冲泡，凉后饮用，有祛热解暑，补液止渴作用。

菊花茶：白菊花5克，用500毫

升开水冲泡，凉后饮用，可清热解毒。

冬瓜汤：冬瓜 500 克，切块，煮汤 3 碗，少加些盐调味，每日服 3 次，具有清热化痰、除烦止渴的作用。

鲜藕茶：用鲜藕 250 克，白糖适量，共煮水服，每日 1 剂。如经常饮用，对年迈体弱或多病的老人，可起到预防中暑的作用。

» 秋季食补宜清润防燥

秋季是指立秋后的七月，白露后的八月和寒露后的九月。立秋是秋天的开始，气温开始下降，自然界的阳气渐渐收敛，阴气渐渐生发。再过十五天便是处暑，处暑是夏天的炎热气候的结束。立秋后，由于气温只是下降，余热尚存，秋阳肆虐，仍可见到夏日余威，加上入秋后雨水较多，湿气较重，湿热蕴蒸，故有“秋老虎”之说。但处暑过后，气候便开始凉起来了。八月又称桂月，时令进入白露之后，夜间的温度骤然下降，露水开始凝结，这是自然界阳消阴长的一个标志。九月又叫霜月，时令进入寒霜后，天气就慢慢变凉了，阴气渐长，万物趋向收藏，露水也因气温的不断下降渐渐凝结成霜。

★ 秋季的饮食构成

秋天果实大多成熟，瓜果、豆荚类蔬菜种类很多，鱼类、肉类、禽类、蛋类也比较丰富，人们选择食物的范围扩大了，这时，在膳食调配方面要注意的问题就是摄取平衡膳食。

秋天气候干燥，夜晚虽然凉爽，但白天有时气温仍较高。热能伤津、伤气，燥盛则消耗津液。所以，除应当掌握好饮食起居的调养外，还应根据“燥则润之”的原则，以养阴清热、润燥止渴、清心安神的食品为主，可选用芝麻、蜂蜜、银耳、乳品等具有滋润作用的食物。

秋季，空气中湿度小，风力大，人体的汗液蒸发较快，皮肤容易干燥，汗液中还要丢失一部分水溶性维生素，如维生素 B_1、维生素 B_2、维生素 C 等。因此，在整个秋季都应重视机体水分和维生素摄入充足。可多吃新鲜蔬菜和水果，必要时每天服复合维生素 B 1 ~ 2 片和维生素 C 50 毫克。这样，不仅对机体健康大有益处，而且对防止秋季机体退行性变化也有作用。

★ 秋季进补原则

秋季，是老年人和患有慢性疾病的人进行滋补食疗的好季节，也是健康人进行食补的好季节。通过食补可使人保持健康的体魄、旺盛的精力，从而达到减少疾病和推迟衰老的目的。

初秋之时，天气仍较热，但也不宜过食生冷，特别是生冷瓜果，切忌随意多吃。俗话说：“秋瓜坏肚”，如入秋以后生食瓜果较多，损伤了脾胃功能，恢复起来就十分缓慢。

秋季天气渐凉，气候干燥，燥邪最易耗伤人体阴液，此时人们往往会有不同程度的口、鼻、皮肤等部位的干燥感，会出现口干

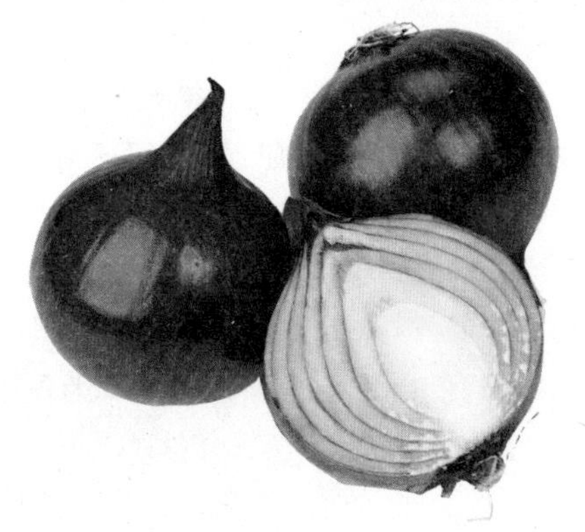

舌燥，毛发不荣，小便短小，大便干结等“秋燥症”。故宜吃些具有生津养阴滋润多汁的食品，忌吃辛辣香燥，煎炸炒爆的助火伤阴之物。中医认为，肺与秋气相应，秋季肺气旺，“肺乃气之海，气乃人之根，人乃气之聚”，肺气与秋气关系尤为密切。肺喜清肃濡润，燥邪又最易犯肺伤津，使人出现鼻干、喉干，咳嗽无痰或少痰，甚至痰中带血，或干咳声嘶，咽喉肿痛，皮肤干燥的表现。此时宜吃具有润肺生津，养阴清燥作用的食品，忌吃辣椒、大葱、生姜、肉桂等燥热之物。

暮秋时节，人体精气开始封藏，进食滋补食品较易被吸收藏纳，有利于改善脏腑功能，增强身体素质，故宜逐渐进食一些鸡、鸭、牛肉、鱼、莲子、银耳、大枣之类营养丰富的清补食品。忌吃性属寒凉，破气伤正的食物。

★ 秋季忌食食品

入秋以后，人们应当根据各自身体状况，忌吃或少吃西瓜、香瓜、生菜瓜、生地瓜、生黄瓜、小蒜、莼菜、葵菜、茄子、槟榔、柿子、香蕉、绿豆、炒花生、炒瓜子、炒蚕豆、炒黄豆、爆米花、辣椒、茴香、砂仁、荜澄茄、食茱萸、肉桂、草豆蔻、冷茶、羊肉、狗肉、雀肉、金银花、薄荷、菊花等。

《金匮要略》：“三秋不可食柿。”

《白云忌》：“七月，勿食莼。勿食韭，损目。”

《千金方》：“七月勿食鹿獐，动气。勿食茱萸，伤神气。勿食雁，伤人。勿多食菱肉，动气。勿食生蜜，令人暴下霍乱。勿食猪肺。八月勿食萌芽，伤人神胆，喘悸，胁肋气急。勿多食新姜，勿食生蒜，勿食猪肺，及饴和食，令人发疽。勿食雉肉，勿食猪肚，冬成咳疾。”

《千金月令》：“立秋勿多食煮饼及水溲饼，勿多食猪肉，损人神气。九月勿食脾，季月土旺在脾也。”

《法天生意》：“立秋后十日，瓜宜少食。”

《本草纲目》：“八月勿食獐肉，动气，勿食芹菜，恐病瘕，发则以颠，小腹胀。勿食生蜜，勿多食生果，勿食鸡子，伤神。勿食蟹，霜降后方可食。”

《月忌》：“九月勿食犬肉，伤人神气；勿食霜下瓜，冬发翻胃；勿食葵菜，令食不消化。”

《云笈七签》：“秋季节约生冷以防痢疾。勿食新姜，食之成痼疾；勿食小蒜，伤神损寿，魂魄不安；勿食蓼子，勿以猪肝同饴食，冬成嗽病，经年不瘥；勿食雉肉，损人神气；勿多食鸡，令人魂魄不安。”

《随息居饮食谱》：“茄子，秋后者微毒，病人勿食。”

» 秋季老年疾病的饮食防治

秋天，气候忽冷忽热，有时又秋雨连绵，对于老年人来说，很难适应这样急剧变化的气候环境，以致常患伤风感冒或旧病复发。但如能及时应用食物防治，则能增强机体抵抗力，防止疾病的发生。

★ 预防疾病食为先

低油、低盐，少味精、酱油，尽量以蒸或煮的方式来烹调，以减少油脂的摄取。如果是在外面用餐，可要一杯白开水将菜稍微

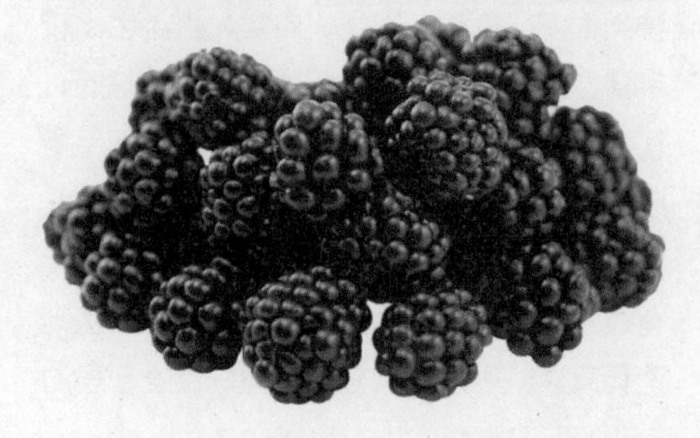

过一下。少吃加淀粉后经油炸或炒的东西，因为淀粉容易吸油，像炒面、炒饭、水煎包、葱油饼等。味觉不敏感的老年人吃东西常觉得索然无味，食物一端上来就猛加盐频蘸酱油，很容易吃进过量的钠，导致高血压病的发生。

饥饱适度，老人由于内分泌的改变和消化酶分泌的相对减少，对饥饱的调控能力较差，往往饥饿时会发生低血糖，过饱时会增加心脏负担。尤其是素食老人，由于进食的全是植物性食物，耐饥性较差，因此应少食多餐，按时进食。

提高机体代谢能力，秋季老人吃什么好，老年人应多食用富含钙铁及维生素 A、B_2、C 的食物。富含钙的食物有虾皮、芝麻酱和乳制品等。乳类含有营养价值较高的蛋白质和钙，也是维生素 A、B_2 的良好来源，只是含铁较少。新鲜绿叶菜及红黄色瓜果类如胡萝卜、南瓜、杏子等含丰富的维生素 A、C，也宜多食用。海带、紫菜中钾、碘、铁的含量较多，对防治高血压动脉硬化有益。经常食用淡菜、海带、蘑菇、花生、核桃、芝麻等则可增加必需微量元素锌、硒、铜等的摄入量，也有助于防治高血压和动脉硬化。

主食宜粗不宜细，老年人应适当选用粗粮，如小米、玉米、燕麦、红薯。食用粗粮制的面包比精白面包具有更高的营养价值，它含维生素 B_1 较多，因而有助于维持老年人良好的食欲和消化液的正常分泌。同时，所含的食物纤维可刺激肠道蠕动增加，可防止因食物纤维不足而使大便干燥，甚至便秘等。

脂肪宜少，老年人所需的亚油酸等饱和脂肪酸应保持适当的比例，一般以 125：1 为宜。秋季老年人应选用植物油和饱和脂肪酸少的瘦肉鱼禽，不宜多吃肥肉及猪油、牛油。

蛋白质宜精，黄豆的蛋白质含量高、质量好。鱼肉的纤维短，含脂肪少，肉质鲜嫩，其蛋白质消化率高达 87%~98%。这些都是老年人获得蛋白质的理想食物。老年人每天需要 4 份蛋白质，不过肉类的摄取必须限量，所以一部分蛋白质来源应该以豆类及豆制品如豆腐豆浆取代。老年人的饮食里，正餐要包含一份蛋白质食品如瘦肉、鱼肉、蛋、豆腐等，尤其是不吃肉甚至也不吃蛋的素食者，更要从豆类及各种坚果类花生、核桃、杏仁、腰果等食物中获取蛋白质。

★ 具体防治方法

老年人患有消化不良、夜尿过多等症，可用山药 120 克，洗净，去皮，切片（或干山药 60 克，浸泡后去皮切片），大枣 10 枚洗净，与大米 50 克共加水适量煮粥，再加蜂蜜适量调味，每天早晨空腹服 1 ~ 2 小碗。山药味甘，含有脂肪、蛋白质、黏液质、维生素等多种营养成分，有滋养强壮、助消化等功效。

如因用脑过度导致神经衰弱，或患慢性咳嗽、腰腿酸痛等症，可将核桃仁 1000 克捣烂，加蜂蜜 1000 克，调匀，用瓷瓶装好密封，每天 2 次，每次 1 匙，温开水送服。核桃味甘，性平且温，有补脑、补肾、抗疲劳功效。

对于体质虚弱的老人，可备齐糯米 1000 克，白糖 250 克，葡萄干、核桃仁、瓜子仁、白果仁、莲子、桂圆肉、红豆沙、熟山药、小红枣、青梅、桂花、猪油、淀粉各适量。然后将白果去皮除核，切成四瓣，红枣去核，熟山药去皮切开，再把 5 只碗抹上猪油，随后将白果等食品在碗内放好。将糯米淘干净后放入盆内，加水 1000 毫升，蒸熟后盛出，待凉后加白糖 100 克搅匀，分 200 克 1 份，装在摆好白果等食物的碗内，

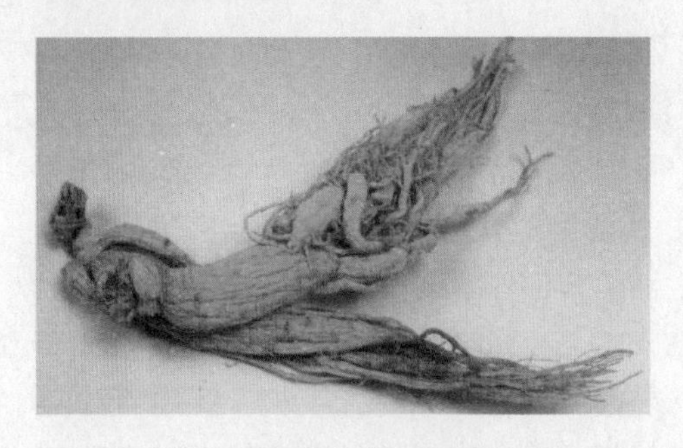

再略蒸一下。最后将清水和糖150克，烧开后加入淀粉，调成薄芡汁，浇在糯米饭上，撒上桂花即成。此饭为“健身八宝饭”。每天早晨空腹食1碗。

失眠、记忆力衰退的老人，可以用麦芽与面粉制成薄饼或麦芽糊食用。制法如下：用一碗干面粉加两汤匙鲜麦芽（如用干麦芽可减半），加糖制成薄饼或糊状，每天吃一两片薄饼，或一两小碗麦芽糊，均可提高人体免疫功能，并有防治失眠和防止记忆力衰退的功效。

如患有高血压、肢体麻木者，可将生葛根15～20克洗净，红枣10枚浸泡后切片、去核，加水适量煮汤。每次服1～2小碗，连枣同食，每天2次，也可将鲜麦芽30克洗净（干麦芽减半），每碗干面粉中掺2汤匙鲜麦芽，加糖适量，制成薄饼或糊状，也可与各种蔬菜一起烹调，可每次食麦芽糊1～2小碗，或麦芽饼1～2个，每天2次。麦芽含维生素B_1、维生素B_6、维生素E以及铜、镁、锌、铁等微量元素，有提高人体免疫功能、增强耐力、延缓衰老、防治失眠和防止记忆力衰退等作用。

» 冬季食补宜温热滋补

冬季是指立冬后的十月，大雪后的十一月和小寒后的十二月。在我国，入冬进补，已成习俗，这是因为冬天气温低，人体代谢相应下降，精气物质封藏，服用补药补品，有利于吸收储存，对身体健康最为有利。许多人经过几个冬季的调补，确有良好的效果。由于各人的体质不同、年龄有别，在食补中也有宜有忌，理当灵活掌握。如阳虚体质，在饮食中以温补为宜；气虚之人，宜多食补气食品；血虚之人，又当养血为要；肾亏患者则当以肾为主。有的地区在冬令进补之前，有先作“引补”的习惯，所谓“引补”，又称“底补”，就是先打好基础后再补。先调理好脾胃功能，在此基础上，再服补药补品，可增加滋补效力，不会发生“虚不受补”的情况。

★ 冬季的饮食构成

冬季，气候寒冷，阴盛阳衰。人体受寒冷气温的影响，机体的生理功能和食欲等均会发生变化。因此，合理地调整饮食，保证人体必需营养素的充足，对提高老人的耐寒能力和免疫功能，使之安全、顺利地越冬，是十分必要的。

首先应保证热能的供给。冬天的寒冷气候影响人体的内分泌系统，使人体的甲状腺素、肾上腺素等分泌增加，从而促进和加速蛋白质、脂肪、碳水化合物三大类热源营养素的分解，以增加机体的御寒能力，这样就造成人体热量散失过多。因此，冬天的营养

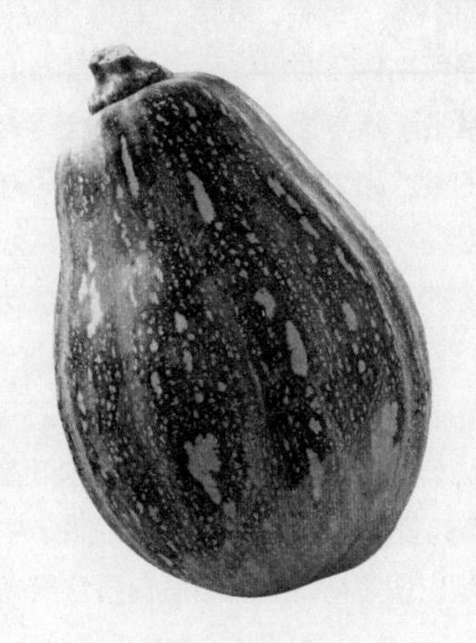

应以增加热能为主，可适当多摄入富含碳水化合物和脂肪的食物。对于老年人来说，脂肪摄入量不能过多，以免诱发老年人的其他疾病，但应摄入充足的蛋白质，因为蛋白质的分解代谢增强，人体易出现负氮平衡。蛋白质的供给量以占总热量的15%～17%为宜，所供给的蛋白质应以优质蛋白质为主，如瘦肉、鸡蛋、鱼类、乳类、豆类及其制品等，这些食物所含的蛋白质，不仅易于人体消化吸收，而且富含必需氨基酸，营养价值较高，可增加人体的耐寒和抗病能力。

冬天，又是蔬菜的淡季，蔬菜的数量既少，品种也较单调，尤其是在我国北方，这一现象更为突出。因此，往往一个冬季过后，人体出现维生素不足，如缺乏维生素A、维生素B，特别是缺乏维生素C，并因此导致不少老人发生口腔溃疡，牙龈肿痛、出血，大便秘结等症状。其防治方法，首先应扩大食源，冬天绿叶菜相对减少，可适当吃些薯类，如甘薯、马铃薯等。它们均富含维生素C，红心甘薯还含较多的胡萝卜素。多吃薯类，不仅可补充维生素，还有清内热、去瘟毒作用。此外，在冬季上市的大路菜中，除大白菜外，还可选择圆白菜、心里美萝卜、白萝卜、胡萝卜、黄豆芽、油菜等。这些蔬菜中维生素含量均较丰富。只要经常调换品种，合理搭配，还是可以补充人体维生素的需要的。

冬季的寒冷，还可影响人体的营养代谢，使各种营养素的消耗量均有不同程度的增加。老年人由于消化吸收和体内代谢因素的影响，往往易缺乏钾、钙、钠、铁等元素，再加上冬季人体尿量增多，使上述无机盐随尿液排出的量也增多，因此，应及时予以补充。可多吃些含钙、铁、钠、钾等丰富的食物，如虾米、虾皮、芝麻酱、猪肝等。如有低钠者，做菜时，口味稍偏咸，即可补充。

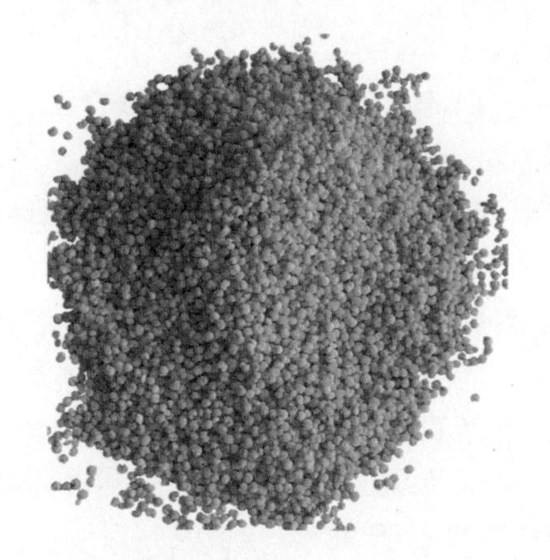

★ 冬季忌食食品

冬季，应根据气候寒冷以及各人身体情况，忌吃或少吃蚬肉、蚌肉、螃蟹、螺蛳、田螺、绿豆、绿豆粉、绿豆芽、生藕、生冷瓜果、柿子、柿饼、菊花脑、莼菜、发菜、地耳菜、冰啤酒、冷茶、金银花、薄荷、白菊花、西洋参、沙参、决明子等。

《金匮要略》：“冬季，勿食猪羊等肾。”

《云笈七签》：“冬夜漏长，不可多食硬物并湿软果物。”

《千金方》：“十月勿食椒，伤血脉；勿食韭，令人多涕唾；勿食霜打熟菜，令人面上无光；勿食獐肉，动气；勿食猪肾。十二月勿食生韭，勿食霜烂果菜，勿食蚌蟹、鳖虾、鳞虫之物，勿食獐肉，勿食牛肉，勿

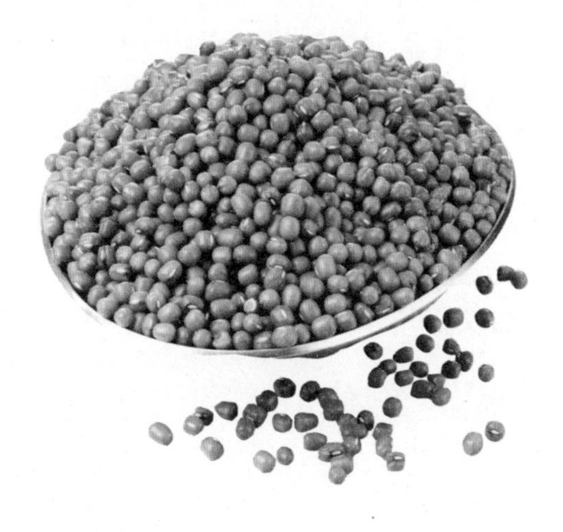

食生椒，勿食葵菜。”

《本草纲目》：“冬月不可多食葱，令人发疾。”

《四时纂要》：“十一月勿食龟、鳖肉，令人水病；勿食陈脯，勿食鸳鸯，令人恶心；勿食生菜，发宿疾；勿食韭，多涕唾；勿食黄鼠，损神气；勿食虾蚌带甲之物，勿食獐肉，动气，勿食火焙食物。”

《千金翼方》：“十一月勿食螺蛳螃蟹，损人志气，长尸虫。”

» 冬季老年疾病的饮食防治

冬季，是最适宜于滋补的季节，但也是某些疾病，如呼吸道疾病、心脑血管疾病发病率和发生意外比例较高的季节。因此有人说，冬季是老人的“宿敌”。如何预防老人冬季疾病的发生、发展？中医认为，冬季阳气收藏，气血趋向于里，因此，冬令有利于人体吸收营养成分并将其储存于体内，以增强抗病能力。所以，积极地、及时地采取食补、食疗，对防止疾病的发生，具有重要意义。

饮食防治方法是，患有支气管哮喘病的老人，入冬前就应开始食补，每次取胡桃肉1～2个，生姜1～2片，放入口中细细嚼食，有润肺、平喘止咳、预防支气管哮喘病复发的作用。据报道，长期服用萝卜煮鸡蛋，对预防和治疗支气管咳喘有较好的效果。具体制做是：于冬至时买红萝卜1500克，去头尾洗净，用无油洁净的刀将萝卜切成3毫米左右厚的片，再以线穿成串，晾干后收藏，每次取萝卜干3片，鸡蛋1个，绿豆1小撮，共放入锅中，加水煮30分钟，至豆熟烂。服时剥去鸡蛋皮，连同萝卜、绿豆及汤一起吃下。每日1次，连续用30天。患有高脂血症的老人可经常服用黑芝麻桑葚糊。其制作方法是：取黑芝麻60克，桑葚60克，白糖10克，大米30克。将黑芝麻、桑葚、大米分别洗净后，同放入药碾中碾烂。再于瓦锅内放清水3碗，煮沸后加白糖，待糖溶化、水再沸后，徐徐加入药浆，煮成糊状食品服用。患有冠心病的老人，可取白木耳、黑木耳各10克，温水泡发，洗净，加水和冰糖少量，隔水蒸1小时后食用。患高血压的老人，可取黑木耳6克，柿饼50克，冰糖适量，同煮烂食之，以降低血压。

“冬瘟”，也是老年人冬季的好发症状。中医所说的“冬瘟”，是指类似感冒的某些症状，如风寒咳嗽、发热头痛、鼻咽锻炼，提高机体抵抗力，做到饮食起居有节外，可经常食用萝卜。因为萝卜有消积滞、化痰热、解毒、下气、宽中等功效。如因冬瘟内燥引起口舌生疮、糜烂，可用萝卜切片，与生梨片同煮，加适量冰糖服用。常饮此汁，可清除内热，养阴疗疮。如患风寒咳嗽，可取萝卜1个，在萝卜上挖一个洞，洞内放入蜂蜜适量，在火上烤熟后，温食，每日1个。如有咳嗽失音者，可用生萝卜捣汁，掺入适量姜汁同服。

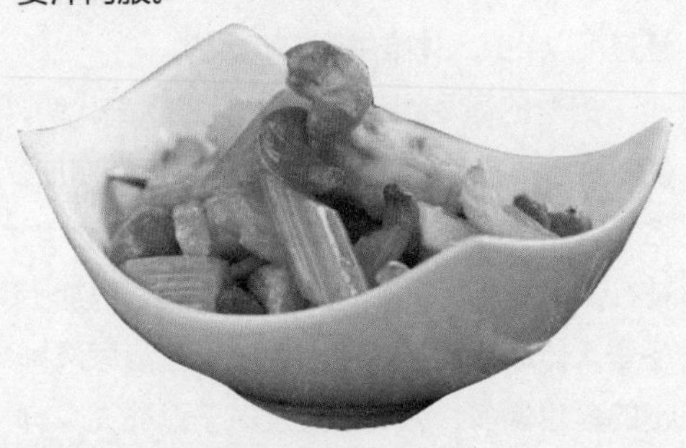

第三章

强身健体
辨清体质好调养

体质，是人的生命活动和劳动工作能力的物质基础。换句话说，体质是指人体自身的质量，是人体在形态、生理、生化和行为上相对稳定的特征。体质可以反映人体的生命活动、运动能力的水平。

“体质”和“健康”的概念是不同的。同样是健康的人，其体质却千差万别，对一个人的体质强弱要从形态、功能、身体素质、对环境气候适应能力和抗病能力等多方面进行综合评价。

每个人都有不同的体质，正如世界上没有两片完全相同的叶子，人的体质也总有细微的差别，但只要把握大致的方向，了解人的体质有“寒、热、虚、实”四大分类，就基本上可以找出自己适合哪些食物了。

实证体质的饮食调养

实证的体质特征为：身体缺乏排毒功能，有时口干口臭，呼吸气粗，容易腹胀；内脏有积热，瘀积大量废物；对病邪也具足够的抵抗能力；体力充沛而无汗，经常便秘，尿量不多；活动量大，声音宏亮，精神佳，身体强壮，肌肉有力，脾气较差，心情容易烦躁不安，会失眠，舌苔厚重。

男性为实证体质的人比较多，通常表现为身体强壮，肌肉壮硕，说话声音洪亮，气粗力足，又有便秘的现象。

★养生方法

实证体质的人不要因为抗病能力强就不注意饮食，如果实证体质的人乱吃滋补性的食物就可能导致体内毒素过多，还有可能导致便秘更严重。实证体质的人，饮食应以寒凉性食物为首选。

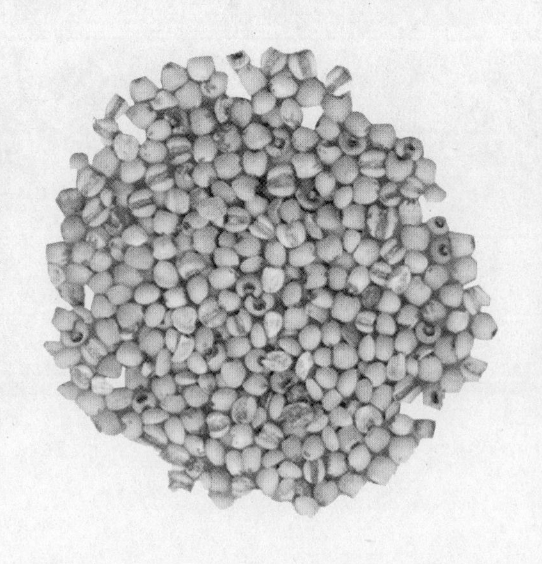

★推荐食材

薏米、绿豆、黄瓜、芹菜、芦笋、马齿苋、梨、西瓜等，食后可协助将毒素排出体外，并改善便秘情况。

马齿苋粥

【主料】

大米100克，马齿苋30克。

【调料】

姜末3克，盐5克，味精少许。

【制做】

1. 大米淘洗干净；马齿苋洗净，焯水，捞出冲凉，剁碎。

2. 锅置火上，加适量水及大米煮20分钟，加入马齿苋、姜末、盐再煮10分钟，加味精即可。

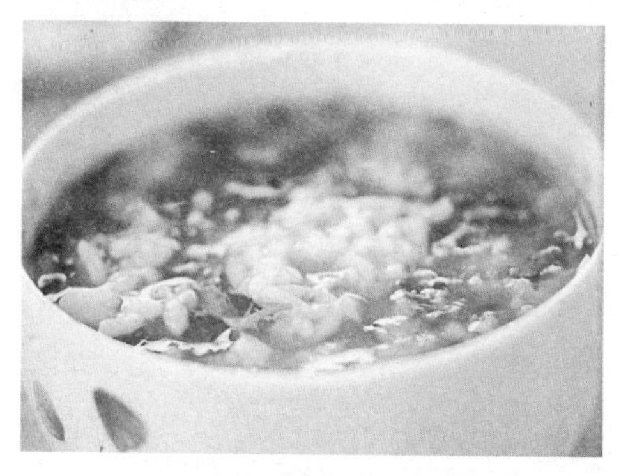

★专家指点迷津

• 马齿苋节叶间呈白灰色、株小质嫩、叶多，色青绿者为佳品。选购时手握马齿苋，手感硬的老，不宜选购。

• 马齿苋性寒，味甘酸，有清热解毒，凉血止血的作用，适宜实证体质的人食用。马齿苋还适用于热毒血痢，痈肿疔疮，湿疹，丹毒，蛇虫咬伤，便血，痔血，崩漏下血。现代大多用于治疗肠炎、急性关节炎、膀胱炎、尿道炎、肛门炎、痔疮出血等。

• 脾胃素虚，腹泻便溏之人忌食马齿苋。

黄瓜糯米粥

【主料】

大米50克，珍珠米、黄瓜各30克，枸杞子5克。

【调料】

盐5克，味精少许。

【制做】

1. 大米、珍珠米淘洗干净，黄瓜洗净，去皮、去瓤，切小丁备用，枸杞子洗净。

2. 锅置火上，加适量水，放入糯米、珍珠米煮30分钟，加入黄瓜丁、枸杞子，用调料调味即可。

★专家指点迷津

• 煮粥时可以把黄瓜皮去掉，不然可能会发苦影响口感。

• 黄瓜性凉，味甘，入肺、胃、大肠经。有清热利水，解毒消肿，生津止渴的作用。对身热烦渴、咽喉肿痛、风热眼疾、湿热黄疸、小便不利等症有很好的辅助治疗作用。

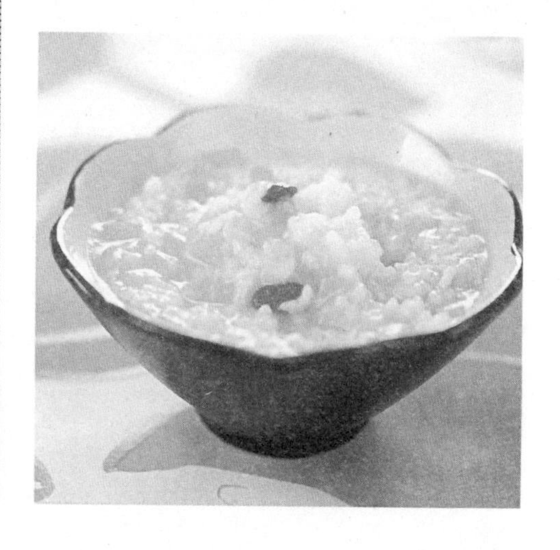

苦瓜蓉粥

【主料】

大米100克，苦瓜60克。

【调料】

姜末、葱末各少许，盐5克。

【制做】

1. 大米淘洗干净备用，苦瓜洗净，去瓤，制成蓉备用。

2. 锅置火上，加水烧开，加入大米煮开，放入苦瓜蓉、姜末、葱末、盐调味即可。

★专家指点迷津

• 苦瓜要取净瓤，用沸水烫一下再打成蓉，粥煮好前3分钟放苦瓜蓉为好。

• 苦瓜含有丰富的维生素C、钙、铁等，李时珍说：苦瓜具有“除邪热、解劳乏、清心明目、益气壮阳”之功效。适宜于容易烦躁不安的实证体质者。

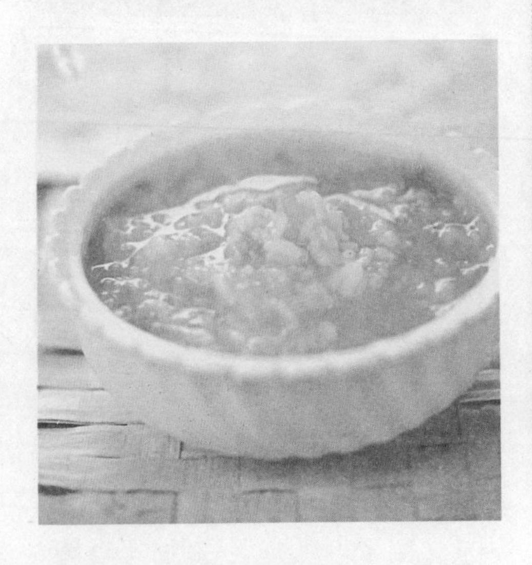

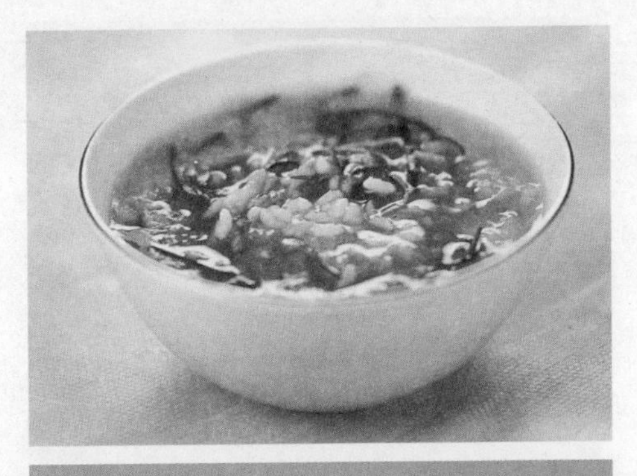

茄子丝粥

【主料】

大米100克，茄子80克。

【调料】

葱花、姜丝各4克，盐5克。

【制做】

1. 大米淘洗干净备用，茄子洗净，带皮切丝备用。

2. 锅置火上，加水及大米煮20分钟，加入茄子丝、葱花、姜丝、盐再煮3分钟即可。

★专家指点迷津

• 中医学认为，茄子属于寒凉性质的食物。所以夏天食用，有助于清热解暑，对于容易长痱子、生疮疖的人，尤为适宜。大便干燥、痔疮出血以及患湿热黄疸的人，多吃些茄子也有帮助，将紫茄子同大米煮粥吃是很好的方法。

• 消化不良，容易腹泻的人，不宜多食此粥。

• 茄子最好带皮煮粥，茄子皮含大量的人体所需的微量元素，有使人延年益寿的作用。

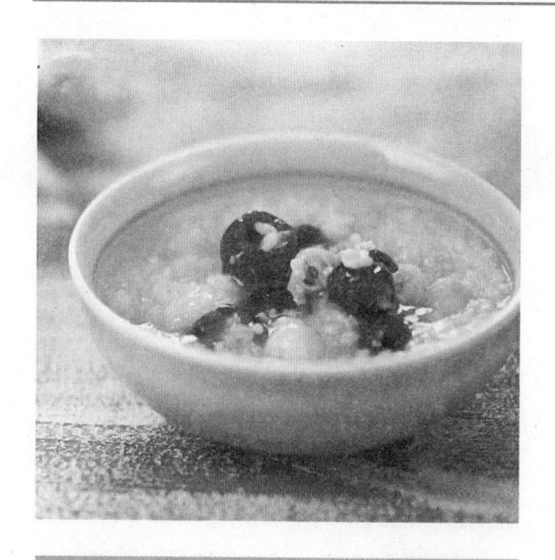

山楂莲子红枣粥

【主料】

大米 100 克，山楂 30 克，莲子 50 克，红枣 20 克。

【调料】

冰糖 10 克。

【制做】

1. 糯米淘洗干净备用；山楂洗净，用开水烫一下取出核备用；莲子泡涨后，取出莲心；红枣洗净，去核备用。

2. 锅置火上，倒入适量水，放入糯米、莲子、红枣煮 25 分钟，加入山楂、冰糖煮 10 分钟即可。

★专家指点迷津

• 红枣食性平和，具有良好的补益作用，与莲子、糯米、山楂同煮，具有补脾养胃、涩肠固精、养心安神、开胃消食等功效。

鸭梨粥

【主料】

糯米 100 克，鸭梨 80 克。

【调料】

冰糖 10 克。

【制做】

1. 糯米淘洗干净；鸭梨洗净，去皮切块备用。

2. 锅置火上，加适量水，放入糯米煮 10 分钟，再加入梨同煮 20 分钟，加冰糖煮化即可。

★专家指点迷津

• 糯米在煮制前先用清水泡 1 小时，并滴几滴醋，煮粥时比较节省时间。

• 梨有生津、润燥、清热、化痰等功效，适用于热病伤津烦渴、消渴症、热咳、痰热惊狂、噎膈、口渴失音、眼赤肿痛、消化不良等症。

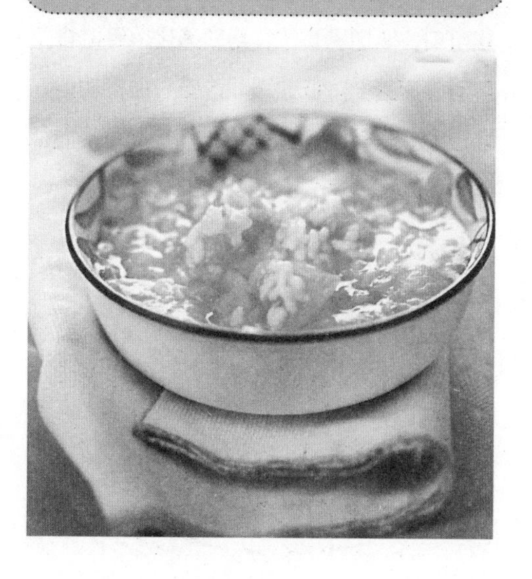

» 芦笋鸭掌汤

【主料】

鸭掌 400 克。

【辅料】

芦笋 100 克，枸杞少许。

【调料】

香葱段、姜片、盐各 5 克，料酒 10 克，味精、胡椒粉各少许。

【制做】

1. 鸭掌洗净，剁掉爪尖，切成三段；芦笋洗净，去根，切段；枸杞洗净。

2. 锅置火上，倒油烧热，炒香葱段、姜片，加入料酒及适量水烧开，下入鸭掌、芦笋同煮至鸭掌熟，加入盐、味精、胡椒粉调味即可（可加入枸杞作装饰）。

★专家指点迷津

• 鸭掌多含蛋白质，低糖，少有脂肪，所以称为绝佳减肥食品。

• 芦笋有鲜美芳香的风味，膳食纤维柔软可口，能增进食欲，帮助消化。经常食用可消除疲劳，降低血压，改善心血管功能，增进食欲，提高机体代谢能力，提高免疫力，是一种高营养保健蔬菜。

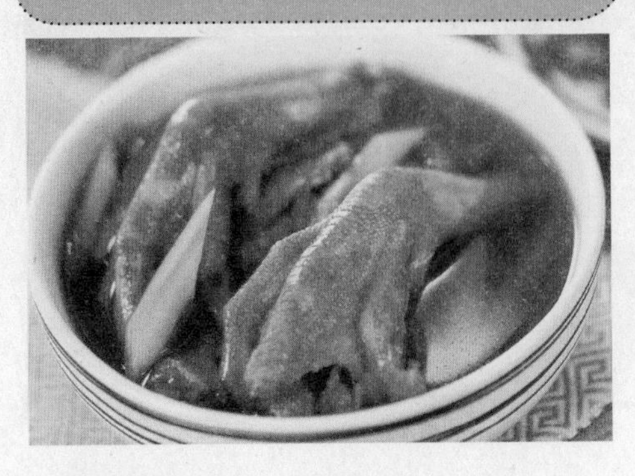

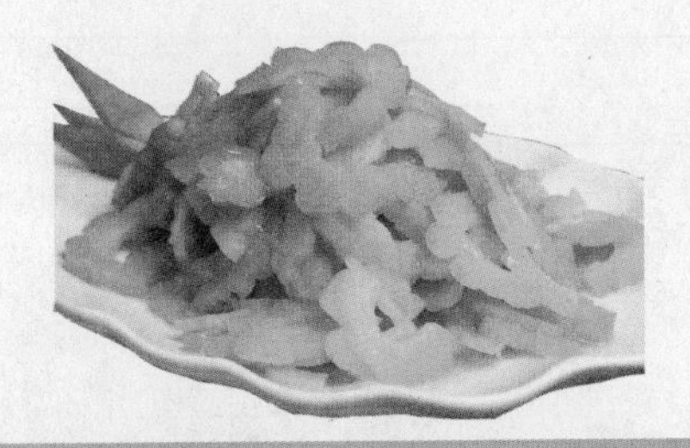

» 苦瓜拌芹菜

【主料】

苦瓜 200 克，芹菜 150 克。

【调料】

芝麻酱 50 克，精盐、味精、酱油、蒜泥适量。

【制做】

1. 将芹菜去掉根和叶片，留取叶柄，洗净后切成 2 厘米长的段，用开水焯一下，晾凉备用。

2. 将苦瓜削皮去瓤切成细丝，用开水焯一下，再用凉开水过一下，沥净瓜丝中的水分，和芹菜拌在一起。

3. 芝麻酱用凉开水调成稀糊，加上精盐、味精、酱油、醋、蒜泥与菜调匀，盛入盘内食用。

★专家指点迷津

选购苦瓜除了要挑果瘤大、果型直立的，还要挑颜色翠绿或洁白的，因为如果苦瓜出现黄化，就代表已经过熟，果肉柔软不够脆，失去苦瓜应有口感。

• 苦瓜中的苦瓜苷和苦味素能增进食欲，健脾开胃；所含的生物碱类物质奎宁，有利尿活血、消炎退热、清心明目的功效。

• 本菜肴具有凉肝降压的功效，适用于肝阳上亢之高血压患者食用。

虚证体质的饮食调养

虚证体质的特征包括：说话有气无力，精神萎靡不振，舌淡胖嫩，舌质嫩白无苔，脉虚沉迟，脉象细而无力，面色苍白无血色，免疫力差，对病毒抵抗力减弱，排汗、排尿、排便均正常，但元气不足，面色淡白或萎黄，行动无力，心悸气短，体寒肢冷，自汗；或五心烦热，消瘦颧红，口咽干燥，盗汗潮热，舌红少苔，脉虚细数，手心常湿，晚上常流冷汗，喜欢说话，但声音小，说话的尾音低且常常听不到，生病后不易恢复。手足心呈现微热，午后自觉脸上有一阵阵烘热感。

★养生方法

体虚是机体某些功能有所减退，但不一定患病，即西医所称的“亚健康”，如不及时补养和调理，进一步发展，则对健康很不利。

治疗虚证，根据中医“虚则辅之，实则泻之，热则寒之，寒则热之”的原则，需通过进补来调整虚实。进补有补气、补血、补阴、补阳四个方面，并需依照各人的体质和病证进行辨证辨体进补。进补有药补和食补，不论是采用药补还是食补，均是为了补虚扶正，食补有时比药补更为重要，因为食补不仅可补虚祛邪，还可扶正，达到补虚扶正的要求，使机体的气血阴阳达到新的平衡，恢复健康，故有“药补不如食补”之说。

需要注意的是，进补是为了补虚扶正，若不虚而补、补之过度或不当的进补均可引起不良反应。

★推荐食材

糙米、糯米、高粱、红豆、花生、芝麻、枸杞子、红枣、山药、高丽参、栗子、山药、樱桃等。

» 枸杞蹄筋粥

【主料】

大米 100 克，熟牛蹄筋 50 克，枸杞子 5 克。

【调料】

盐 5 克。

【制做】

1. 大米淘洗干净备用，牛蹄筋洗净，切成小块备用，枸杞子泡洗干净。

2. 锅置火上，加入适量水，放入大米煮 10 分钟，再放入枸杞子、牛蹄筋同煮 20 分钟，加盐调味即可。

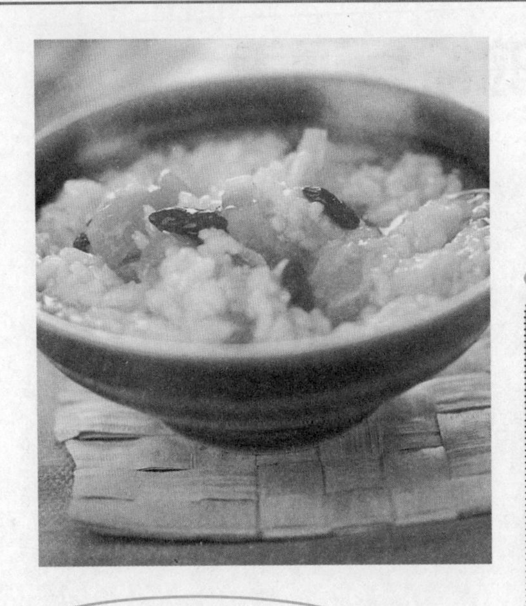

★专家指点迷津

•煮粥用的熟牛蹄筋一定要选用无异味、蛋黄色、半透明的，食用时加些姜丝，味道更好。

•牛蹄筋味甘，性温，入脾、肾经，有益气补虚，温中暖中的作用。牛蹄筋还具有强筋壮骨之功效，对腰膝酸软、身体瘦弱者有很好的食疗作用，有助于青少年生长发育和减缓中老年妇女骨质疏松的速度。

» 糯米羊肉粥

【主料】

糯米100克，羊肉80克。

【调料】

葱花、姜末、盐各5克。

【制做】

1. 糯米淘洗干净，备用；羊肉洗净，剁成末，冲水备用。

2. 锅置火上，加水烧开，放入糯米煮20分钟，加入羊肉末、姜末、盐再煮5分钟，出锅时撒上葱花即可。

★专家指点迷津

•羊肉在选材上以羊后腿肉为好，此部位肉瘦、软，肥肉少，筋膜少。

•羊肉性味甘、温，有补虚劳，祛寒冷，温补气血，益肾气，补形衰，开胃健力，补益产妇，通乳治带，助元阳，益精血等功效。体质虚弱之人适宜经常适量食用。

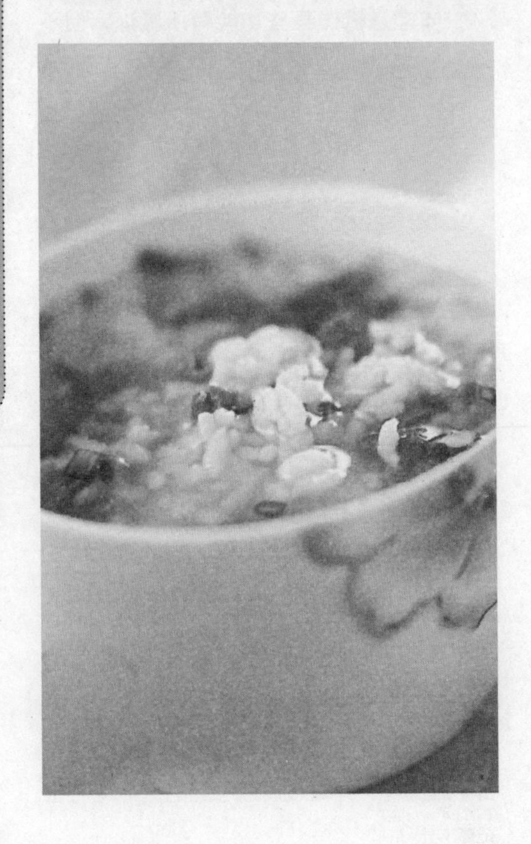

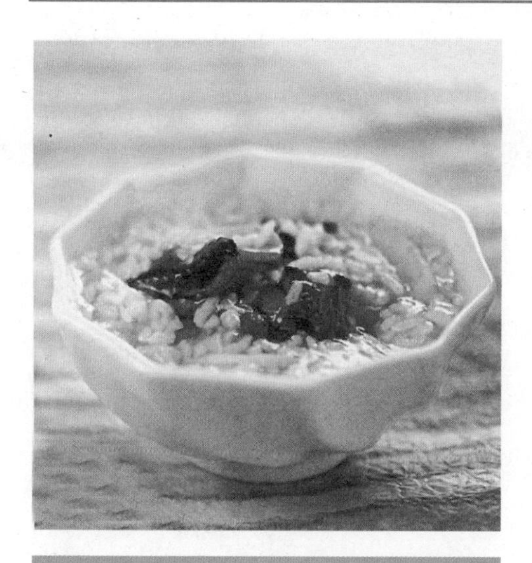

» 乌鸡人参粥

【主料】

大米 100 克，乌鸡 50 克，人参 5 克。

【调料】

姜末 5 克，盐 4 克。

【制做】

1. 大米淘洗干净，备用；乌鸡洗净，取肉切小块；人参切片。

2. 锅置火上，倒入适量水，放入人参、大米煮 15 分钟，加入乌鸡肉、姜末、盐煮熟即可（可用枸杞子点缀）。

★专家指点迷津

• 人参味甘、微苦，性微温，归脾、肺经。主治元气虚脱症，肺脾心肾气虚症等。人参在食用时常常伴有一定的苦味，如果将人参和大米、乌鸡等一起煮粥，可消除苦味，滋补强身。

» 虾仁粥

【主料】

大米 100 克，虾仁 50 克。

【调料】

葱花 4 克，盐 5 克，味精少许。

【制做】

1. 大米淘洗干净备用；虾仁去虾线，洗净，切成丁备用。

2. 锅置火上，加水烧开，加大米烧开熬至黏稠，加入虾仁、盐、葱花、味精调味即可食用。

★专家指点迷津

• 最好选用活基围虾，自己剥成新鲜虾仁使用。

• 虾仁具有补肾壮阳、健胃的功效，熟食能温补肾阳。凡久病体虚、短气乏力、面黄肌瘦者，可作为食疗补品，而健康人食之可健身强体。此粥中老年人、孕妇、心血管病人、肾虚阳痿、腰脚无力之人尤其适合食用。

• 虾为动风发物，阴虚火旺及患有皮肤疥癣者忌食。

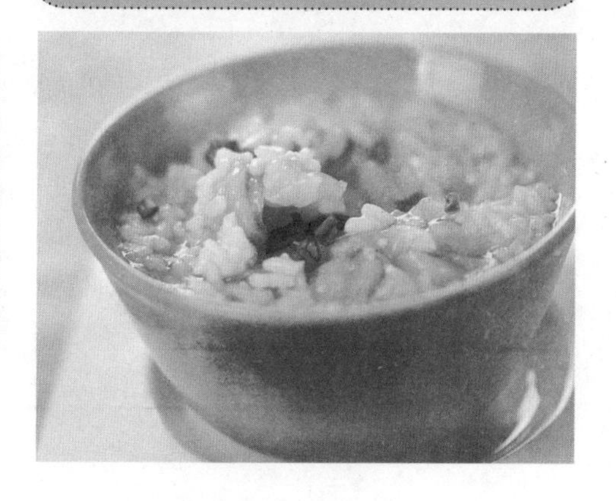

莲子山药粥

【主料】

糯米 100 克，山药 50 克，莲子 30 克，鲜菊花 5 克。

【制做】

1. 糯米淘洗干净；山药洗净，去皮切滚刀块；莲子洗净，去心；鲜菊花洗净。

2. 锅置火上，加入适量水，放入糯米、莲子煮 20 分钟，加入山药煮 10 分钟，出锅前撒入菊花瓣即可。

★专家指点迷津

• 山药有长根种、块根种和扁根种三类。其中长根种和块根种质量较高，扁根种次之。挑选山药，以粗壮肥嫩，条直不弯曲，条长 30 厘米以上的为佳。

• 此粥对脾虚泄泻、虚劳咳嗽等症有辅助食疗作用，能补虚损，养心安神。

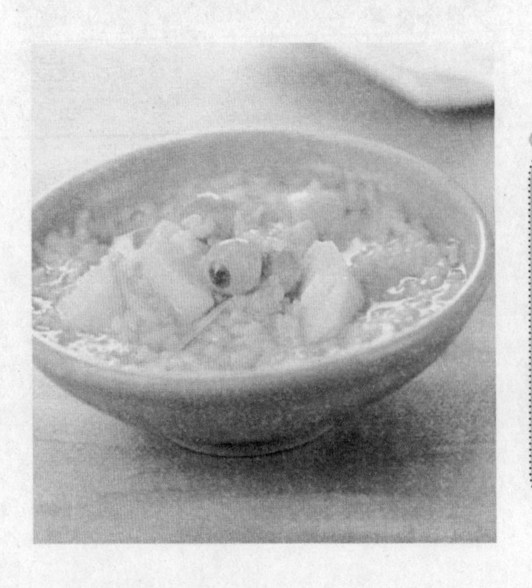

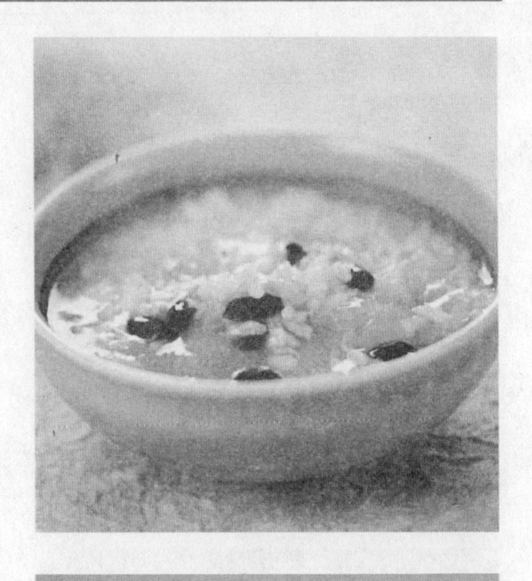

银耳枸杞粥

【主料】

大米 100 克，银耳 30 克，枸杞子 10 克。

【调料】

冰糖 10 克。

1. 大米淘洗干净，银耳泡发后，去根去沙，切成小片，枸杞子洗净。

2. 锅置火上，加适量水、大米煮 10 分钟，加入银耳、枸杞子同煮至黏稠，最后加入冰糖熬化即可食用。

★专家指点迷津

• 银耳泡发时间要充分，煮至其软糯为佳。

• 枸杞子是一种保健食品，有滋补肝肾，益精明目的作用。虚劳精亏、腰膝酸痛、眩晕耳鸣、内热消渴、血虚萎黄、目昏不明可多食此粥。但风寒导致的咳嗽患者不宜食用。

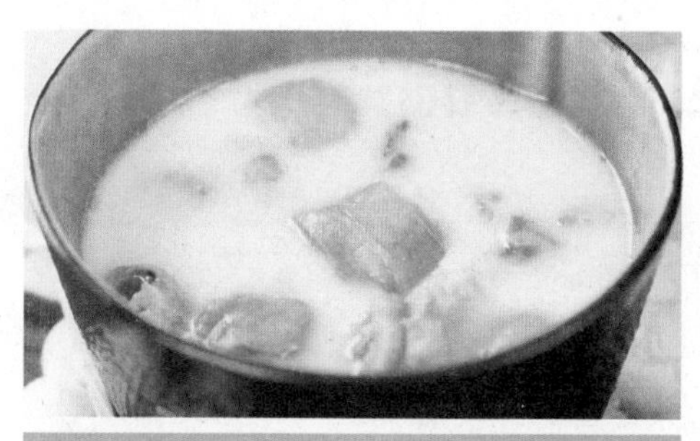

栗子炖羊蹄

【主料】

羊蹄300克。

【辅料】

罐装栗子100克。

【调料】

盐5克，料酒15克，味精、胡椒粉各少许。

【制做】

1. 羊蹄收拾干净，从中间劈开，放入沸水中，加料酒汆烫一下。

2. 羊蹄放入锅中加水炖3小时，加入栗子再炖30分钟，加剩余调料调味即可。

★专家指点迷津

• 羊蹄含有丰富的胶原蛋白质，且不含胆固醇，能增强人体细胞生理代谢，使皮肤更富有弹性和韧性，延缓皮肤的衰老。羊蹄还具有强筋壮骨之功效，对腰膝酸软、身体瘦弱者有很好的食疗作用，有助于青少年生长发育和减缓中老年人骨质疏松的速度。

• 栗子含有丰富的维生素C，能够维持牙齿、骨骼、血管肌肉的正常功用，可以预防和治疗骨质疏松、腰腿酸软、筋骨疼痛、乏力等，延缓人体衰老，是老年人理想的保健佳品。

洋参炖乳鸽

【主料】

乳鸽1只。

【辅料】

姜片10克，洋参片5克，大枣40克。

【调料】

盐5克，料酒10克。

【制做】

1. 乳鸽收拾干净，放入沸水中，加料酒汆水，备用；洋参片用100克水煎5分钟，取汁留用。

2. 乳鸽放入砂锅中，加2000克水、参汁，加入姜片、大枣、盐，上笼屉蒸1小时至熟即可。

★专家指点迷津

• 乳鸽肉含有极丰富的蛋白质、脂肪、钙、磷、铁、维生素以及部分氨基酸，具有补肝肾、益气血、除烦益智的作用。洋参能滋阴益肺。此汤具有润泽肌肤、润补身体的作用。

• 此汤具有养阴补血，益气功效，用于气虚阴亏，内热，咳喘痰血，虚热烦倦，消渴，口燥咽干。

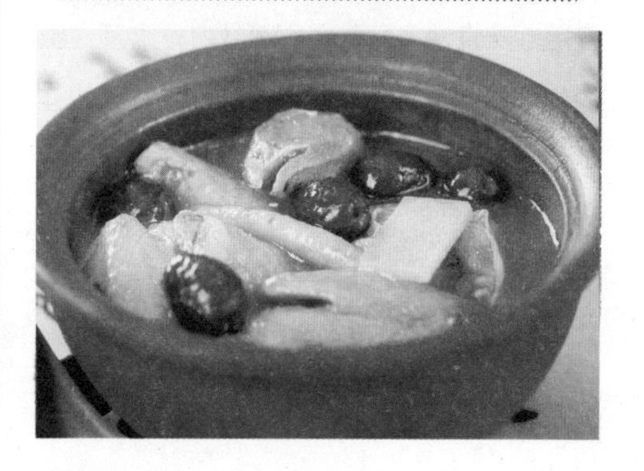

寒证体质的饮食调养

寒证体质特点为：身体代谢活动衰退，精神萎靡，行动无力，体力衰弱，无法承受长时间的工作和家务；体温较低，手脚冰冷，到了秋冬就冷得睡不着，下肢特别寒冷；脸色苍白，贫血怕冷，爱喝热饮；常腹泻下痢，尿量多而色淡，晚上常往厕所跑；一到傍晚，脚就有些肿胀，长时间站立后，脚部感觉像木头一样；时常有疲劳、倦怠感，易腰痛；妇女生理周期常延迟，且多血块。

★养生方法

寒证体质的人在饮食方面不要吃寒性的东西，可多吃些红肉，如牛肉、羊肉等，注意不要让肠胃受凉。冬天吃羊肉、牛肉、火锅较好，但不要开着暖气吃冰淇淋、喝凉饮料。早上是一天的开始，人体生理功能刚要开始旺盛，不要吃寒凉性食物来镇静它。晚上少喝啤酒，因为啤酒属寒性，喝到胃里，中枢神经会把冷的信息传递到脊柱，容易出现腰酸背痛。

寒证体质的人要多食用温热性食物，它们具有温中、补虚、助阳、驱寒的作用，能改善衰退、沉滞、萎缩、贫血等症状。适量食用辣味食物，有散寒且刺激内分泌及性腺的作用。还可以多吃一些芳香食物，比如桂花、香菜、香椿等，是不错的选择，可自行选配。

此外，寒证体质的人冬天手脚易冰凉，冬天睡觉时，很久身体也不会发热，还易生冻疮，这种情况大多是微循环不好。因此对腿和脚的保护尤为重要！要注意在每晚睡觉前用热水泡脚，多泡一会儿，还可加点盐泡。平时出门不要让腿部受冻，要经常活动腰部和腿脚，运动可以加强血液循环。

★推荐食材

糯米、高粱、花生、红豆、栗子、核桃、杏仁、当归、人参、黄芪、姜、茴香、桂圆、桃、桑葚、红茶、乌龙茶等。

» 松蘑粥

【主料】

大米 100 克，松蘑 50 克。

【调料】

姜丝、盐各 5 克，葱花 3 克，味精、胡椒粉各少许。

【制做】

1. 大米淘洗干净备用；松蘑水发后去根洗净，备用。

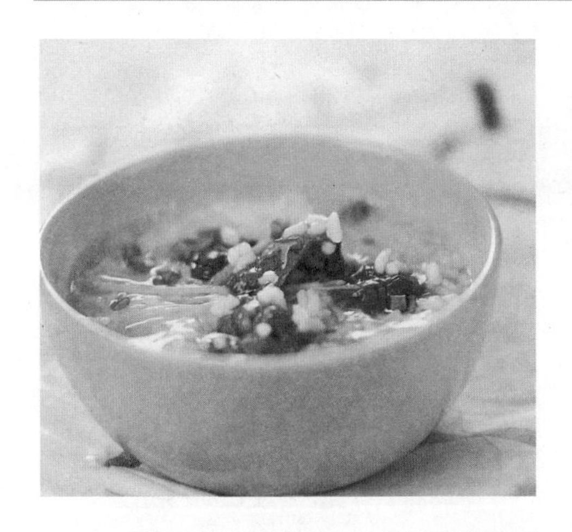

2. 锅置火上，加适量水、大米、松蘑同煮 30 分钟，加姜丝、盐、葱花、胡椒粉、味精调味拌匀即可。

★专家指点迷津

•松蘑煮制时不能时间过长，否则会变黑。

•购买时要挑选大小均匀的松蘑，色泽好，无杂碎，无虫蛀的为佳。

•松蘑性温，味甘，有散寒止痛的功效。具有强身健体、益肠健胃、止痛理气、化痰、止痛、驱虫、抗癌和治疗糖尿病的作用。常吃松蘑可增强机体免疫力，还有防止过早衰老的功效。

» 胡桃燕麦粥

【主料】

燕麦 30 克，胡桃仁 20 克，大米 50 克，枸杞子少许。

【调料】

冰糖 5 克。

【制做】

1. 大米淘洗干净备用；燕麦洗净；枸杞子泡洗干净。

2. 锅置火上，加适量水、大米和胡桃仁煮 30 分钟，加入燕麦片、枸杞子煮开后加冰糖调味即可。

★专家指点迷津

•防止粥煮沸溢出，盖锅盖时要留气孔，建议使用带气孔锅盖的沙锅烹制。

•胡桃适宜寒证体质者食用，但对于腹泻、阴虚火旺者，痰热咳嗽，便溏腹泻，素有内热盛及痰湿重者均不宜服用。

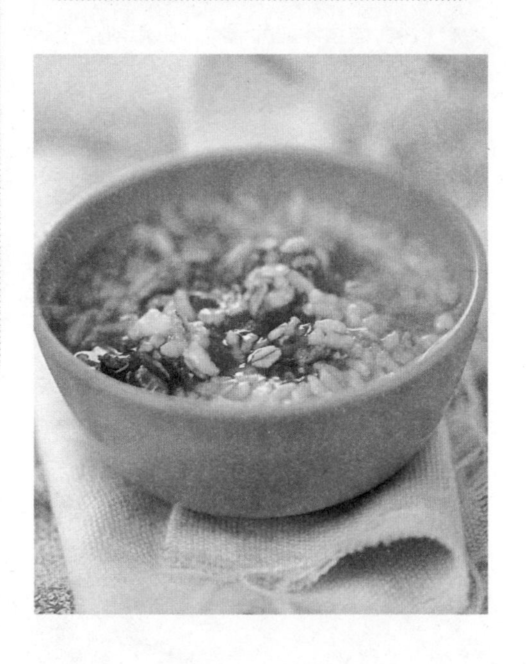

» 百合提子粥

【主料】

糯米100克，提子40克，干百合15克。

【调料】

冰糖10克。

【制做】

1. 糯米淘洗干净备用；提子洗净，去皮；百合泡发备用。

2. 锅置火上，加适量水，糯米大火煮开，再转小火煮20分钟，加入提子、百合、冰糖再煮3分钟即可。

★专家指点迷津

• 糯米不宜淘洗次数过多，以免其营养流失。

• 百合适宜体虚肺弱者、更年期女性、神经衰弱者、睡眠不宁者食用。

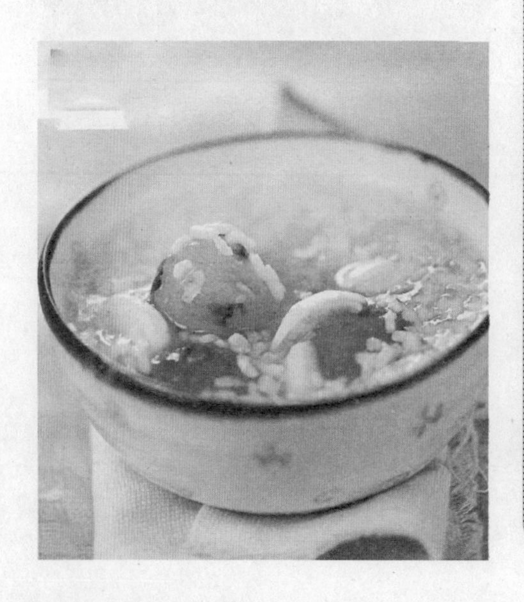

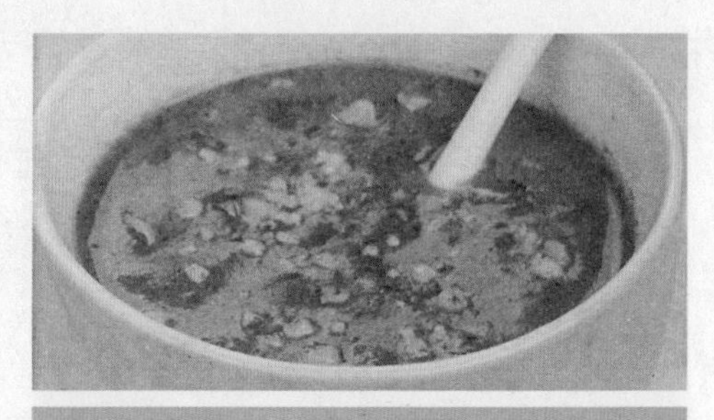

» 花生芝麻糊粥

【主料】

芝麻糊100克，花生仁50克。

【调料】

白糖5克。

【制做】

1. 花生仁去皮，碾碎。

2. 将芝麻糊倒入碗中，冲入热水，搅拌均匀，加入花生仁碎、白糖拌匀即可。

★专家指点迷津

• 购买芝麻后碾碎，再加入少量糯米、花生仁碎一起煮粥。糯米、花生、芝麻都是适合体质寒凉的人食用的，早餐时喝上一碗花生芝麻粥，一天都是暖融融的。

• 患有慢性肠炎、便溏腹泻者忌食芝麻；男子阳痿、遗精者慎食芝麻。

• 花生的营养价值可与鸡蛋、牛奶、肉类等动物性食物媲美。它富含蛋白质和脂肪，特别是不饱和脂肪酸的含量很高，花生含有维生素E和锌，能增强记忆，抗老化，延缓脑功能衰退，滋润皮肤。在花生的诸多吃法中以炖煮吃为最佳。这样既避免了营养素的破坏，又具有入口好烂、易于消化的特点，老少皆宜。

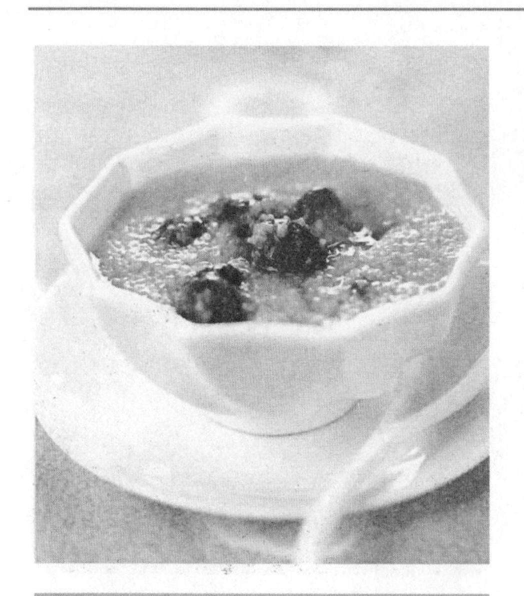

樱桃玉米渣粥

【主料】

玉米渣 100 克，樱桃 30 克。

【调料】

冰糖 10 克。

【制做】

1. 玉米渣用水冲一下备用；樱桃洗净，去核备用。

2. 锅置火上，加水烧开，放入玉米楂和樱桃、冰糖同煮 15 分钟即可。

★专家指点迷津

• 樱桃性温热，味甘、微酸，适合寒证体质的人食用，热性病及虚热咳嗽者忌食。

• 樱桃核仁含氰苷，水解后产生氢氰酸，药用时应小心中毒。

• 溃疡症状者、上火者慎食；糖尿病人忌食。

生姜秋梨粥

【主料】

大米 100 克，秋梨 50 克。

【调料】

姜丝 15 克，冰糖 5 克。

【制做】

1. 大米淘洗干净备用；秋梨洗净，去核，切块备用。

2. 锅置火上，加水、大米烧开，加梨块、姜丝同煮 30 分钟，加冰糖煮化即可（可用枸杞子点缀）。

★专家指点迷津

• 用子姜煮粥，味道更鲜美。

• 生姜味辛，性微温，入脾、胃、肺经；具有发散风寒，温中止呕，温肺止咳，解毒的功效，临床上常用于治疗外感风寒及胃寒呕逆等症。虽然梨性寒凉，寒凉体质的人不宜食用，但煮熟后凉性大减，寒证体质的人可以适当食用。

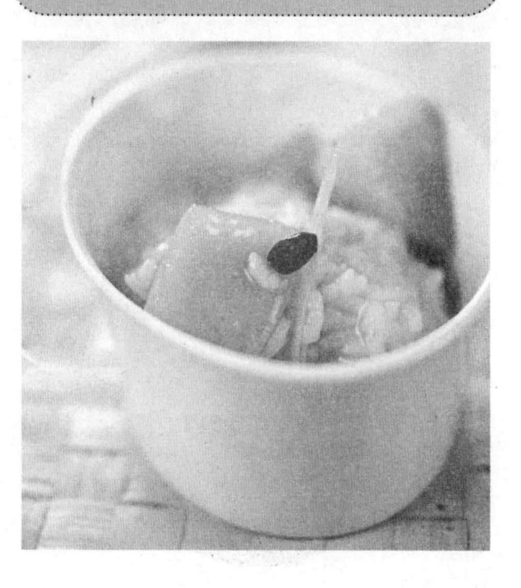

当归兔肉汤

【主料】

兔肉 300 克。

【辅料】

当归 5 克，枸杞少许。

【调料】

姜片、葱段、盐各 5 克，料酒 10 克，味精、胡椒粉少许。

【制做】

1. 兔肉洗净，切块，放入沸水中，加料酒，汆水后捞出备用；当归用温水泡发；枸杞泡洗干净。

2. 将兔肉和当归同入锅中，加适量水及枸杞，小火炖至兔肉软烂，加入盐、味精、胡椒粉调味即可。

★专家指点迷津

• 兔肉中含有多种维生素和 8 种人体所必需的氨基酸，含有较多人体最易缺乏的赖氨酸、色氨酸。因此，常食兔肉可防止有害物质沉积，让儿童健康成长，助老人延年益寿。

• 当归性温，味甘辛，有补血、调经、润肠的功效。

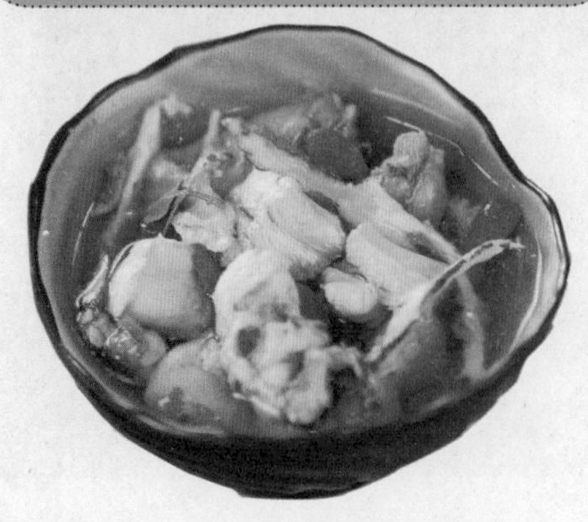

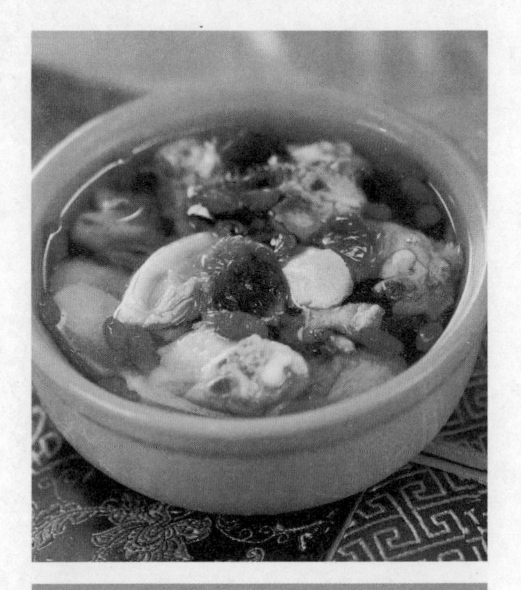

桂圆枸杞童子鸡

【主料】

童子鸡 1 只。

【辅料】

桂圆肉 20 克，枸杞 10 克。

【调料】

葱段、姜片、盐各 5 克，味精少许。

【制做】

1. 将童子鸡宰杀，去毛，洗净，去内脏，切块，汆水备用；枸杞洗净。

2. 将童子鸡、葱段、姜片放入砂锅中加水 1000 克煮开，加入桂圆肉、枸杞小火炖煮至鸡熟，加盐、味精调味即可。

★专家指点迷津

• 鸡肉性平温、味甘，可益气，补精，添髓。

• 该汤具有补气血，安心神的功效。

热证体质的饮食调养

热证体质的特点为：腺体亢进、身体代谢活动过度，如甲状腺功能亢进、心跳加速，易兴奋紧张，易烦躁，颜面潮红，眼睛充血，易上火发炎，小便色黄赤而量少，常便秘，排便困难，常口干舌燥，喜喝冷饮，进入有空调（冷气）的房间就倍感舒适，妇女生理周期常提早。

★养生方法

热证体质的人不太适宜服用温热性质的饮食，反而吃一些寒凉滋润的食物，方能维持身体的平衡，自我感觉也舒服。

平日少吃红肉，特别是晚上，晚上人体脾阳最弱，所以能消化的能量很少，剩下的就会停留在胃肠间，郁而化热，使热证体质的人热上加热。

热证体质的人还要特别注意排便，保持一天一次大便。多吃属凉性且膳食纤维较多的蔬菜，平衡体质之余，还有清除宿便之效。

热证体质的肥胖者较多，其最大弱点就是常会饮食过量，所以此类人还要特别注意减少食量。

★推荐食材

大麦、小麦、荞麦、绿豆、薏米、小米、菊花、丝瓜、苦瓜、番茄、藕、竹笋、空心菜、马齿苋、荠菜、莼菜、菱角、海带、西洋参、梨、桑葚、甘蔗、西瓜、柿子、芒果、绿茶、菊花茶、薄荷茶等。

» 皮蛋生菜粥

【主料】

大米 100 克，松花蛋 1 个，生菜 30 克。

【调料】

葱花、姜丝各 4 克，盐 5 克，味精少许。

【制做】

1. 大米净淘备用；松花蛋去皮，切成小丁备用；生菜洗净，切丝备用。

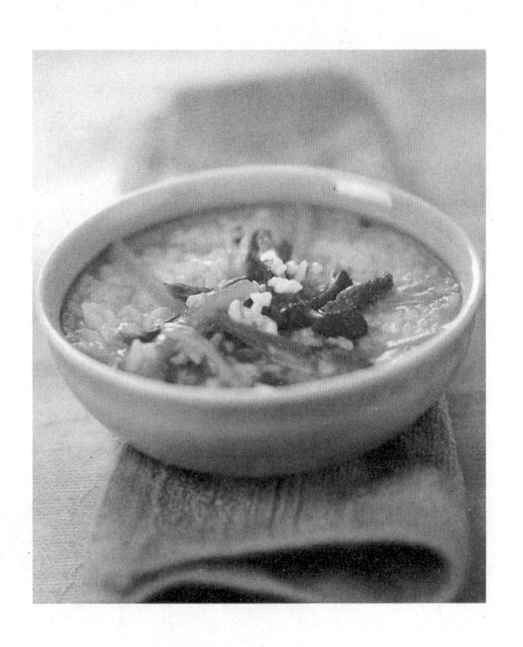

2. 锅置火上，加水、大米煮开，转小火熬25分钟至粥黏稠，加入松花蛋丁、生菜丝、姜丝、葱花、盐、味精搅匀即可。

★专家指点迷津

• 松花蛋在切丁时，用水煮5分钟或蒸10分钟，取出冲凉再切，这样不会粘刀。还可以用洗干净的细线切。

• 火旺者最适宜食用松花蛋；少儿、脾阳不足、寒湿下痢者、心血管病、肝肾疾病患者应少食。

• 松花蛋有中和胃酸、清凉、降压、润肺、养阴止血、凉肠、止泻等功效。

» 马齿苋笋尖粥

【主料】

大米60克，紫米40克，马齿苋30克，笋尖40克。

【调料】

盐5克，味精少许。

【制做】

1. 大米、紫米分别淘洗干净，备用；马齿苋洗净，焯水后过凉，切成小段；笋尖洗净，切小片备用。

2. 锅置火上，加水、紫米煮20分钟后，加入大米再煮约20分钟，然后加入马齿苋、笋尖、盐、味精再煮5分钟即可食用（可用枸杞子装饰）。

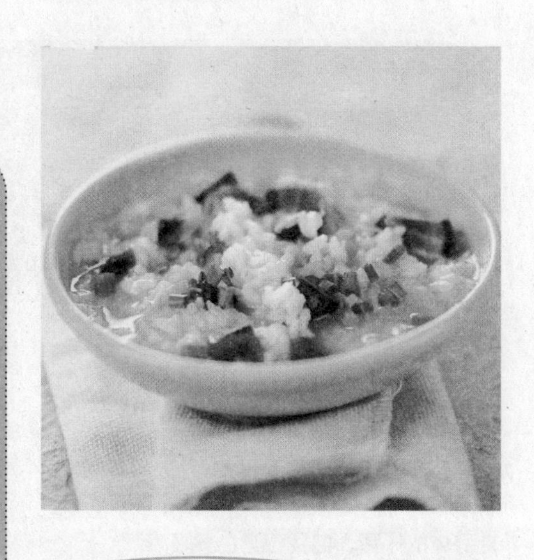

★专家指点迷津

• 马齿苋焯水后要立即放入冰水中过凉，这样颜色绿，口味也清香。

• 马齿苋有清热解毒，凉血止血的作用。笋尖甘寒通利，其所含有的膳食纤维可以增加肠道水分的贮留量，促进胃肠蠕动，降低肠内压力，减少粪便黏度，使粪便变软利排出，可用于治疗便秘，预防肠癌。两者搭配很适合热证体质的人食用。

» 兔肉苦瓜粥

【主料】

大米100克，兔肉80克，苦瓜40克。

【调料】

姜末、盐各5克，味精少许。

【制做】

1. 大米淘洗干净；兔肉洗净，切小块，冲去血水备用；苦瓜洗净，去瓤，榨汁备用。

2. 锅置火上，加水、大米煮开，转小火煮 20 分钟，加入兔肉、苦瓜汁再煮 10 分钟，放入调料即可食用。

★专家指点迷津

• 苦瓜要后放，这样颜色不易变黑，且维生素损失也相对少些。

• 兔肉性凉，味甘，适宜热证体质的人食用，四季中最佳的食用季节是夏季。其具有补中益气、凉血解毒、清热止渴等作用。可治热气湿痹，并可止渴健脾、凉血、解热毒、利大肠。

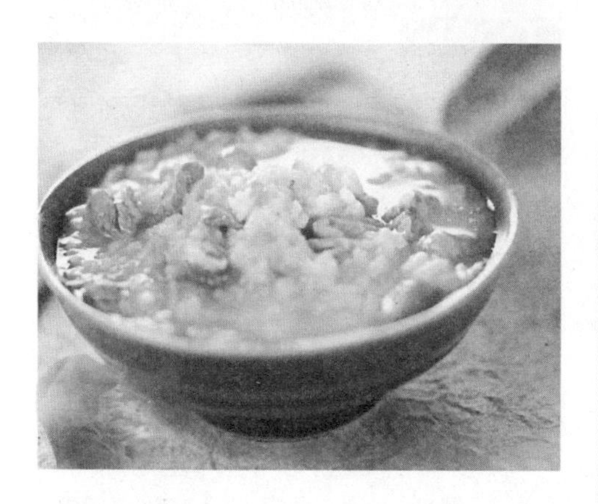

» 芥菜鸭丝粥

【主料】

糯米 100 克，芥菜 40 克，鸭肉 50 克。

【调料】

姜末少许，盐 5 克。

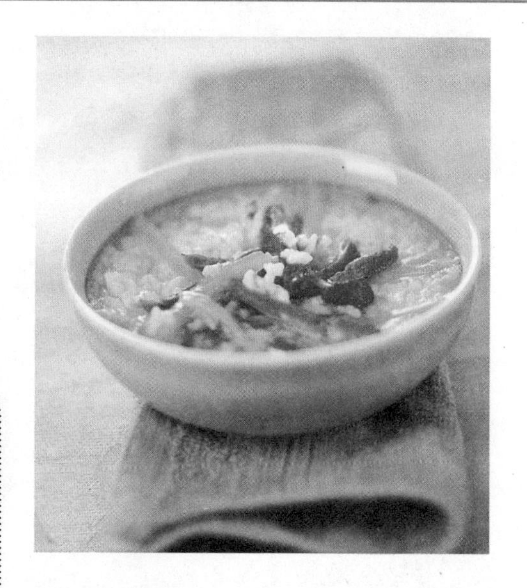

【制做】

1. 糯米淘洗干净备用；芥菜洗净，切丝；鸭胸肉切丝，冲水备用。

2. 锅置火上，加水、糯米煮开，转小火熬 30 分钟后加入鸭丝、芥菜丝、姜末、盐再煮 5 分钟即可食用（可加枸杞子点缀）。

★专家指点迷津

• 鸭肉适用于体内有热、上火的人食用；发低热、体质虚弱、食欲缺乏、大便干燥和水肿的人，食之更佳。同时适宜营养不良，产后及病后体虚、盗汗、遗精、妇女月经少、咽干口渴者食用，还适宜癌症患者及放疗化疗后以及糖尿病、肝硬化腹水、肺结核、慢性肾炎水肿者食用。

• 对于身体虚寒，受凉引起的不思饮食，胃部冷痛，腹泻清稀，腰痛及寒性痛经以及肥胖、动脉硬化、慢性肠炎者应少食；感冒患者及腹泻者不宜食用。

薏米红豆粥

【主料】

薏米、大米、红豆各 30 克。

【制做】

1. 薏米、红豆、大米均淘洗干净，薏米、红豆分别浸泡 3 小时备用。

2. 锅置火上，加水、薏米、红豆煮开，20 分钟后加入大米同熬 20 分钟即可。

★专家指点迷津

•在煮豆类粥中，加入一些米类原料，可以增加粥的黏稠度。

•薏米味甘、淡，性微寒，归脾、胃、肺经。有健脾利水、利湿除痹、清热排脓、清利湿热之功效，适合热证体质的人食用。

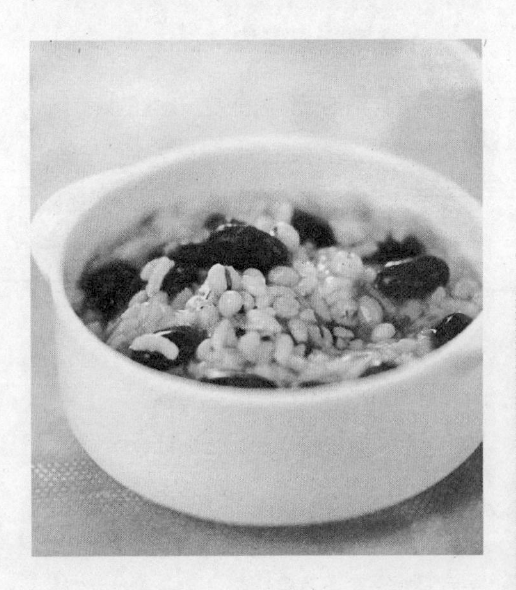

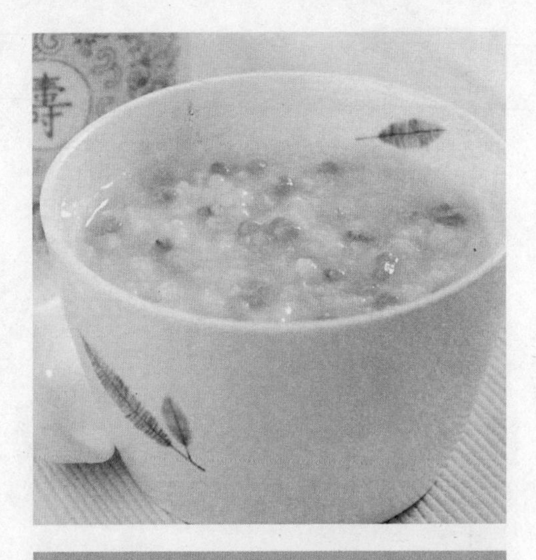

绿豆粥

【主料】

大米 100 克，绿豆 50 克。

【调料】

白糖适量。

【制做】

1. 绿豆洗净，用温水浸涨；大米淘洗净。

2. 锅中倒入清水适量，将米和绿豆一同放入锅内，以大火煮沸后，转用小火继续熬至粥稠。

★专家指点迷津

•绿豆不易熟烂，可先煮。绿豆用大火熬，煮出的粥是绿色的。

•此粥也可不加大米，纯粹用绿豆熬粥。加大米可使粥口感更绵稠软滑，而只用绿豆熬粥则消暑解毒功效更强。

•绿豆有清热解毒、消暑的功效。用于暑热烦渴，疮毒痈肿等症。

气虚体质的饮食调养

补气主要是针对气虚者而言，中医认为，虚弱体质分为几种类型，气虚体质就是其中的一种。

什么是气虚体质呢？它主要是指人体的生理功能处于不良状态，体力和精力都明显感到缺乏，稍微活动一下或工作、运动就有疲劳及不适的感觉。现代医学将这种情况归于亚健康的范畴内。这些人身体的免疫能力和抵抗疾病的能力明显低于身体健康的人。气虚体质者往往少气懒言、语声低微、乏力疲倦、常出虚汗，动则更甚。若观之，可见其舌淡苔白，其脉虚弱微数。

★常见的气虚证

一般气虚：全身疲乏无力，精神不振，少气懒言，语言低微，自汗懒动，舌质淡，舌体胖嫩，脉虚无力。

肺气虚：呼吸短促、少气懒言、音低等症突出，并有咳嗽、咳痰等症。

心气虚：气短、心悸怔忡、精神萎顿等症突出，并有脉结代（指脉跳动时有间歇，止有定数，即几跳一停者为代脉，多为脏气虚衰所致；脉有间歇，但止无定数者为结脉，多由邪气阻滞脉络所致），或迟或数，虚软无力、心神不宁等症。

脾胃气虚：面色萎黄、精神疲惫、四肢倦怠、食欲减退等症突出，并多伴有脘腹胀闷、消化不良、大便溏薄及中气下陷、脱肛、尿意频频等症。

肾气虚：面色晦暗，头晕目眩，耳鸣耳聋，并有腰膝酸软、小便清长、性功能减退、舌淡润、尺脉虚弱等症。

★保健方法

补气养气，是调养气虚体质的原则。气血是生命活动的物质基础，人的气血、津液、精血均来源于脾胃的生化。饮食合理则不病或病轻；反之则多病或病重。因此，“养生之要当以食为本”。

对于气虚体质者来说，可以通过饮食的方法进行调节。一般来说，应选择补气的食品，这些食物有很好的健脾益气的作用。食用的量不可过多，也不要太少，要根据自己的具体情况进餐。当然，如配合药膳效果就更好了。

在食疗的过程中，还应当逐渐进行一些健身活动，如太极拳、太极剑、散步、保健操等，适量用之，可以起到固肾气、壮筋骨的效果。

★推荐食材

小米、粳米、糯米、莜麦、花生、红枣、扁豆、菜花、胡萝卜、香菇、豆腐、土豆、山药、红薯、牛肉、兔肉、猪肚、鸡肉、鸡蛋、鲢鱼、黄鱼、比目鱼、人参等。

鸽肉粥

【主料】

粳米、鸽肉各 100 克。

【调料】

葱末、姜末、盐各 5 克，料酒 10 克，味精、胡椒粉、香油各少许。

【制做】

1. 鸽肉洗净，放碗内，加葱末、姜末、料酒、盐，上笼蒸至能拆骨为度，取出，切成块。

2. 粳米淘洗干净，下锅，加水上火烧开，加入鸽肉共煮成粥，调入香油、味精、胡椒粉即可。

★专家指点迷津

• 选购鸽肉时以无鸽痘，皮肤无红色充血痕迹，肌肉有弹性，经指压后凹陷部位立即恢复原位，表皮和肌肉切面有光泽，具有鸽肉固有色泽，具有鸽肉固有气味，无异味的。不要挑选肉和皮的表面比较干，或者水较多、脂肪稀松的肉。

• 鸽肉性平，味甘、咸，归肝、肾经；具有滋肾益气、祛风解毒、补气虚、益精血、暖腰膝、利小便等作用。

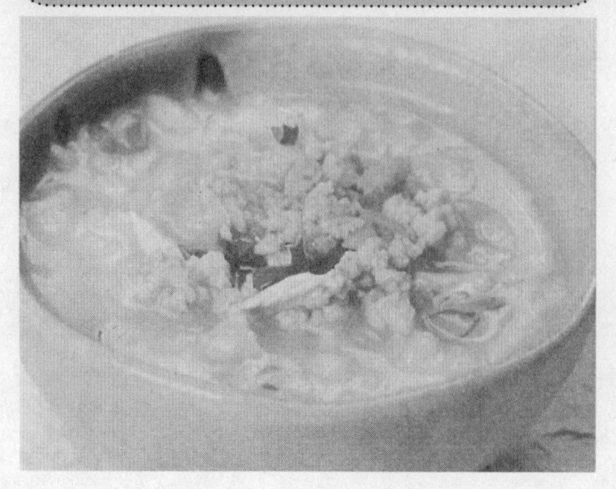

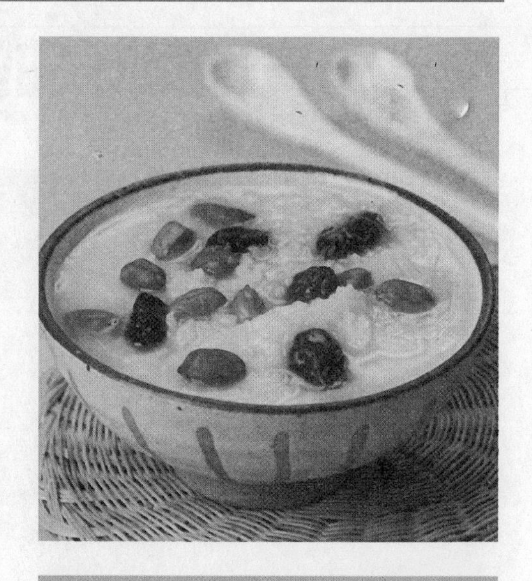

长生粥

【主料】

糯米 100 克，花生仁、红枣各 50 克。

【调料】

冰糖 15 克。

【制做】

1. 糯米淘洗干净，花生仁洗净，均浸泡 3 小时；红枣洗净，去核，泡涨。

2. 糯米、花生仁、红枣一同放入锅内，加适量清水，上火熬煮熟烂成粥，加入冰糖煮至化开即可。

★专家指点迷津

• 花生滋养补益，有助于延年益寿，所以民间又称之为“长生果”，《本草纲目》载：“花生悦脾和胃、润肺化痰、滋养补气。”

• 将花生连红衣一起与红枣配合使用，既可补虚，又能止血，最适宜于身体虚弱的出血病人。

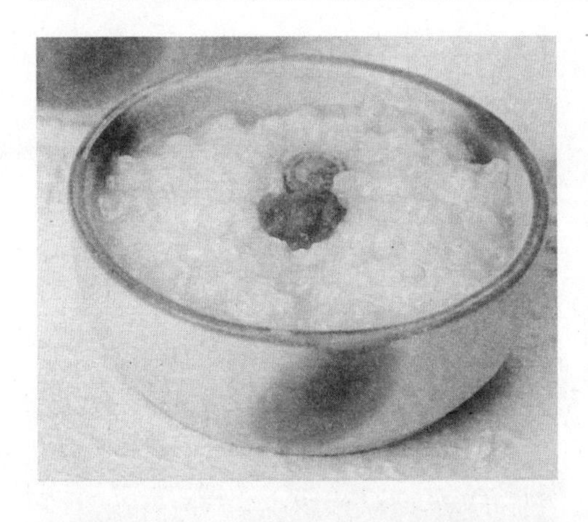

人参粥

【主料】

粳米 100 克，人参 3 克。

【调料】

冰糖适量。

【制做】

1. 粳米淘净，人参切片。

2. 将粳米、人参片一同放入沙锅内，加注适量水，置于大火上烧开，改小火上煎熬至熟。

3. 将冰糖放入锅中，加水适量，熬汁，再将汁徐徐加入熟粥中，搅拌均匀即可。

★专家指点迷津

• 此粥宜秋冬季早晚空腹食用。可益元气，补五脏。适用于老年体弱、五脏虚衰、劳伤亏损、食欲缺乏、心慌气短、失眠健忘、性机能减退等一切气血津液不足的病症。凡阴虚火旺体质或身体强壮的中年人、老年人以及在炎热的夏季不宜服用。在吃人参粥期间，不可同吃萝卜和茶。

彩椒山药

【主料】

嫩青椒 12 只、山药 300 克，精盐、黄酒、味精、蛋清、淀粉适量。

【调料】

白糖、酱油、鸡精、香油、料酒、葱段、姜片、丁香、食用油。

【制做】

1. 选同样大小的嫩柿子椒用刀去蒂，剔去子及内筋，洗净待用；山药上笼蒸熟去皮，待凉后用刀剁成蓉，在山药蓉中加盐调味。

2. 用一个蛋清和水淀粉调成蛋糊，将每个柿子椒内涂上蛋糊再将山药蓉装入。

3. 柿子椒生坯上笼蒸 6 分钟取出装盘，锅内加少量鲜汤调味勾芡，浇在柿子椒上即可。

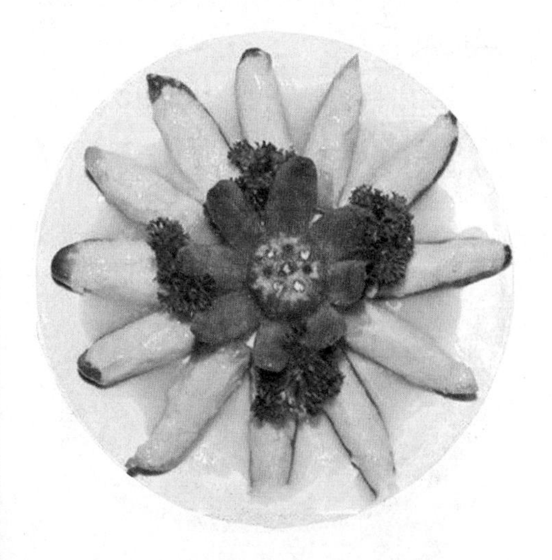

★专家指点迷津

• 彩椒具有温中散寒，开胃消食的功效；山药具有健脾补肺、益胃补肾、固肾益精、聪耳明目、助五脏、强筋骨、长志安神、延年益寿的功效。

• 此菜具有补虚养身之功效，特别适合营养不良者及手术后的病人食用。

» 土豆烧鸡块

【主料】

土豆 200 克，鸡块 200 克。

【调料】

葱，姜，蒜，干红辣椒，花椒，料酒，盐适量。

【制做】

1. 土豆洗净去皮，切小块泡冷水中半小时备用；鸡肉洗干净切块备用；葱切段、姜蒜切片备用；冬菇用水煮软，泡冷水里去掉菇柄备用。

2. 用蒜片、姜片爆锅，放入土豆块、鸡块、冬菇翻炒片刻加水（浸过菜面），加入 2 茶匙海鲜酱、适量的盐和酱油翻炒均匀，盖锅盖小火焖至土豆、鸡块上色（大约 30 分钟），汁水快收干的时候加入葱段，翻炒片刻即可装盘食用。

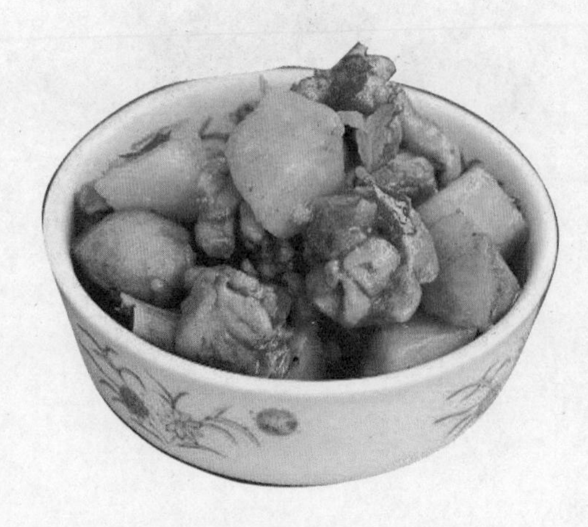

★专家指点迷津

• 土豆是一种碱性食品，有利于体内酸碱平衡，中和体内代谢后产生的酸性物质，从而有一定的美容、抗衰老作用。

• 经典的家常菜，以土豆与鸡块为主料的菜肴，制作简单，营养丰富，口感良好。此菜具有补虚养身之功效。

» 香芋扣肉

【主料】

猪肋条肉（五花肉）600 克，芋头 400 克，萝卜 100 克，小麦面粉 10 克。

【调料】

味精 2 克，小茴香籽 4 克，花椒 3 克，麦芽糖 15 克，猪油（炼制）60 克，白砂糖 10 克，盐 15 克，辣椒粉 3 克，草果 2 克，八角 2 克，白酒 3 克。

【制做】

1. 将去皮芋头切成小的长方块，将带皮肉放入沸水锅中煮至七成熟时取出，用酱油涂匀，将蒜泥、南乳、精盐、八角末、白糖和酱油调成料汁。

2. 用中火加热炒锅，下油烧至八成热，放入芋头块炸至熟后捞起，再放入猪肉炸约 3 分钟至大红色，倒入笊篱沥去油后用清水冲漂，取出切成与芋头同样大小的块。

3. 将肉块放入料汁碗内拌匀，再逐块将皮向下，与芋头块相间排在大碗间，上笼用中火蒸约 1 小时至软烂取出，倒扣在大碟中，周围饰以焯过的青菜。

4. 用中火烧热炒锅，倒入蒸肉的原汁，加高汤 200 毫升和酱油少许，用水淀粉调稀勾芡，加油推匀，淋在扣肉上便成。

★专家指点迷津

• 芋头为碱性食品，食之有散积理气、解毒补脾、清热镇咳之药效。香芋中的聚糖能增强人体的免疫机制，增加对疾病的抵抗力，长期食用能解毒、滋补身体。五花肉营养丰富，容易吸收，有补充皮肤养分、美容的效果。而且猪肉含有丰富的优质蛋白质和必需的脂肪酸，并提供血红素（有机铁）和促进铁吸收的半胱氨酸，能补肾养血，滋阴润燥。

• 此菜为我国名菜，具有补虚养身之功效。

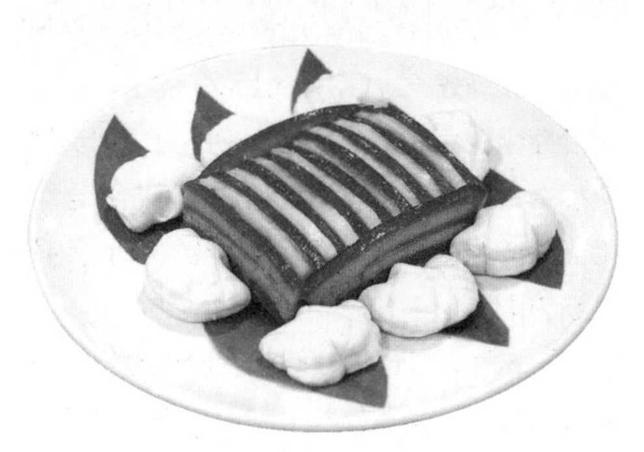

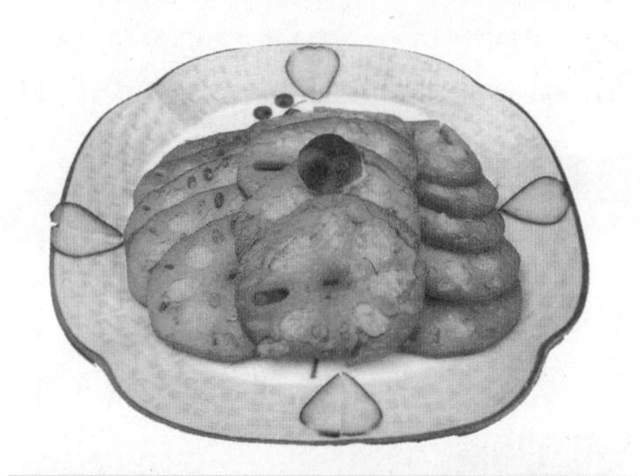

» 糯米莲藕

【主料】

莲藕 500 克，糯米 100 克、莲子适量。

【调料】

白糖 200 克。

【制做】

1. 将糯米淘洗干净，用清水浸泡 30 分钟，捞起晾干水分；莲子洗净盛碗内，加清水少许，入笼蒸 20 分钟，取出晾凉。

2. 将莲藕削去皮，用水洗净，先切去一端藕节，将糯米、莲子灌入藕孔，藕孔填满后，用刀背轻轻地捶拍。

3. 再将装有糯米的藕放入沸水瓦钵内煮熟，取出晾凉，切片装盘，蘸食白糖，即可食用。

★专家指点迷津

• 糯米莲藕是一道美味可口的汉族名点，节日食品。此菜白莲酥烂，塘藕软糯，其味清甜。原为中秋佳节特食菜肴，“莲”“藕”意为“连”、“偶”，寄寓成双成对，团圆和睦之意。

• 此菜莲藕酥烂，糯米软，其味清甜，有补虚养身的功效。

清炖河蟹汤

【主料】

螃蟹800克。

【调料】

盐10克，味精2克，姜15克，醋20克。

【制做】

1. 活蟹洗净，放入鲜汤锅内。

2. 加入盐、味精、姜片，煮熟。

3. 起锅入盆，随姜醋碟同上桌即可。

★专家指点迷津

• 螃蟹性寒、味咸，归肝、胃经；有清热解毒、补骨添髓、养筋接骨、活血祛痰、利湿退黄、利肢节、滋肝阴、充胃液之功效；对于瘀血、黄疸、腰腿酸痛和风湿性关节炎等有一定的食疗效果。此菜具有润肺清热、气血双补的功效。

• 平素脾胃虚寒、大便溏薄、腹痛隐隐、风寒感冒未愈、宿患风疾、顽固性皮肤瘙痒病人忌食。

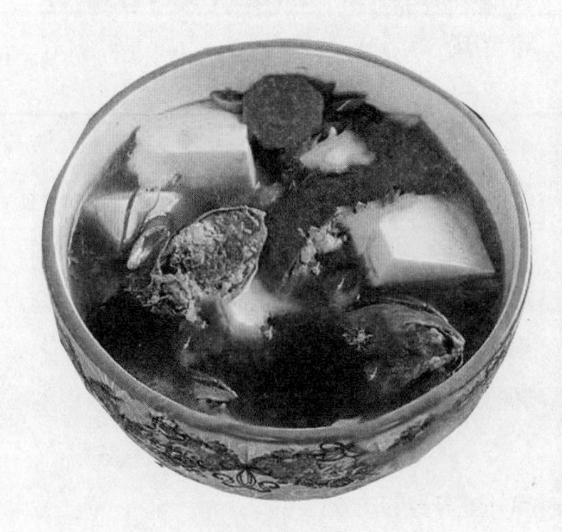

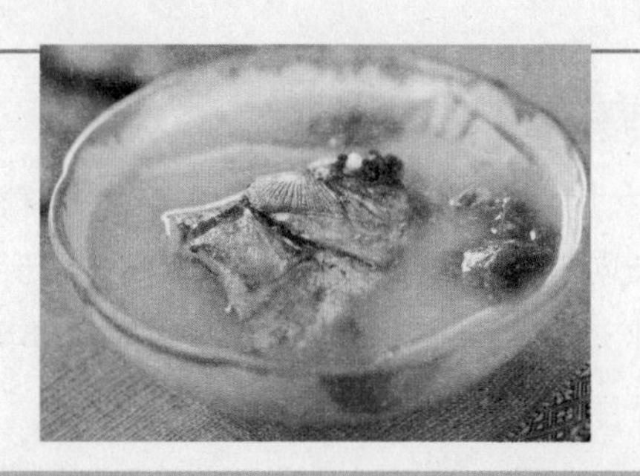

松蘑鲢鱼头

【主料】

鲢鱼头1个。

【辅料】

松蘑100克，冬笋50克，枸杞少许。

【调料】

葱段、姜片、盐各5克，料酒10克，味精少许。

【制做】

1. 鲢鱼头洗净，从下颚剁开，放入开水中，加料酒，汆水后盛出备用；松蘑用温水泡软；冬笋洗净，切片；枸杞泡洗干净。

2. 锅中炒香葱段、姜片，加入冬笋片，烹料酒加水，下入鱼头和松蘑小火炖30分钟，加剩余调料调味即可。

★专家指点迷津

• 松蘑味甘性温，具有强身健体、益肠健胃、止痛理气、化痰、止痛、驱虫、抗癌和治疗糖尿病的功效。常吃松蘑可增强机体免疫力，防止过早衰老等功效。松蘑中含有相当量的维生素E，经常食用松蘑，有美颜健肤的功效。

• 鲢鱼味甘性温，能起到温中益气、祛除脾胃寒气、暖胃补气、利水止咳的作用。常用于脾胃虚弱、水肿、咳嗽、气喘等病的治疗，还可以治疗胃寒疼痛或由消化不良引起的慢性胃炎。

血虚体质的饮食调养

血液是人体生命活动的重要物质基础，它含有人体所需要的各种营养物质，对全身各脏腑组织起着营养作用。如果由于各种原因引起气血亏虚，则可出现一系列的病症。

血虚大致相当于西医贫血一词。中医所指的血虚，是血液失常的一种表现，指血液生成不足或血的濡养功能减退的一种病理状态。引起血虚的原因很多，可由失血过多，或久病阴血虚耗，或脾胃功能失常，水谷精微不能化生血液等所致。

由于气与血有密切关系，故血虚易引起气虚，而气虚不能化生血液，又为形成血虚的一个因素。造成血虚的原因，除了大出血，久病耗损，思虑过度引发外，还有生成不足，如长期营养不良或是消化吸收功能差，导致人体没有足够的精微物质来生长血液。另外，气虚也会导致血虚的产生。中医有“气能生血”的说法，气不足自然不能保证血液的正常生成了。因此，对于血虚，补气是关键。

血虚主症为面色萎黄、眩晕、心悸、失眠、脉虚细等。

★保健方法

首先，补血必须先健运脾胃，脾胃强健则生化之源不绝。因为“脾为后天之本，气血生化之源”，饮食有节，脾胃运化功能正常，则血液生成自然源源不断。

其次，气可以推动血液的生成和运行，如气的功能减退，化生血液的功能也就减退，又因“气为血帅，血为气母”，血虚均伴不同程度的气虚症状，故在补血时不宜单用血药，而应适当配伍补气药，以达到益气生血之效。

再者，血为阴液，易生滋腻，瘀阻血脉，而致新血不生，故在补血同时应配伍活血生血之品。

★推荐食材

红豆、紫米、红枣、桂圆、红糖、菠菜、猪肝等。

» 补血粥

【主料】

小米100克，猪肝80克，木耳20克，熟芝麻10克。

【制做】

1. 将小米淘洗干净，猪肝洗净，切片备用，木耳泡发，去蒂，切成小片。

2. 取锅倒入清水，加入小米煮开，转小火煮约10分钟，加入猪肝片、木耳煮熟，撒入黑芝麻即可。

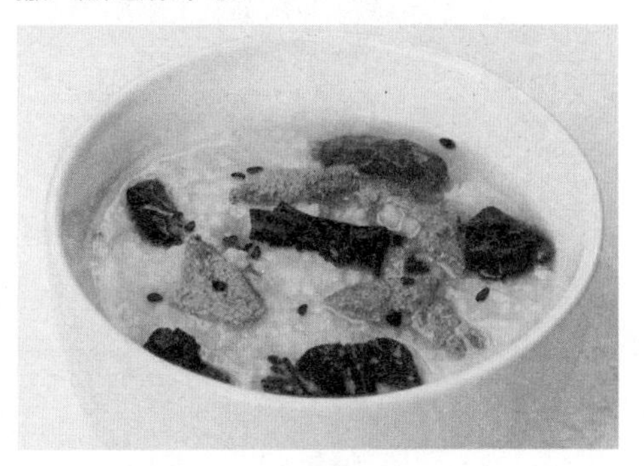

★专家指点迷津

• 肝是体内最大的毒物中转站和解毒器官，所以买回的鲜猪肝不要急于煮粥，可把肝放在自来水龙头下冲洗 10 分钟，然后放在清水中浸泡 30 分钟再下锅。

• 每 100 克猪肝中含铁 25 毫克，木耳中含铁 185 毫克，缺铁性贫血患者可经常食用此粥。

补血紫米粥

【主料】

紫米 60 克，大米 40 克，银耳 10 克，话梅 100 克。

【调料】

冰糖 20 克。

【制做】

1. 银耳用水浸泡至发涨，洗净，剪除蒂头，话梅、冰糖和适量清水一起上锅蒸约 30 分钟，沥出冰糖话梅汁。

2. 紫米和大米淘洗干净，与适量清水一同放入锅中，浸泡 20 分钟后，加入银耳，用大火煮至水沸，再转用小火熬煮 40 分钟成粥状，淋入冰糖话梅汁即可。

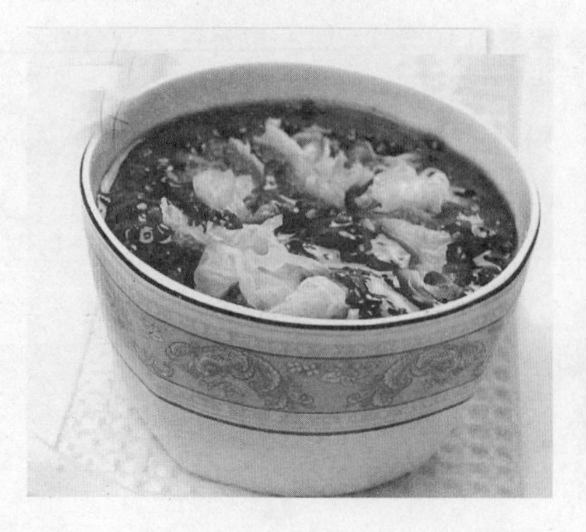

★专家指点迷津

• 紫米富含蛋白质、碳水化合物、B 族维生素、钙、铁、钾、镁等营养元素，营养丰富，具有开胃益中、健脾暖肝、明目活血、滑涩补精之功效。

红枣菊花粥

【主料】

粳米 100 克，红枣 50 克，菊花 15 克。

【调料】

红糖适量。

【制做】

1. 粳米用清水淘洗干净，红枣洗净，去核，泡涨。

2. 将红枣、粳米一同放入锅内，加适量清水煮开，转小火煮约 20 分钟，加入菊花煮至米烂粥稠，放入红糖调味即可。

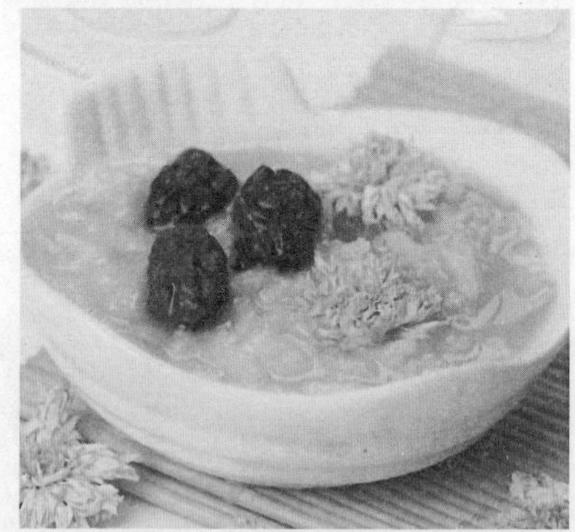

★专家指点迷津

• 此粥具有健脾补血、清肝明目之功效，长期食用可使面部肤色红润，消除皱纹，起到保健防病、驻颜美容的作用。

香菇鸡翅

【主料】

鸡翅 10 个，香菇 10 朵。

【调料】

耗油，白糖，鸡精，盐，料酒，葱，姜适量。

【制做】

1. 香菇洗净切块，鸡翅剁成块，放沸水锅略焯，捞出沥干。

2. 炒锅烧热放油，加鸡翅和调料，烧至八成熟时放入香菇，入味后加味精炒匀，装盘即成。

★专家指点迷津

• 鸡翅含有多量可强健血管及皮肤的成胶原及弹性蛋白等，对于血管、皮肤及内脏颇具效果。翅膀内含大量的维生素 A，对视力、上皮组织及骨骼的发育、精子的生成和胎儿的生长发育都是必需的。香菇素有 " 山珍之王 " 之称，是高蛋白、低脂肪的营养保健食品。

• 此菜可作为年老、病后、产妇等气血虚弱患者的营养滋补菜肴。

• 热毒疖肿、高血压、血脂偏高、胆囊炎、胆石症患者忌食。

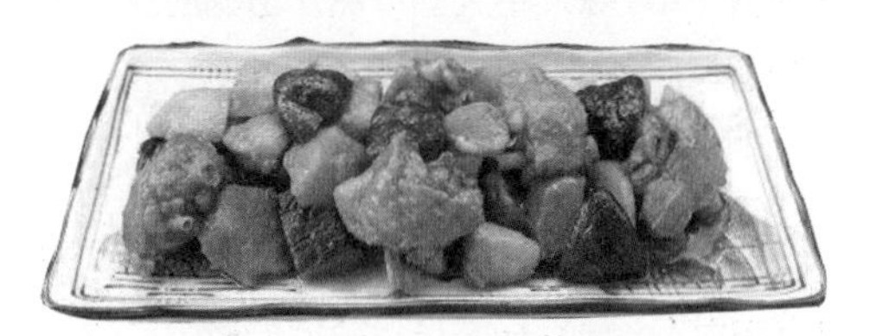

苹果藕粉

【主料】

藕粉 200 克、苹果 300 克。

【制做】

1. 把藕粉和水调匀，苹果切成细末。

2. 把藕粉入锅，用小火熬煮，熬到透明时加入苹果末，稍煮即可。

★专家指点迷津

• 苹果中富含粗纤维，可促进胃肠蠕动，协助人体顺利排出废物，减少有害物质对皮肤的危害；苹果中含有大量的镁、硫、铁、铜、碘、锰、锌等矿物质，可使皮肤细腻、润滑、红润有光泽。

• 此品可以当点心食用，有健脾开胃、益气补血之功效，适合贫血、慢性胃炎患者食用。

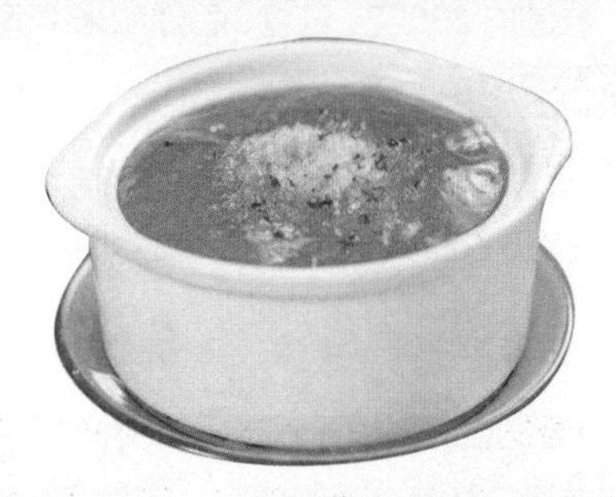

樱桃甜汤

【主料】

鲜樱桃 2000 克，白糖 1000 克。

【制做】

樱桃洗净，加水煎煮 20 分钟后，再加白糖继续熬一、二沸后停火备用。

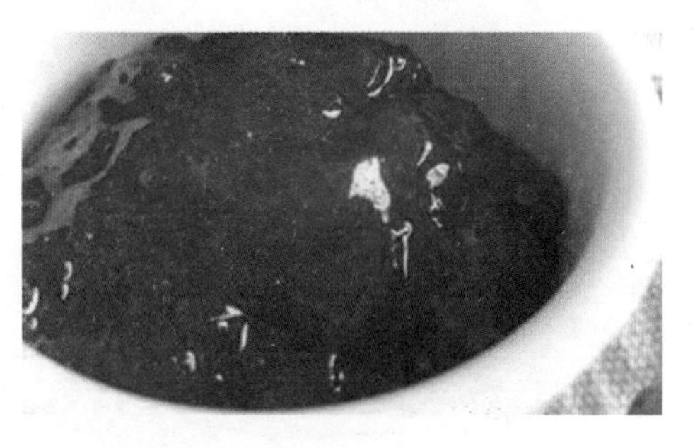

★专家指点迷津

• 每日服 30 ~ 40 克。樱桃含花青素，可促进血液循环，预防体内的过氧化反应。樱桃还具有调中益气、健脾和胃、祛风湿的作用，对食欲缺乏、消化不良、风湿身痛等均有益处。经常食用樱桃能养颜驻容，使皮肤红润嫩白，去皱消斑。

• 此汤具有促进血液再生的功效，可用于辅助治疗缺铁性贫血。

» 桂圆酒茶

【主料】

桂圆肉 200 克，红糖、香油和米酒适量。

【制做】

将桂圆放入锅中，加入两杯清水一起煮，加入红糖、香油和米酒，煮至沸腾即可饮用。

★专家指点迷津

• 桂圆含有多种营养物质，有补血安神，健脑益智，补养心脾的功效，是健脾长智的传统食物，对失眠、心悸、神经衰弱、记忆力减退、贫血有较好的疗效。桂圆味甘性温，有上火症状者和孕妇不宜食用。

• 此茶能帮助热身补血，利于睡眠。

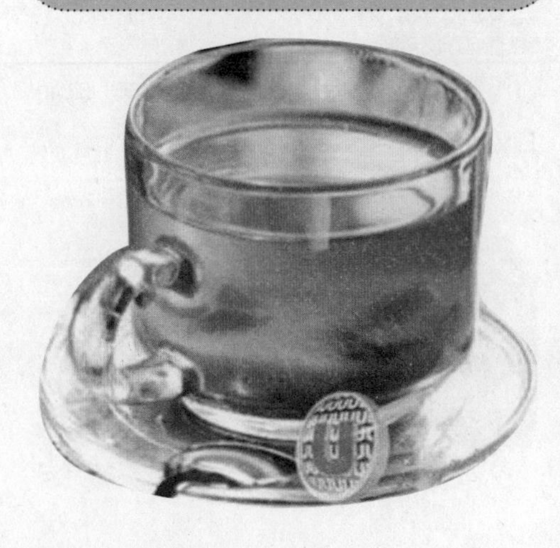

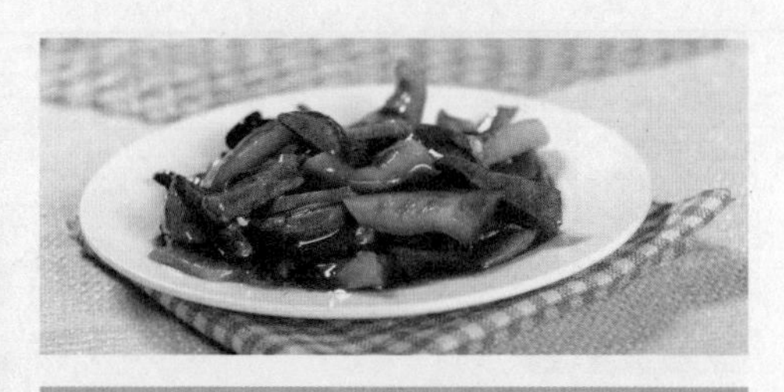

» 滑溜肝尖

【主料】

鲜猪肝 500 克，水发木耳 50 克，青椒 30 克，胡萝卜 10 克。

【辅料】

葱 5 克，蒜茸 10 克，味精 3 克，陈醋 3 克，水淀粉 10 克，生抽 15 克，老抽 5 克，白糖 5 克，胡椒粉 3 克，香油 3 克，料酒 5 克。

【制做】

1. 猪肝洗净切成薄片，加葱、姜、料酒腌制 10 分钟再上浆。黑木耳涨发好备用，青椒切成三角块，胡萝卜去皮切成菱形片备用。

2 锅内倒适量的油烧热下猪肝滑熟，黑木耳与青椒胡萝卜片一起下油。

3. 锅内加少量油，爆香葱姜蒜，放入猪肝，烹入料酒，生抽，老抽翻炒几下后放入木耳、青椒、胡萝卜，加盐、味精、白糖、胡椒粉调好味，中火翻炒熟，出锅前放少许香油，烹适量陈醋即可。

★专家指点迷津

• 猪肝要温油下锅，刚熟即可倒出。如时间过关，猪肝会变得很硬很老影响口感。再有腌制猪肝时加少量白酒，做出来的猪肝更嫩，味道更好，无异味。

• 猪肝味甘、性平，为补肝养血、明目的佳品。

• 此菜补肝明目，益气强身，养血驻颜。

阴虚体质的饮食调养

和实证体质接近，为阴血不足，形体消瘦，午后面色潮红，有热象。表现为经常口渴，喉咙干、容易失眠、头昏眼花、容易心烦气躁、脾气差，皮肤枯燥无光泽、盗汗、手足易冒汗发热、小便黄、常便秘等。

★保健方法

1. 精神调养

平素加强自我修养的提高，多读书，自觉地养成冷静、沉着的习惯。在生活和工作中，对非原则性问题，少与人争，以减少激怒，要少参加争胜负的文娱活动。此外，节制性生活也很重要。

2. 环境调节

每逢炎热的夏季，应注意避暑，有条件的应到海边、高山之地旅游。“秋冬养阴”对阴虚体质之人更为重要，特别是秋季气候干燥，更易伤阴。居室环境应安静，最好住坐北朝南的房子。

3. 饮食调理

饮食调理的原则是保阴潜阳，宜食用芝麻、糯米、蜂蜜、乳品、甘蔗、蔬菜、水果、豆腐、鱼类等清淡食物，可烹制沙参粥、百合粥、枸杞粥、桑葚粥、山药粥等食用。条件许可者，可食用燕窝、银耳、海参、淡菜、龟肉、蟹肉、冬虫夏草等。对于葱、姜、蒜、韭、椒等辛辣燥热之品则应少吃。

4. 体育锻炼

不宜过激活动，着重调养肝肾功能，太极拳、八段锦、内养操等较为适合。气功宜选择固精功、保健功、长寿功等，着重咽津功法。

★推荐食材

大米、糯米、花生、百合、鸡肉、松花蛋、枸杞子、芝麻、蜂蜜等。

» 百合花生粥

【主料】

大米100克，花生仁50克，百合20克。

【制做】

1. 大米用清水淘洗干净，百合泡发，备用。

2. 将花生仁连皮下锅加入适量的水用小火煮20分钟，再加大米煮成粥，待粥煮成后，加入百合稍煮即可。

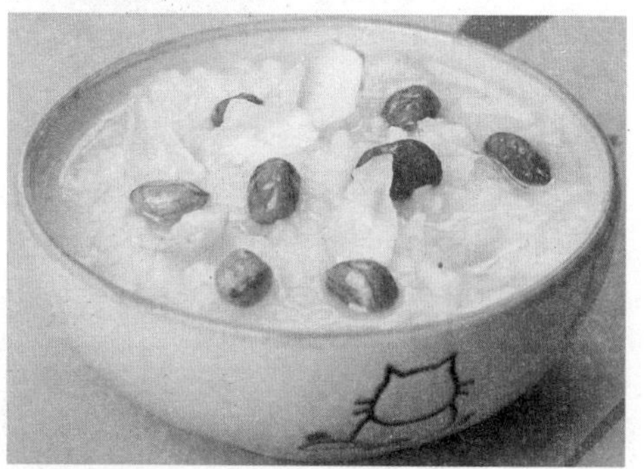

★专家指点迷津

• 用沙锅或搪瓷锅煮此粥，忌用铁锅。

• 此粥补肺滋阴，健脾宁嗽。可用于慢性气管炎、肺气肿、哮喘、肺心病、肺结核以及肺脓疡、百日咳恢复期的调养。

鸡肉皮蛋粥

【主料】

大米、鸡肉各 100 克，松花蛋 1 个。

【调料】

姜丝、葱花各 3 克，盐 5 克。

【制做】

1. 先将鸡肉洗净，切成小块，加水煲成浓汤；大米淘洗干净；松花蛋去皮，切丁。

2. 锅中倒入鸡汤、大米同煮成粥，加入鸡肉块、松花蛋丁、姜丝、葱花、盐煮熟即可。

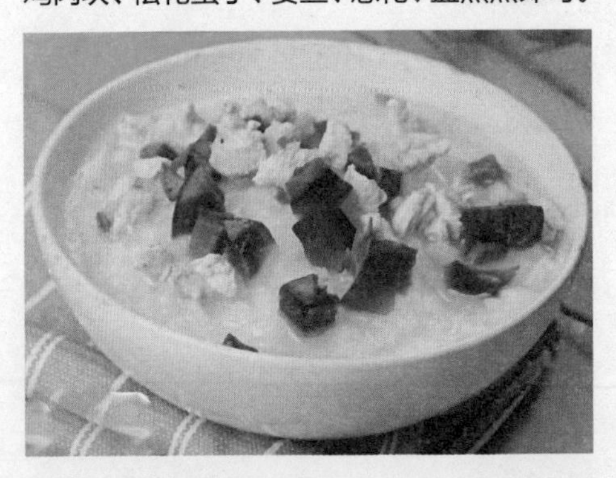

★专家指点迷津

• 质量好的松花蛋，蛋壳呈茶青色，外壳上的涂料泥身应该完整，而且有扑鼻的碱味，如果泥身严重脱落或有异味，则是质量不好的。

• 此粥有补益气血、滋养五脏、开胃生津的作用，适用于气血亏损的人。

枸杞粥

【主料】

大米 100 克，枸杞子 15 克。

【制做】

1. 将枸杞子洗净，大米淘洗干净。

2. 锅中倒入适量水，加入大米煮开，改小火煮 20 分钟，加入枸杞子同煮至米烂粥稠即可。

★专家指点迷津

• 选购枸杞子要一看二闻三尝。即一看色泽，要选略带紫色的。至于形状，不要太挑剔，那只是品种上的差异。二闻气味，没有异味和刺激的感觉就可以选择。三尝味道，如口感甜润，无苦味、涩味，则为正品。用碱水处理过的枸杞子有苦涩感。

• 此粥有补肾益血、滋阴明目的功效。适用于肝肾不足、腰膝酸软、头晕目眩、久视昏暗、糖尿病人等。

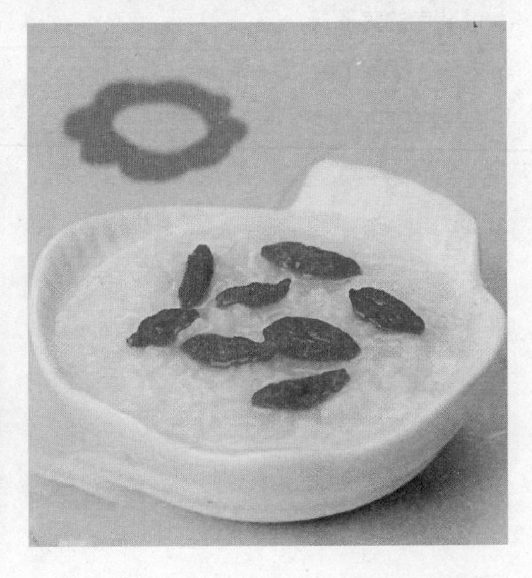

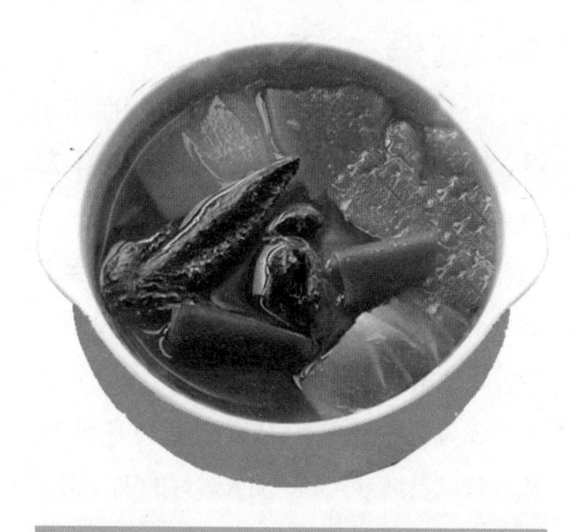

木瓜煲乌鸡

【主料】

木瓜半个、乌鸡半只。

【调料】

红枣 3 粒、姜片 2 片、盐 5 克。

【制做】

1. 乌鸡用清水洗净；木瓜去皮、去子，切大块。

2. 将木瓜、乌鸡、红枣放入沸水中大火煲 5 分钟后撇去浮油及表面的泡沫，改小火煲 40 分钟，调味即可。

★专家指点迷津

•此菜益肾养阴、养颜补血、滋养皮肤。过敏体质的人忌食。

花菇扣鹅掌

【主料】

鹅掌 500 克，花菇 6 ~ 7 个，鲍鱼汁 200 克。

【调料】

料酒、葱段、姜片适量。

【制做】

1. 将花菇泡水至少 15 分钟以上，彻底将花菇泡软。

2. 花菇汆水，再将鹅掌汆水，鹅掌吸干水分后放入油中炸透，将花菇及鹅掌在盘中排好，淋上鲍鱼汁，放入压力锅中，焖 30 分钟出锅即可。

★专家指点迷津

•鹅掌味甘平，有补阴益气、暖胃开津、祛风湿、防衰老之效，是中医食疗的上品。花菇历来被中国人民作为延年益寿的补品。具有调节人体新陈代谢、帮助消化、降低血压、减少胆固醇、预防肝硬变、消除胆结石、防治佝偻病等功效。有“植物皇后”之誉。

•此菜是补虚养身的佳品，适合身体虚弱、营养不良者食用。

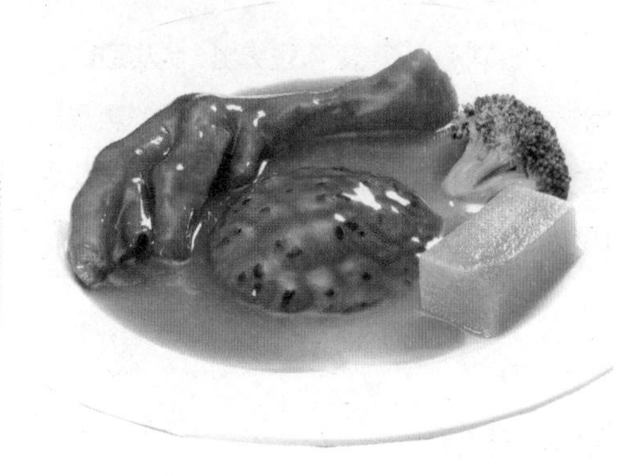

粉蒸肉

【主料】

带皮花肉 400 克、炒米粉 25 克、甜面酱 40 克、白糖 10 克。

【调料】

姜、葱丝各 25 克。

【制做】

1. 把五花肉皮刮净，切成 10 厘米长、0.5 厘米宽的厚片。

2. 放入炒米粉、甜面酱、白糖、姜葱丝拌匀，上笼蒸 1 个小时，扣盘即成。

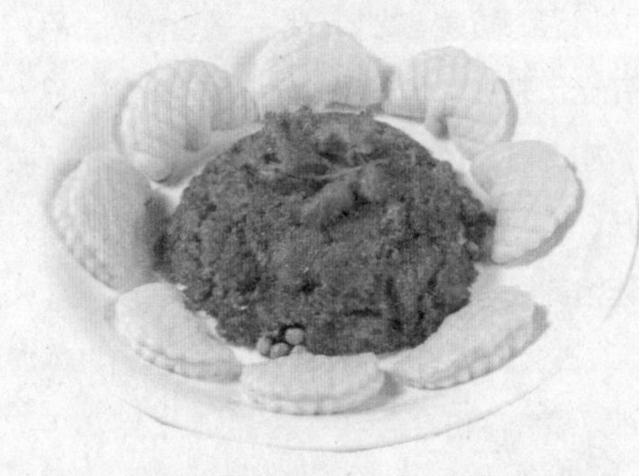

★专家指点迷津

• 此菜肥而不腻、酱香突出、咸甜适口、回味无穷，具有补肾养血、滋阴润燥的功效。但由于猪肉中胆固醇含量偏高，故肥胖及血脂较高者不宜多食。

百合炒豌豆苗

【原料】

豌豆苗 400 克，鲜百合 100 克。

【调料】

熟猪油 50 克，盐 4 克，白糖少许，香油 5 克。

【制做】

1. 将豌豆苗去掉根，放清水锅内漂洗干净，捞出备用；鲜百合切去根，取花瓣，放清水中浸泡，洗净杂质，捞出沥水。

2. 炒锅置火上，放熟猪油 25 克烧至八成熟，放入豌豆苗煸炒出水分，加盐 2 克炒匀，取出备用。

3. 净锅置旺火上，放熟猪油 25 克烧热，放入鲜百合煸炒片刻，加入炒好的豌豆苗、盐 2 克，白糖和香油炒拌均匀，出锅装盘即成。

★专家指点迷津

• 豌豆苗营养丰富，含有多种人体必需的氨基酸。其味清香、质柔嫩、滑润适口，色、香、味俱佳。营养价值高和绿色无公害，而且吃起来清香滑嫩，味道鲜美独特。

• 此菜具有滋润心肺、止咳、补养五脏的功效。

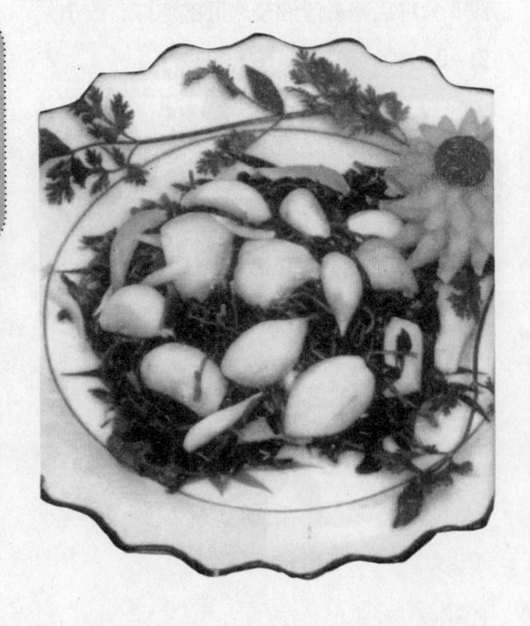

第四章 未病先防

日常保健食疗方

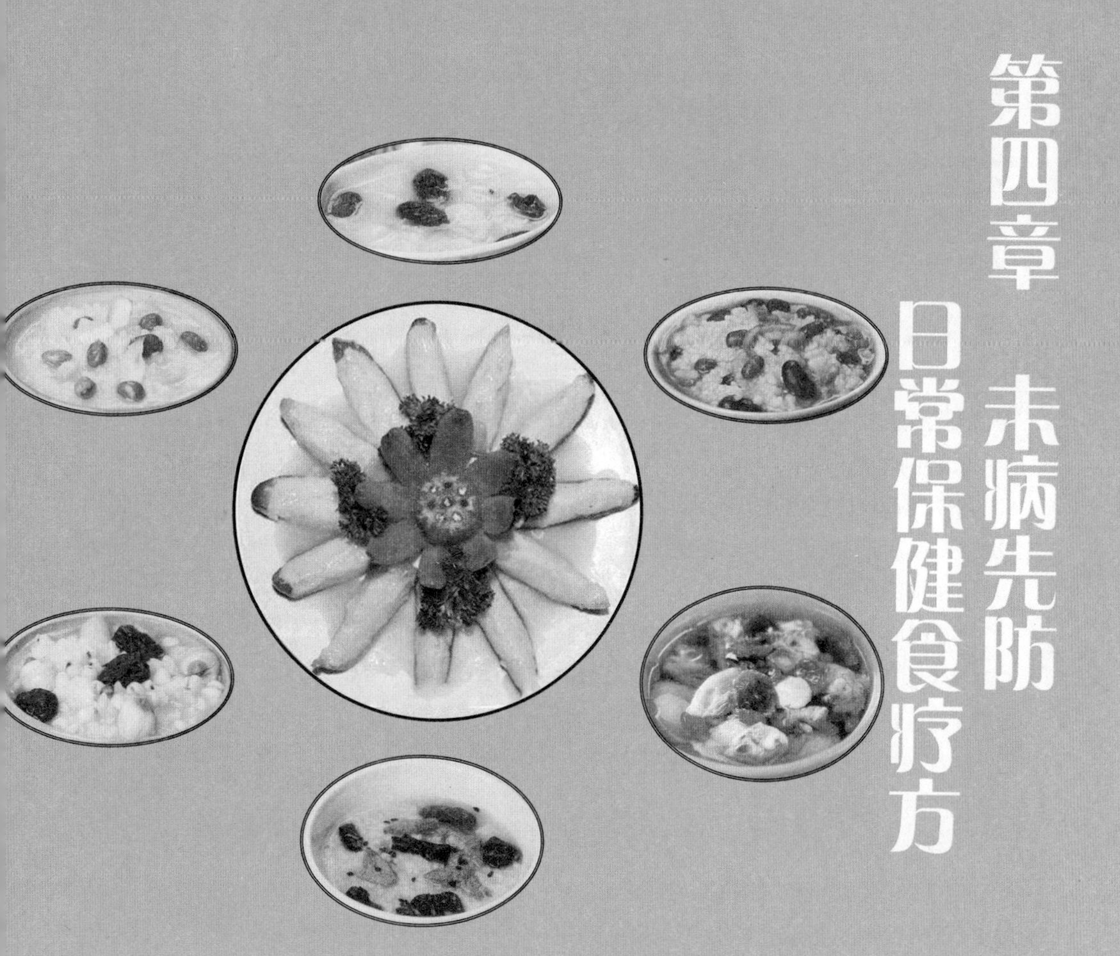

强健心脏养生食谱

心脏对于身体来说，就好像发动机对于汽车一样。其作用是推动血液流动，向器官、组织提供充足的血流量，以供应氧和各种营养物质，并带走代谢的终产物（如二氧化碳、尿素和尿酸等），使细胞维持正常的代谢和功能。体内各种内分泌的激素和一些其他体液因素，也要通过血液循环将它们运送到靶细胞，实现机体的体液调节，维持机体内环境的相对恒定。此外，血液防卫护能的实现，以及体温相对恒定的调节，也都要依赖血液在血管内不断循环流动，而血液的循环是由于心脏“泵”的作用实现的。心脏如此重要，所以我们一定要保护好自己的心脏。

★保健方法

1. 控制体重

研究表明，体重增加 10%，胆固醇平均增加 18.5，冠心病危险增加 38%。

2. 戒烟

烟草中的烟碱可使心跳加快、血压升高（过量吸烟又可使血压下降）、心脏耗氧量增加、血管痉挛、血液流动异常以及血小板的黏附性增加。吸烟是造成心绞痛发作和突然死亡的重要原因。

3. 戒酒

对于患有心脏病的人来说，酗酒不仅会加重心脏的负担，甚至会导致心律失常，并影响脂肪代谢，促进动脉硬化的形成。

4. 改善生活环境

污染严重及噪音强度较大的地方，可能诱发心脏病。

5. 合理饮食

应有合理的饮食安排。高脂血症、不平衡膳食、糖尿病和肥胖都和膳食营养有关，所以，从心脏病的防治角度看，营养因素十分重要。原则上应做到“三低”，即：低热量、低脂肪、低胆固醇。

6. 适量运动

积极参加适量的体育运动，有利于增强心脏功能，促进身体正常代谢，尤其对促进脂肪代谢，防止动脉粥样硬化的发生有重要作用。

★推荐食材

糯米、桂圆、莲子、红枣、小麦、山药、葡萄、薏米、黑芝麻、黄豆、木耳等。

» 桂圆莲子粥

【主料】

糯米 100 克，桂圆肉 20 克，莲子 30 克，红枣 40 克。

【调料】

白糖适量。

【制做】

1. 先将莲子去心，洗净；红枣去核洗净；

糯米淘洗干净。

2. 糯米放入锅内，加清水大火煮开，放入莲子、红枣改小火煮 25 分钟，加入桂圆肉再煮 5~10 分钟关火，加入白糖调味即可。

★专家指点迷津

• 莲子的挑选以粒大圆润、饱满洁白、肉厚色鲜、口咬即脆裂、芳香味甜、胀性好、入口软糯且无霉变虫蛀的为佳，但色泽过于洁白的可能是硫磺熏制过的。

• 桂圆肉益心脾、养血安神，莲子补脾、养心、益肾。此粥对心脾两虚失眠兼心悸健忘、神疲肢倦、大便溏泻稀薄、面色少华者尤为适用。

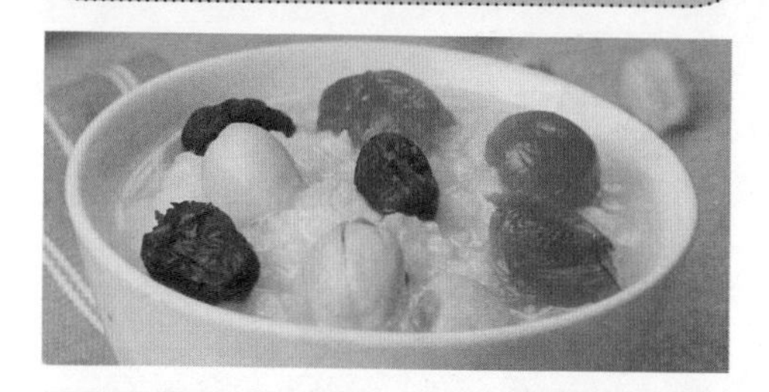

» 小麦粥

【主料】

小麦 60 克，大米 100 克，红枣 50 克。

【制做】

1. 将小麦、粳米用清水淘洗干净，红枣洗净。

2. 将小麦捣碎放入锅中，加适量水煮开，过滤后，取小麦汁，与大米、红枣一同下锅，再加入适量的水煮成粥即可。

★专家指点迷津

• 此粥具有养心神、止虚汗、补脾胃的功效。适用于心气不足、心悸、失眠、自汗、盗汗、脾胃腹泻等症。

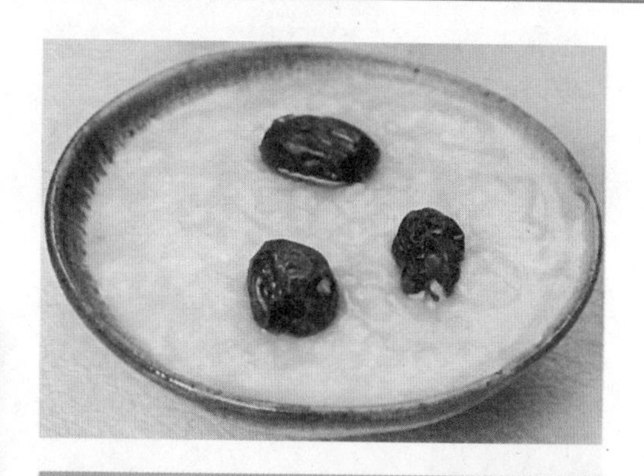

» 山莲葡萄粥

【主料】

大米 100 克，山药、莲子各 50 克，葡萄干 10 克。

【调料】

白糖 30 克。

【制做】

1. 大米淘洗干净；山药洗净、去皮、切成薄片；莲子去心；葡萄干洗净，泡软。

2. 锅中倒入适量清水，放入大米大火煮开，放入山药片、莲子煮开后转小火煮约 20 分钟至八成熟，放入葡萄干，煮至米粒开花，加入白糖调味即可。

★专家指点迷津

• 此粥有补脾益心的功效。适用于面色黄白，乏力倦怠，腹胀等症。

• 另外，葡萄干内含大量葡萄糖，对心肌有营养作用，有助于冠心病患者的康复。

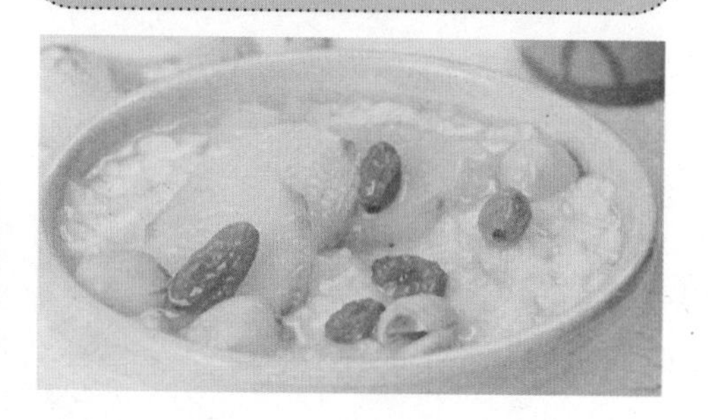

水果甜粥

【主料】

大米 100 克，梨、橘子、猕猴桃各 1 个，蜜枣 30 克。

【调料】

冰糖适量。

【制做】

1. 梨削皮，去核，切块；猕猴桃去皮，切块；橘子去皮，取瓣；大米淘洗干净。

2. 锅置火上，放入清水、大米，先以大火煮沸，再转用小火熬煮成粥，加入冰糖调味。

3. 将梨块、猕猴桃块、蜜枣、橘子瓣置于粥上即可。

★专家指点迷津

• 用新鲜水果煮粥，不宜高温烹煮，否则维生素 C 易流失。用盐水洗净水果更加卫生。本粥所使用的水果可依个人喜好而变更，挑选质感较脆的好些，而且不能是过熟的。

• 猕猴桃中富含膳食纤维，它不仅能降低胆固醇，促进心脏健康，而且可以帮助消化，防止便秘，快速清除并预防体内堆积的有害代谢物。

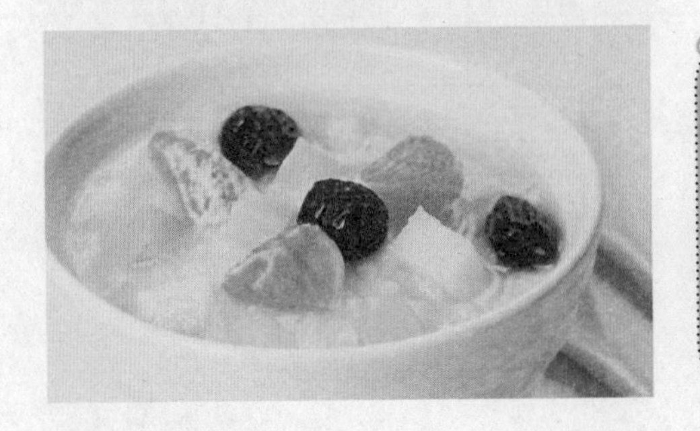

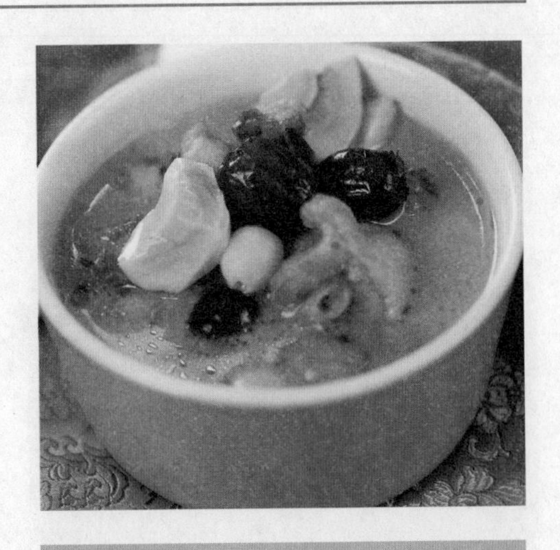

红枣莲子鸡

【主料】

净子鸡 1 只。

【辅料】

红枣 50 克，莲子 30 克，口蘑 2 个。

【调料】

盐、料酒各 5 克，味精少许。

【制做】

1. 净子鸡冲洗一下，剁成小块，放水中汆去血沫，盛出备用；莲子用水洗净后上屉隔水蒸 10 分钟；红枣泡涨；口蘑洗净，切片。

2. 将鸡块、红枣、莲子、口蘑同入砂锅，加水、料酒小火慢炖 25 分钟，用盐、味精调好口味即可。

★专家指点迷津

• 红枣有养胃、健脾、益血、滋补、强身之效；莲子具有补中益气、养心益肾等功效，多吃可清心醒脾，明目安神；而鸡汤则是能够提高人体的免疫功能。

• 此汤健脾胃，清心安神，补气血。

补肝养生食谱

肝主疏泄，泛指肝气具有疏通、升发、畅泄等综合的生理功能，主要表现在调节精神情志，促进消化吸收，以及维持气血、津液的运行三方面。

通常肝病可以分为急性和慢性两种。

肝病在急性期的症状比较典型，常有恶心、呕吐、食欲缺乏、疲乏无力等现象，有时还会出现肝区（右上腹）疼痛，检查身体可发现皮肤。巩膜发黄，肝区触痛，化验检查可出现肝功能异常等。

而慢性肝病通常症状跟体征都不太典型，只是稍微感到乏力，容易出现疲劳。临床上有很多慢性肝病往往是在体检时才被发现。慢性肝病有时也可能会有肝区胀痛不适的情况。确定肝病，除了一些可以感觉到的症状和体征外，最好是去专科医院做一个全面的检查，这样才能被确诊。

★保健方法

1. 保持正常体重

体重过重会让肝脏工作更辛苦，罹患脂肪肝的概率也会升高。理想减重方式就是均衡饮食加上规律运动。

2. 远离各种可能受血液污染的器具

避免不必要的输血、打针、穿耳洞、刺青、和他人共享牙刷、刮胡刀等，以及减少接触可能受到血液污染的器具。

3. 注意饮食卫生

不喝生水，也不要生食海鲜，以免受到甲型肝炎病毒感染。如果要到甲型肝炎高感染区旅游，最好在出发前注射甲型肝炎疫苗。

4. 均衡饮食

为求速效减肥，三餐只吃水果，而不吃其他食物，或者是“低糖饮食”——高蛋白、低碳水化合物的饮食组合，会增加肝脏负担。肝脏负责把吃进的食物，转换成身体能量来源。对肝脏来说，把非碳水化合物转化成能量，比把碳水化合物转化成能量更吃力。均衡的饮食组合应该是 60% ~ 70% 的碳水化合物（例如米饭、面食），20% ~ 30% 的蛋白质（例如肉类、豆类），10% ~ 20% 的多元不饱和脂肪（例如植物油）。

5. 戒烟戒酒

抽烟和罹患肝癌有关；饮酒会提高发生脂肪肝、酒精性肝病的机会。

6. 不乱吃药

吃进去的药物都必须经过肝脏解毒。除了医师处方药，避免自行服用其他药物，因为服用多种药物容易产生药物相互作用，影响肝脏代谢能力。

★推荐食材

胡萝卜、红枣、黑豆、菠菜、山药、白菜、芹菜、生菜、韭菜、西兰花、羊肝等。

萝须枣豆粥

【主料】

胡萝卜100克，玉米须30克，红枣40克，黑豆50克，大米80克。

【制做】

1. 胡萝卜洗净切成小块；红枣洗净；黑豆泡洗干净；大米淘洗干净。

2. 玉米须放入锅内，加适量水煮沸，半小时后，捞出玉米须不用，然后放入黑豆煮30分钟，再放入大米、红枣煮20分钟，下入胡萝卜煮至软烂即可。

★专家指点迷津

• 玉米须在中药店有售，比较干，可以冲洗干净，泡一泡再煮。在新鲜玉米上市的季节，可以直接把玉米头上的须子揪下使用。

• 中医认为胡萝卜味甘，性平，有健脾和胃、补肝明目、清热解毒、壮阳补肾、透疹、降气止咳等功效。另外，红枣也具有保肝、健脾、降低胆固醇、抗过敏等作用。

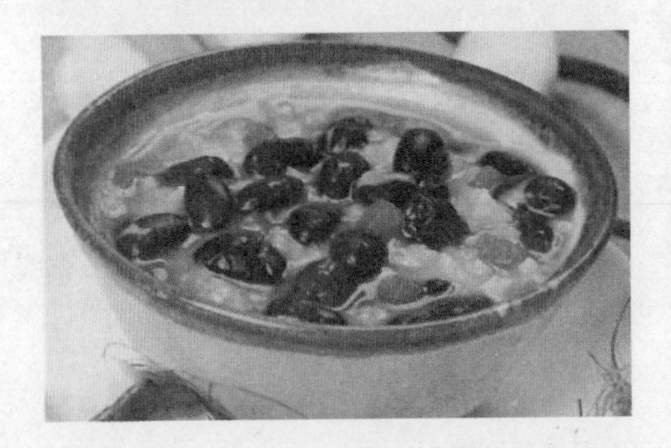

羊肝萝卜粥

【主料】

羊肝150克，胡萝卜、大米各100克。

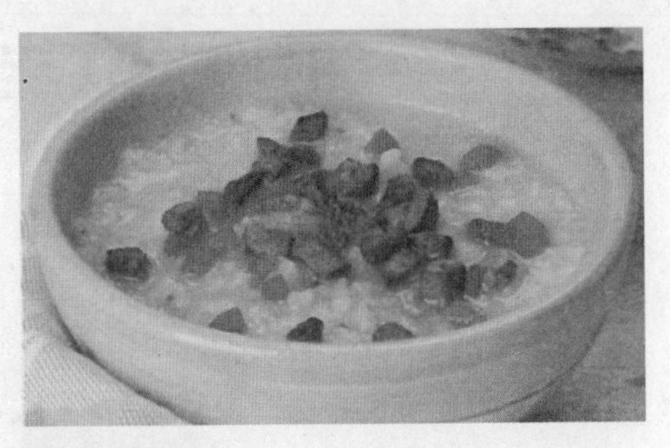

【调料】

蒜蓉20克，料酒、葱花、姜汁、盐各5克，味精少许。

【制做】

1. 将羊肝和胡萝卜洗净均切成0.5厘米见方的小丁，羊肝丁用料酒、姜汁腌10分钟。大米淘洗干净。

2. 锅置火上，倒油烧热，爆香蒜蓉，倒入羊肝丁炒至变色盛出。

3. 锅中放入适量水、大米煮开，转小火煮20分钟熬成粥后加入胡萝卜丁，焖10分钟后，再加入炒好的羊肝丁，下盐、味精和葱花调味即可。

★专家指点迷津

• 羊肝味甘、苦，性凉，入肝经，有益血、补肝、明目的作用，对于血虚萎黄羸瘦、肝虚目暗昏花等症状有很好的疗效。

• 羊肝含胆固醇高，高脂血症患者慎食。

菠菜粥

【主料】

大米、菠菜各100克。

【调料】

盐、味精各适量。

【制做】

1. 将菠菜洗净，在沸水中烫一下，切段；大米淘洗干净。

2. 大米入锅，加适量水煮开，转小火煮熟，放入菠菜段，继续熬 3 分钟左右，放入盐、味精调味即可。

★专家指点迷津

• 菠菜粥对因肝阴不足引起的高血压、头痛目眩、贫血、糖尿病等都有较好的防治作用。

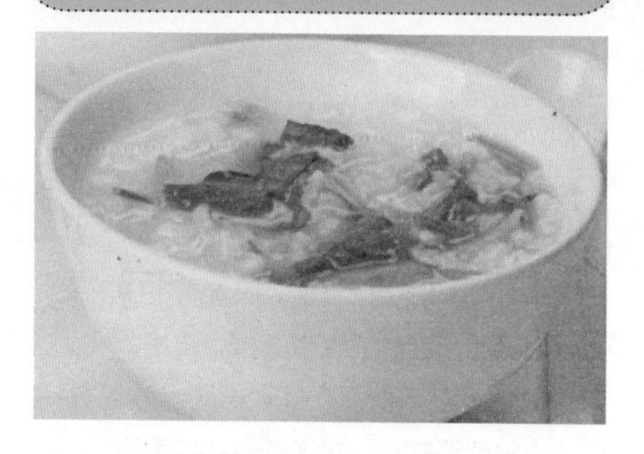

» 菊花粥

【主料】

米 100 克，菊花 5 克。

【调料】

蜂蜜、柠檬皮碎各适量。

【制做】

1. 菊花洗净，糯米淘洗净，用水浸泡约 1 小时。

2. 锅置火上，放入清水与糯米、一半菊花，大火煮开后转小火慢煮约 40 分钟至米烂粥稠，加入剩下的菊花继续熬煮约 10 分钟，熄火待凉后放蜂蜜调味，撒入柠檬皮碎拌匀即可。

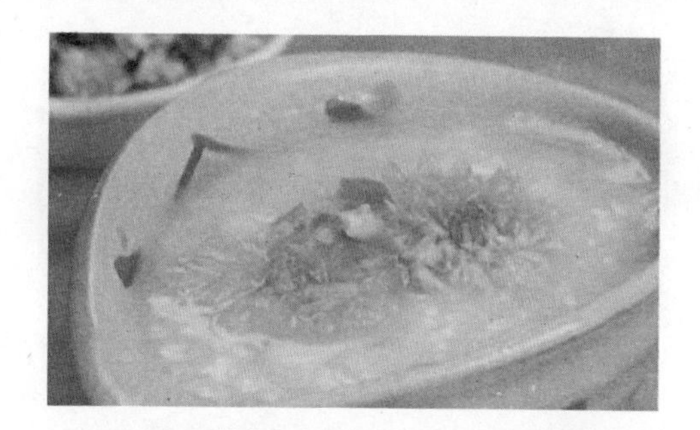

★专家指点迷津

• 如果选用新鲜菊花，使用前须先用淡盐水清洗杀菌，但不可浸泡太久，以免破坏菊花的外形和味道。

•《本草纲目拾遗》说菊花能“益血润容”，搭配糯米，具有“养肝血，悦颜色”的效果。

» 莲藕萝卜

【主料】

胡萝卜 80 克，白萝卜 80 克，莲藕 150 克，红辣椒 20 克。

【调料】

精盐、白糖、味精、香油适量。

【制做】

1. 将莲藕去皮洗净切细条，用清水略泡，飞水后捞出控水；胡萝卜、白萝卜洗净，切细条，加精盐拌匀腌软；红辣椒去蒂、子洗净，切细丝。

2. 将莲藕细条、胡萝卜、白萝卜、辣椒丝加精盐、白糖、味精拌匀即可。

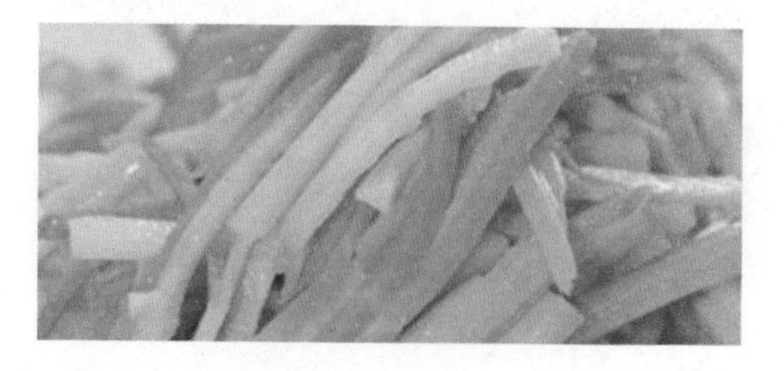

★专家指点迷津

• 此菜具有疏肝理气之功效。

• 萝卜藕都是凉性，体质虚寒、肠胃虚弱、胃溃疡、老胃病、有流产先兆，或是风寒感冒等虚症忌食。

清蒸鲈鱼

【主料】

鲈鱼1条约700克，青椒、红椒适量。

【调料】

精盐少许、花生油40克、姜丝15克、葱2条。

【制做】

1. 鲈鱼洗净去内脏，切花刀，用盐、料酒、糖少许腌一下，放在盘中，加入葱段、姜片，少加一点水。

2. 把鱼放在锅里蒸15分钟，然后取出鱼待用。

3. 重新切葱丝，也可以将青椒、红椒丝放鱼上面，锅热油放入花椒炸出油浇淋在蒸好的鱼上，倒入蒸鱼用的味极鲜即可。

★专家指点迷津

• 鲈鱼清蒸不要从肚子部位取内脏，拿筷子从嘴里把内脏绞出来，洗干净，鱼身上轻轻划几刀，摸点盐，把鱼放在垫有筷子的盘子里，把它支起来好成熟。

• 鲈鱼具有补肝肾、益脾胃、化痰止咳之效，对肝肾不足的人有很好的补益作用。此菜具有养肝健脾的功效。

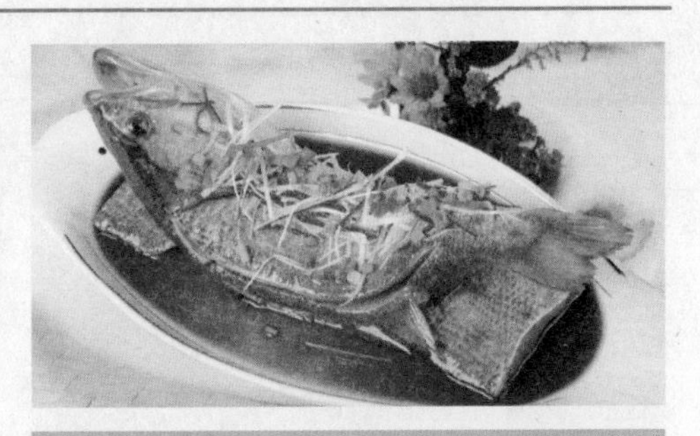

黄豆蹄筋汤

【主料】

猪蹄筋300克。

【辅料】

黄豆100克，红辣椒少许。

【调料】

盐、料酒各5克，味精、胡椒粉各少许。

【制做】

1. 猪蹄筋泡发，洗净，放入沸水中氽烫；黄豆泡涨，洗净；红辣椒去蒂，洗净。

2. 将蹄筋、黄豆、红辣椒同入砂锅煮开后，小火炖至软烂，加入调料调味即可。

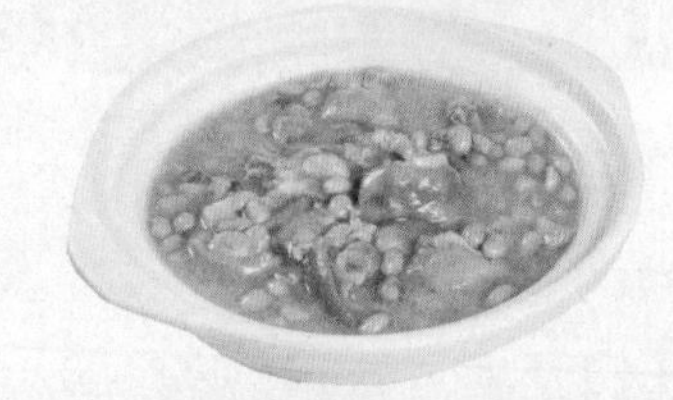

★专家指点迷津

• 涨发猪蹄筋时可先放入加有芹菜叶、白萝卜的沸水中煮，去除异味再使用，这样口味更好。

• 大豆含有丰富的蛋白质，含有多种人体必需的氨基酸，可以提高人体免疫力。

• 猪蹄筋有养血补肝、强筋壮骨的功效，对腰膝酸软、身体瘦弱者有很好的食疗作用，有助于青少年生长发育和减缓中老年妇女骨质疏松的速度。

补肾壮阳养生食谱

中医认为，肾为先天之本。肾功能好的人，精神好、脚步轻快、睡眠好、耳聪目明。相反，肾功能差的人，夜尿多，常常头昏眼花，腰痛腿软，眼圈发黑，容易脱发。

肾脏疾病有一些共同的临床表现，即水肿、腰痛、血尿、蛋白尿、尿少、尿急、尿频等。

★保健方法

1. 不乱吃药

许多市售的止痛药、感冒药和中草药都有肾脏毒性，不要不经医师处方乱吃。对医师处方的抗生素、止痛药也应该知道其副作用。

2. 冬天注意保暖

调查发现，在冬天不论是肾功能恶化或是洗肾的新病人，都远超过其他季节，主要是因为低温下血管收缩、血压窜升、小便量减少、血液凝结力变强，容易使肾脏出问题。

3. 控制糖尿病和高血压

血压控制不好、糖尿病太久都会造成血管硬化。而肾脏就是由数百万个微血管球组成。血糖、血压控制不好。肾脏坏得快。

4. 不暴饮暴食

摄入太多蛋白质和盐分，会加重肾脏负担。此外，运动饮料含有额外的电解质与盐分，有肾病的人需小心这类饮料。

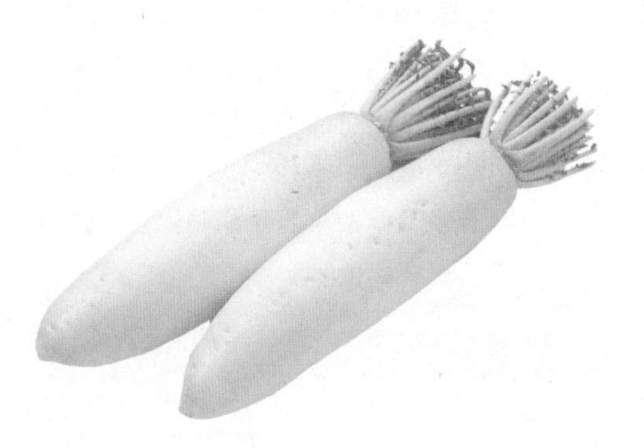

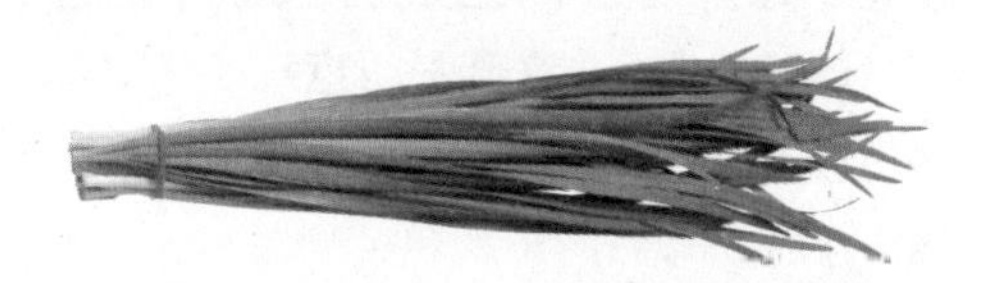

5. 适量饮水不憋尿

尿液潴留在膀胱，就如同下水道阻塞后容易繁殖细菌一样，细菌会经由输尿管感染肾脏。

6. 饮食调节

我国中医理论对食品的天然颜色与其功能早有独到的见解：白色食品润肺，黄色食品益脾，红色食品补心，青色食品补肝，黑色食品补肾。通过“以黑补肾”，即可达到强身健体、补脑益精、防老抗衰的作用。我国民间早就有“逢黑必补”之说，例如黑米，就有“补血米”“长寿米”之称。《本草纲要》一书中记载着：“黑米滋阴补肾，明目活血，暖胃养肝，乌发养颜，延年益寿。”可见，对黑色食品的应用，在我国已有悠久历史。

★推荐食材

黑米、红豆、莲子、花生、韭菜、香菇、山药、木耳、黑蘑菇、白萝卜、红萝卜、甲鱼等。

» 黑米桂花粥

【主料】

黑米100克，红豆50克，莲子、花生仁各30克。

【调料】

冰糖适量，桂花10克。

【制做】

1. 黑米洗净，浸泡3小时；红豆洗净，浸泡3小时；莲子、花生仁洗净、沥干备用。

2. 锅置火上，将黑米、红豆、莲子、花生仁放入锅中，加适量水大火煮沸后换小火煮1小时。

3. 加入桂花、冰糖拌匀，烧煮3分钟即可。

★专家指点迷津

• 黑米不容易煮烂，因为它的外面有一层较坚韧的种皮。没有煮烂的黑米不容易被消化，可能引起急性肠胃炎。所以在煮粥之前要在清水中浸泡两三小时，这样再煮粥就容易煮烂了。

• 黑米具有滋阴补肾、健脾暖肝、补益脾胃、益气活血、养肝明目等疗效。经常食用黑米，有利于防治头昏、目眩、贫血、白发、眼疾、腰膝酸软、肺燥咳嗽、大便秘结、小便不利、肾虚水肿、食欲缺乏、脾胃虚弱等症。但消化功能不好的人不宜多吃。

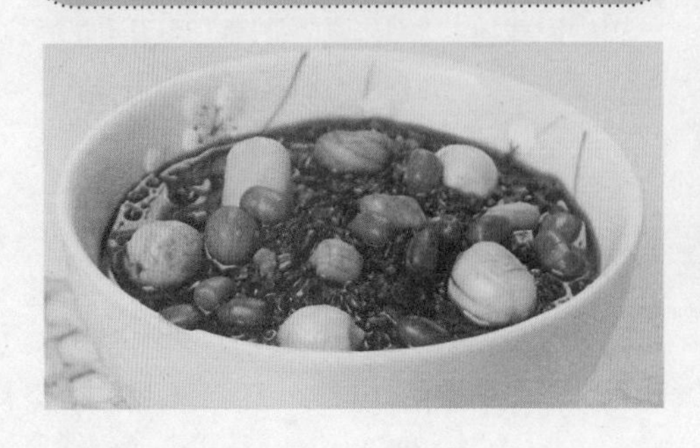

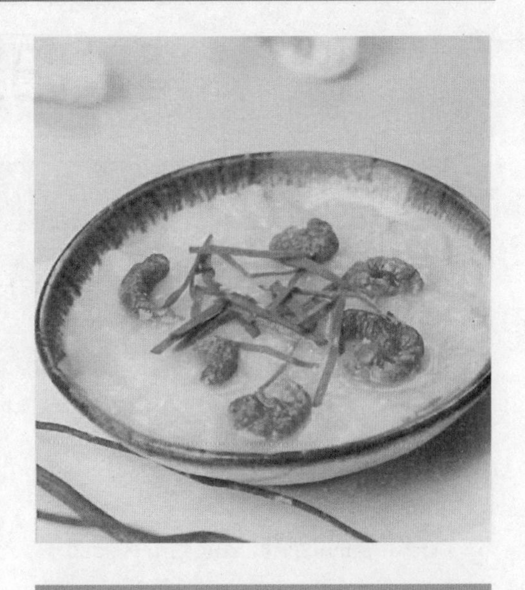

» 海米粥

【主料】

粳米100克，海米20克，韭菜50克。

【调料】

姜末10克，盐5克，味精少许。

【制做】

1. 海米洗净，泡发；韭菜洗净，切小段；粳米淘洗干净。

2. 粳米放入锅中，加适量清水烧开，待煮至八成熟时，加入海米煮至米粒开花，加入韭菜段、姜末、盐、味精再煮开即可。

★专家指点迷津

• 韭菜性温，味辛，具有补肾起阳的作用，故可用于治疗阳痿、遗精、早泄等病症。

• 韭菜多食会上火且不易消化，因此阴虚火旺、有眼病和胃肠虚弱的人不宜多食。

• 海米为发物，染有宿疾者不宜食用。

» 鲜菇小米粥

【主料】

小米70克，大米30克，鲜香菇60克。

【调料】

盐3克，葱花少许。

【制做】

1. 大米和小米分别洗净，加少许油拌匀腌1小时；香菇洗净，去蒂，切片。

2. 锅置火上，加入适量水，放入大米煮开，转小火煮10分钟，放入小米，煮至软烂。

3. 加入鲜菇片搅匀煮熟，下盐调味，撒上葱花即可。

★专家指点迷津

• 小米如果用油稍腌一会儿，味道更香。

• 小米具有养阴、壮阳、清热、利尿、消肿等功能。有肾病者宜常食小米。

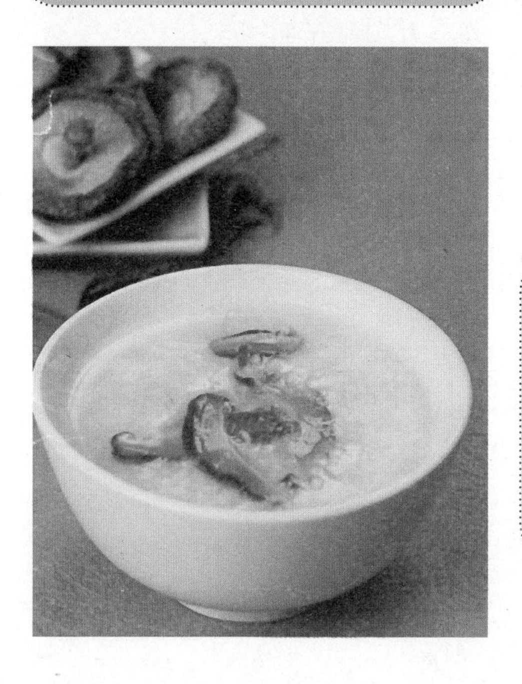

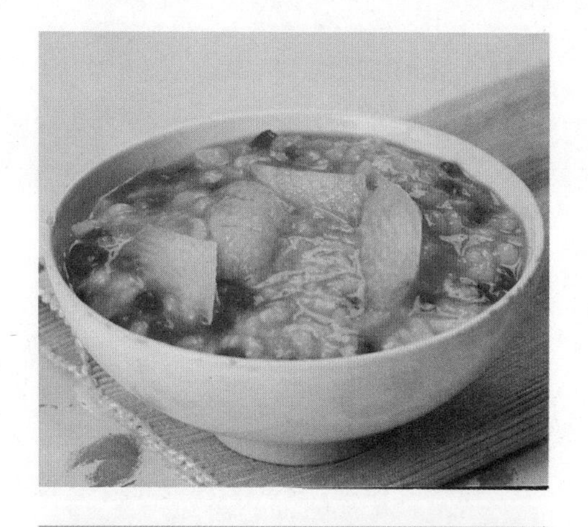

» 红豆山药粥

【主料】

红豆、山药各100克，糯米40克。

【调料】

白糖20克。

【制做】

1. 红豆、糯米分别洗净，用清水浸泡2小时；山药洗净，去皮，切成滚刀块。

2. 锅置火上，注入适量清水，大火煮沸后放入红豆煮10分钟，放入糯米，中火煮粥。

3. 待红豆开花时放入山药块，中火煮至山药软糯，调入白糖即可。

★专家指点迷津

• 可在粥中加入适量糖桂花，更加香气四溢。

• 山药含有多种营养素，有强健机体、滋肾益精的作用。大凡肾亏遗精、妇女白带多、小便频数等症，皆可服之。

杂豆粥

【主料】

黑豆 50 克，红豆、绿豆各 30 克，大米、小米各 40 克，陈皮 1 块。

【调料】

白糖适量。

【制做】

1. 黑豆、红豆、绿豆洗净，用清水浸泡 3 小时；大米、小米洗净，用清水浸泡半小时，捞出用植物油拌匀；陈皮泡软、洗净。

2. 锅置火上，注入适量清水，倒入黑豆、红豆煮 20 分钟，加入绿豆、大米煮 30 分钟，再加入小米、陈皮，大火煮沸后改用小火熬煮成粥，食用时调入白糖。

★专家指点迷津

• 豆、米煮开后，将锅盖揭开一条缝，小火熬粥，不易溢出汤水，味道也好。

• 豆类一定要煮熟才能食用，否则有可能导致食物中毒。

• 此粥可养胃、健肾、利便，止消渴，有助于睡眠。

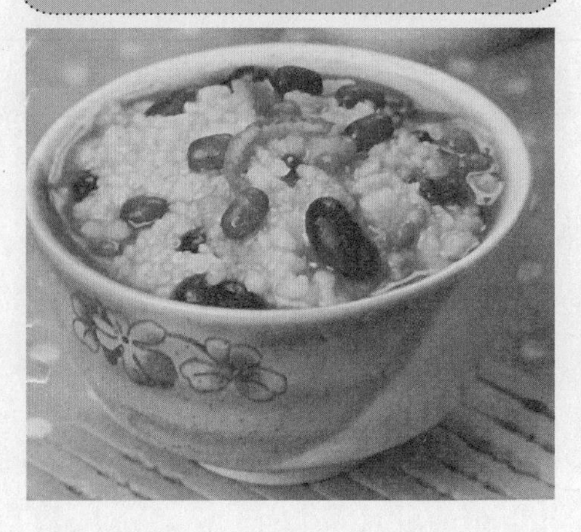

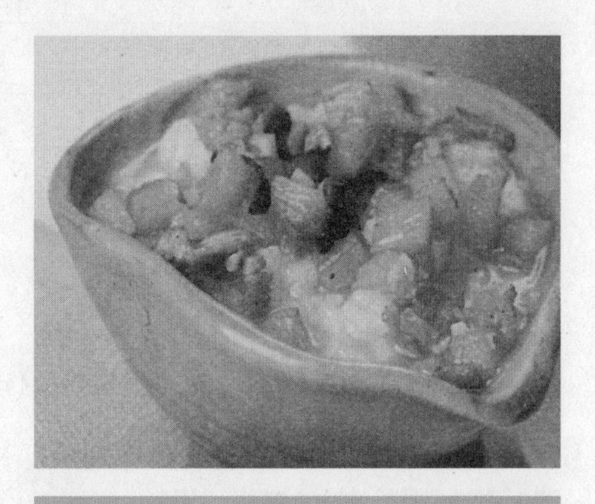

香菇山药肉丝粥

【主料】

山药、大米各 100 克，干香菇 30 克，瘦肉、芹菜各 50 克。

【调料】

盐 5 克，胡椒粉少许。

【制做】

1. 大米洗净，浸泡半小时；香菇泡软洗净，去蒂切丝；瘦肉洗净切丝；山药去皮洗净，切丁；芹菜择洗干净，切末。

2. 锅置火上，放食用油，油热后炒香山药，加入肉丝、香菇丝炒熟，盛起备用。

3. 锅中倒入适量水，放入大米煮开，转小火煮 20 分钟，加入炒好的山药肉丝和大米一起煮成粥，熟后加入盐、胡椒粉、芹菜末即可。

★专家指点迷津

• 山药含有黏蛋白、淀粉酶、皂苷、游离氨基酸、多酚氧化酶等物质，且含量较为丰富，具有滋补作用，为病后康复食补之佳品，有滋养强壮、帮助消化和止泻的作用。

» 茯苓粳米粥

【主料】

白茯苓 15 克，粳米 100 克。

【制做】

1. 粳米用清水淘洗干净；白茯苓研成细末备用。

2. 取锅放入清水，将粳米、白茯苓末下锅同煮成粥即可。

★专家指点迷津

• 如果家里没有磨粉器，可用擀面杖把白茯苓擀成细末。

• 此粥适用于脾虚湿盛、稍有水肿的慢性肾炎者食用。肾病患者，最好是在专业医生的指导下根据自己的具体病情进行食疗，特别是病情比较严重时，要及时到医院进行积极治疗，及时控制病情，再配以正确的食疗，才能取得事半功倍的效果。

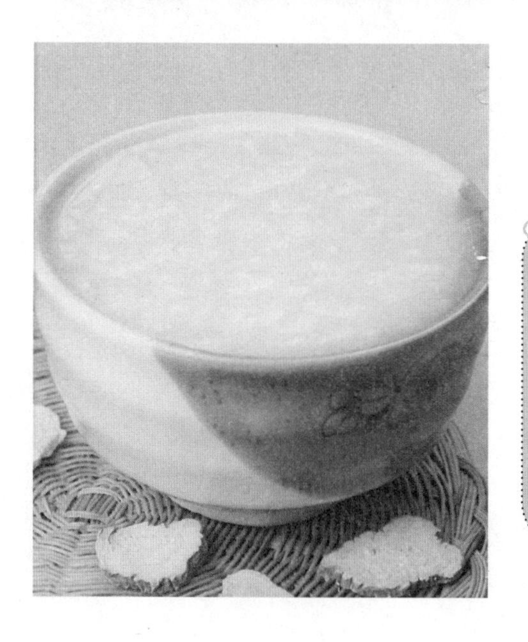

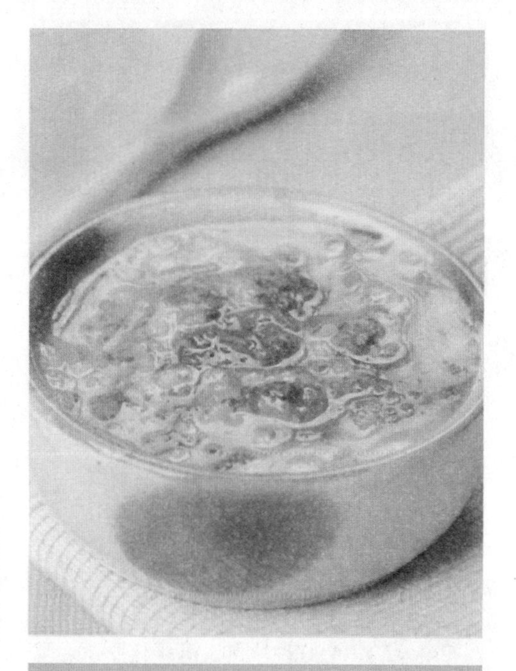

» 荠菜粳米粥

【主料】

荠菜、粳米各 100 克。

【制做】

1. 将荠菜洗净，切碎；粳米用清水淘洗干净。

2. 取锅倒入清水，放入粳米大火煮开，改小火煮稠后加入切好的荠菜煮开即可。

★专家指点迷津

• 荠菜在煮粥时不要煮得时间过长，以免维生素流失过多。

• 此粥适用于脾虚不统血、水肿兼有血尿的慢性肾炎者。具有健脾、利尿、止血的作用。

茯苓红豆粥

【主料】

茯苓 15 克，红豆 30 克，红枣 40 克，粳米 100 克。

【制做】

1. 粳米用清水淘洗干净；红豆洗净，浸泡半日；红枣洗净，去核。

2. 取锅倒入适量的清水，放入红豆、茯苓、红枣、粳米煮成粥，早晚餐温服食。

★专家指点迷津

• 此粥适宜各类型水肿之人食用，包括肾脏性水肿、心脏性水肿、肝硬化腹水、营养不良性水肿等。

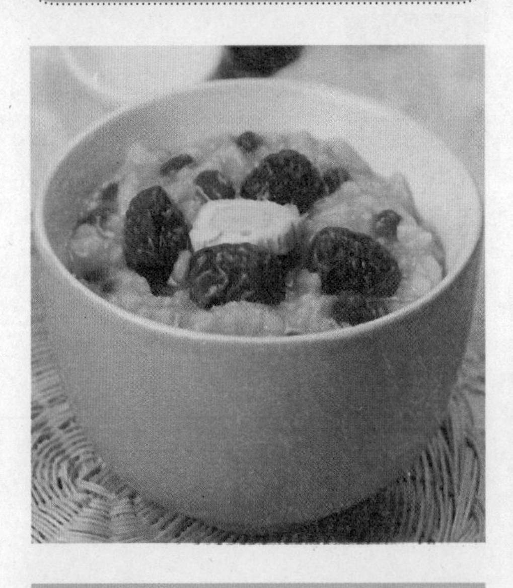

西芹腰果炒虾仁

【主料】

鲜虾 500 克、西芹 200 克，腰果、葱姜适量。

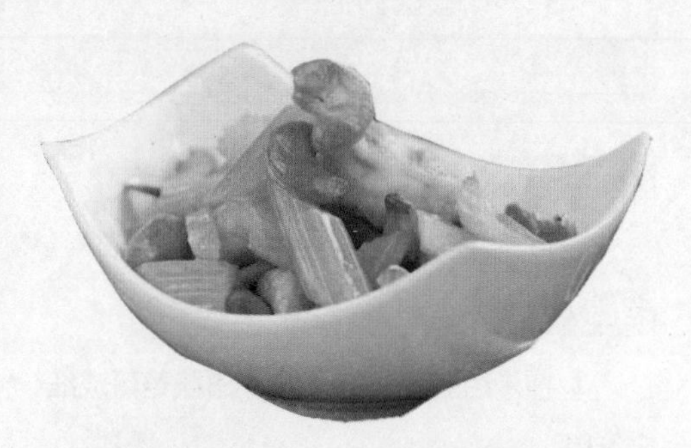

【调料】

盐、鸡精、糖，料酒、蛋清、淀粉各适量。

【制做】

1. 虾仁去肠泥，洗净擦干后加入调味料腌渍 20 分钟；西芹、葱、姜洗净，西芹、葱切段，姜切片。

2. 锅中放入油烧热，放入腰果，转小火炒至腰果变色，捞出沥干，放入虾仁过油捞出沥干。

3. 锅中留 1 大匙油烧热，先放入葱、姜爆香，再放入虾仁及腰果同炒，最后加入盐及胡椒粉调味即可盛盘。

★专家指点迷津

• 腰果中的某些维生素和微量元素成分有很好的软化血管的作用，对保护血管、防治心血管疾病大有益处；腰果含有丰富的油脂，可以润肠通便、润肤美容、延缓衰老。经常食用腰果可以提高人体抗病能力、增进性欲。

• 要做出一份香滑嫩的虾仁，快炒是其一要点，可除此之外，虾仁的提前腌浸也是很重要的。

• 此菜可以改善肾亏引起的腰酸和乏力。

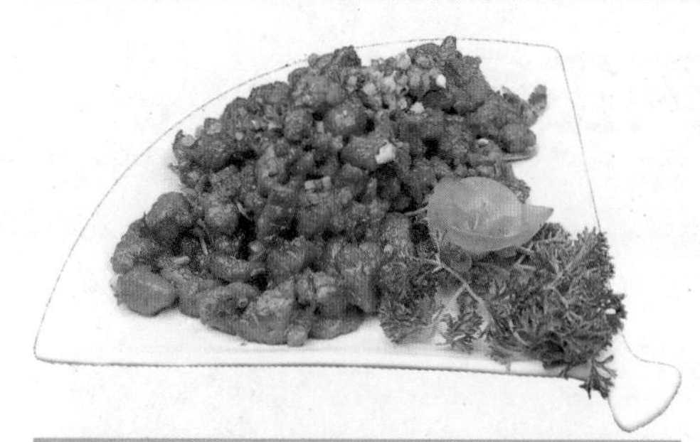

孜然羊肉

【主料】

羊后腿肉 300 克，香菜叶 30 克。

【调料】

盐 10 克，味精 5 克，料酒 30 克，辣椒面 10 克，孜然 15 克，葱白 20 克，姜 20 克，油 300 克。

【制做】

1. 将羊肉切成长 4 厘米、宽 2.5 厘米、厚 0.3 厘米的片，放在器皿中，加入料酒、盐、少许水，搅拌均匀，再将葱、姜放入，腌渍 20 分钟后去掉葱姜。

2. 炒锅上火，放油烧到六成热，把羊肉片放入锅内滑开，待出水较多、油温下降时取出。

3. 油温重新升高时再把羊肉片放入锅内复炸一次取出。

4. 加入孜然、辣椒面、味精拌匀后装到盘中，上桌时撒上香菜叶即可。

★专家指点迷津

• 羊肉不宜与南瓜、西瓜、鲇鱼同食，食则容易使人气滞壅满而发病；忌与梅干菜同食；吃羊肉不可加醋，否则热火攻心；不宜与荞麦、豆瓣酱同食。

莼菜甲鱼汤

【主料】

甲鱼 1 只。

【辅料】

莼菜 200 克。

【调料】

盐 5 克，料酒 15 克，味精、胡椒粉各少许。

【制做】

1. 甲鱼宰杀后，去头、爪尖、内脏，洗净，放入沸水中汆烫，去掉外膜，剁成小块备用；莼菜洗净。

2. 将甲鱼放入砂锅中，加水煮开，转小火炖煮至软烂，下入莼菜及调料煮熟即可（可加枸杞点缀）。

★专家指点迷津

• 甲鱼在去除内脏时，重点要去除体内的肥油，因为肥油的腥气味很浓。

• 莼菜味甘、性寒，具有清热、利水、消肿、解毒的功效。主治热痢、黄疸、痈肿、疔疮。

• 甲鱼肉味鲜美、营养丰富，有清热养阴，平肝熄风，软坚散结的效果。不仅是餐桌上的美味佳肴，而且是一种用途很广的滋补药品和中药主料。

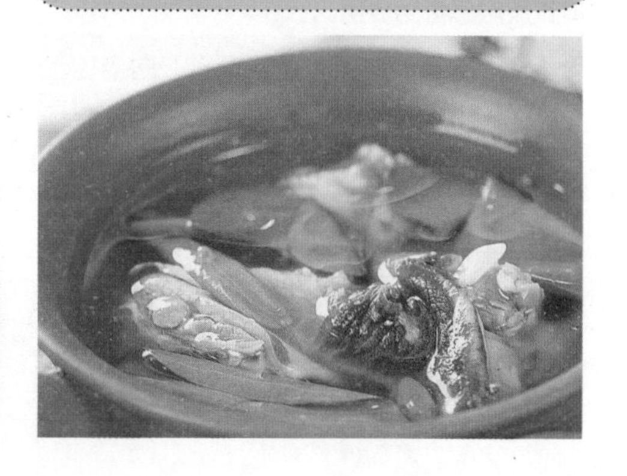

健脾养胃养生食谱

脾主要起运化食物中的营养物质、输布水液以及统摄血液等作用。

脾虚则运化失常，并可出现营养障碍，气血自然差了，表现出来就是“虚”。脾虚了身体里的水分代谢也会出问题，湿浊在体内排不出来，就产生了红疹子；湿浊在舌头瘀积，就令舌头变“胖”，从而舌边产生齿痕。

脾主升清降浊。如果脾功能失调了，就会浊气上升，导致头晕、胸闷、打嗝等症状。

脾统摄血液。如果这个功能紊乱了，就会有出血现象，比如鼻血、咯血等。

★保健方法

1. 少食生冷

在日常中，调理脾胃还要因人而异。脾胃功能正常者，适量食冷不会影响脾胃功能，但不宜过量。

2. 按摩脐周和散步

按摩脐周和散步均有调和脾胃的作用，两者作用原理相近，故可合称“护脾养脾”。同时，睡眠时还应注意加强脘腹部保暖，

3. 食疗方法

食生蒜泥、山楂虽可以减少肠道疾病、消食导滞，但若过食，又有伤胃之嫌，尤其胃炎反酸患者当慎用。

莲子扁豆薏米粥（选用莲子、白扁豆、薏仁米熬粥），银耳百合糯米粥（选用银耳、百合、糯米熬粥），山药茯苓粳米粥（选用山药、土茯苓、炒焦粳米熬粥）等药粥健脾益气、祛湿利水，有利于调和脾胃。

炒菜时不妨加点生姜末，饮茶者选喝红茶等，都不失为护脾的养生上策。

★推荐食材

具有补脾益气、醒脾开胃消食的食物，如粳米、籼米、锅巴（焦锅）、薏米、熟藕、栗子、山药、扁豆、豇豆、葡萄、红枣、胡萝卜、土豆、香菇等。

忌食食物

性质寒凉，易损伤脾气的食物，如苦瓜、黄瓜、冬瓜、苋莱、茭白、莴笋、柿子、梨、西瓜、绿豆等。

味厚滋腻，容易阻碍脾气运化功能的食物，如鸭肉、甲鱼肉、牡蛎肉、牛奶、芝麻等。

利气消积，容易耗伤脾气的食物，如荞麦、山楂、萝卜、香菜等。

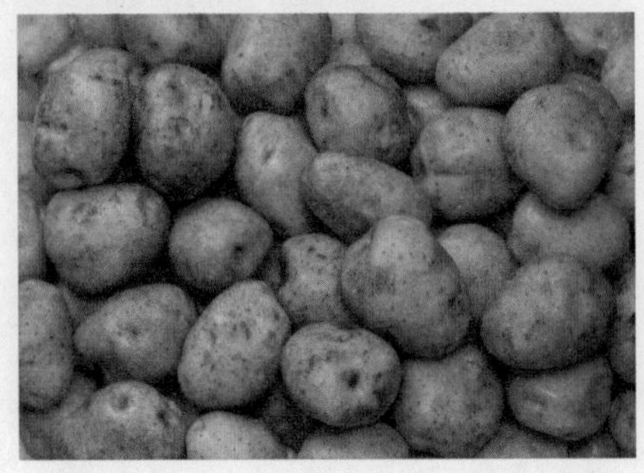

» 陈皮花生粥

【主料】

花生仁 50 克，大米 100 克。

【调料】

陈皮 15 克。

【制做】

1. 大米洗净，浸泡 2 小时，花生仁洗净沥干。

2. 锅放火上，倒入适量清水，放入大米、花生仁，煮至五成熟时放入陈皮，小火煮成粥即可。

★专家指点迷津

• 陈皮也可用新鲜橘子皮代替。

• 陈皮对消化道有缓和的刺激作用，有利于胃肠积气的排出，促进胃液的分泌，并舒张支气管。陈皮粥有理气化痰之力，并有健胃养胃、降血脂、升血压之效，对急性乳腺炎也有疗效。

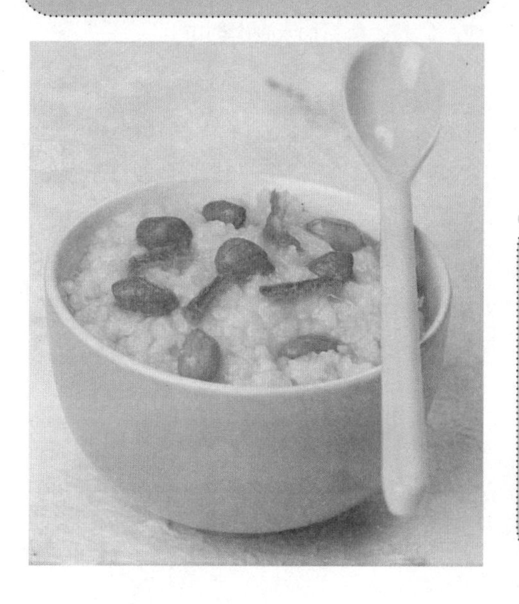

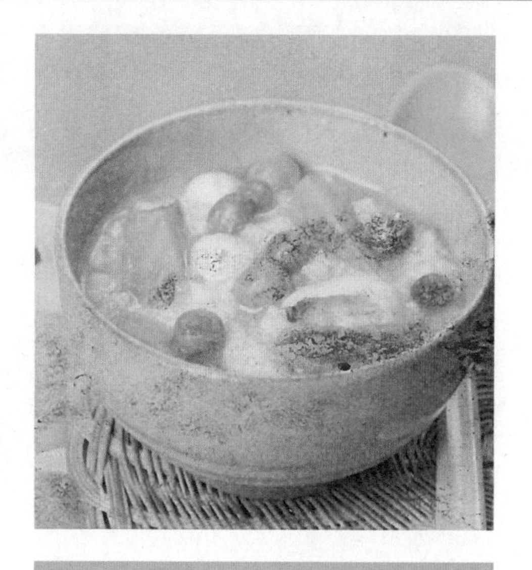

» 红薯百合粥

【主料】

红薯 150 克，大米 100 克，豌豆 30 克，百合 15 克。

【调料】

冰糖少许。

【制做】

1. 将红薯洗净，去皮，切成菱形块，大米淘洗干净待用，豌豆洗净，百合泡发。

2. 锅中加清水，放入大米、红薯块煮 15 分钟，加入豌豆、百合小火焖煮至熟即可。

★专家指点迷津

• 红薯性味甘、平，具有补中和血，益气生津，健脾胃，宽肠胃之功效，所以常吃红薯能降低胆固醇，并能减少皮下脂肪，有健美益寿的功效；百合是一味清苦的中药，具有平气、化毒的作用，与红薯一同烹煮是一道营养丰富的排毒粥。

健胃益气粥

【主料】

薏米、大米各50克，莲子、白扁豆各40克。

【制做】

1. 将薏米、莲子、白扁豆、粳米分别用清水洗净，薏米、白扁豆用水浸泡2小时。

2. 取锅倒入适量的清水，放入薏米、白扁豆煮20分钟，加入莲子、大米用小火煮至黏稠即可。

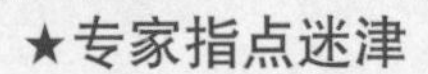

★专家指点迷津

• 选购薏米时，质硬有光泽，颗粒饱满，呈白色或黄白色，坚实，多为粉性，味甘淡或微甜者为上。

• 因为莲子固精气，养心血，白扁豆健脾补胃。所以此粥适合益胃正气、去湿除热。适宜肠胃功能欠佳、工作劳累者食用。

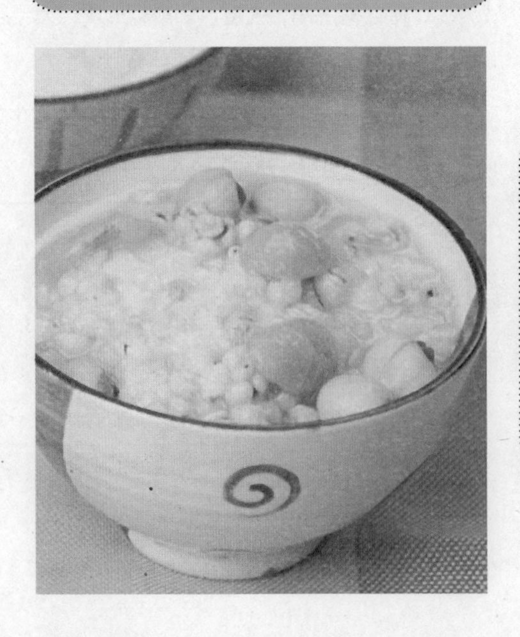

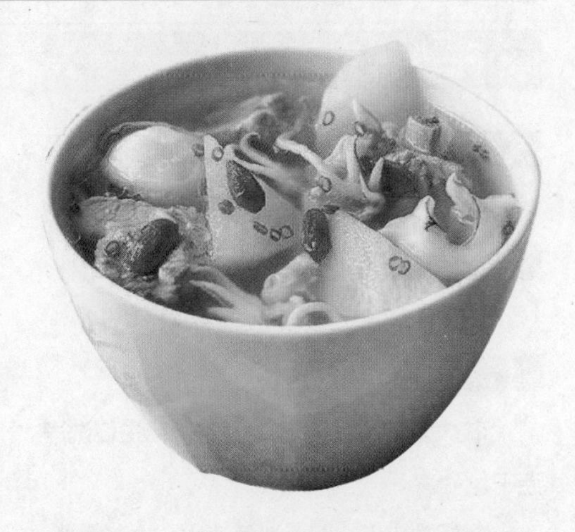

排骨萝卜汤

【主料】

小排骨（软肋）200克，萝卜200克。

【调料】

料酒、盐适量。

【制做】

1. 排骨切成3厘米见方，放入水中煮沸，倒掉水。

2. 白萝卜切成滚刀块。将两者同入锅中，放入料酒、盐，加水煮烂即可。

★专家指点迷津

• 谚语素有“冬吃萝卜，夏吃姜”的说法。白萝卜，性甘平辛，归肺脾经，具有下气、消食、除疾润肺、解毒生津，利尿通便的功效。

• 此汤清淡味鲜，且可养脾胃、化积痰及促进蛋白质吸收。

胡萝卜炒牛肉

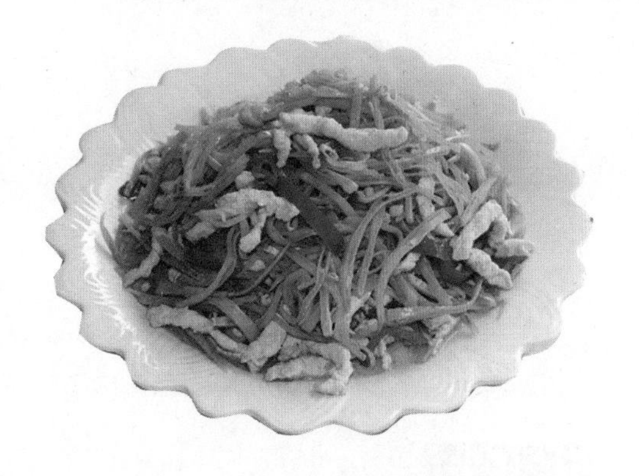

【主料】

胡萝卜 200 克，牛肉 150 克。

【调料】

植物油、淀粉、料酒、酱油、盐、葱花适量。

【制做】

1. 牛肉切丝，加淀粉、料酒、酱油、盐拌好放 10 分钟左右。

2. 锅内放油、葱花，将胡萝卜丝和拌好的牛肉大火滑炒，3 分钟左右出锅即可。

★专家指点迷津

• 胡萝卜除了含有蛋白质、脂肪以及较多的钾、钠、磷、铁等外，还有丰富的胡萝卜素，可以保护视力，减缓身体衰老，防癌，提高人体的免疫力。牛肉性平，也含有锌、铁、蛋白质，还有大量的 B 组维生素和肉毒碱。对肌肉的生长具有很好的作用，还可以补脾肾，养五脏，益气血，强筋骨的功效。牛肉和胡萝卜搭配，胡萝卜素可以更好的促进吸收牛肉的锌、铁元素，所以牛肉和胡萝卜搭配是很好的。

• 此菜补中益气、滋养脾胃，还有一定的美容功效。

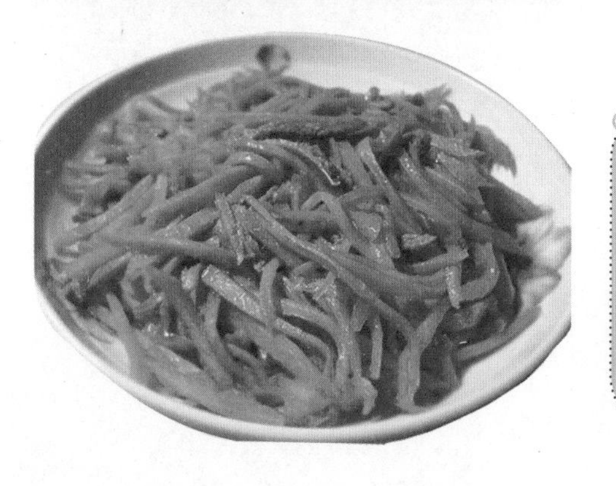

扁豆炒肉丝

【主料】

扁豆 250 克、去皮肥瘦猪肉 150 克。

【调料】

精盐，面酱各 5 克、酱油 30 克，料酒，香油各 10 克，味精 2 克、水淀粉 15 克，葱、姜末各 2 克，植物油 35 克，汤少许。

【制做】

1. 将扁豆择去两头，清洗干净，切丝，用开水烫透，捞出控净水；将猪肉洗净，切成肉丝，放入盆内，用水淀粉、精盐上浆，用热锅温油滑散捞出。

2. 将油放入锅内，热后下入葱、姜丝炝锅，再投入肉丝、扁豆丝煸炒一下，加入高汤、精盐、料酒、味精调好味，煮开后勾芡即成。

★专家指点迷津

• 扁豆是甘淡温和的健脾化湿食物，主要用于脾胃虚弱，饮食减少，便溏腹泻等症状。

• 此菜具有健脾开胃的功效，适合身体虚弱、营养不良者食用。

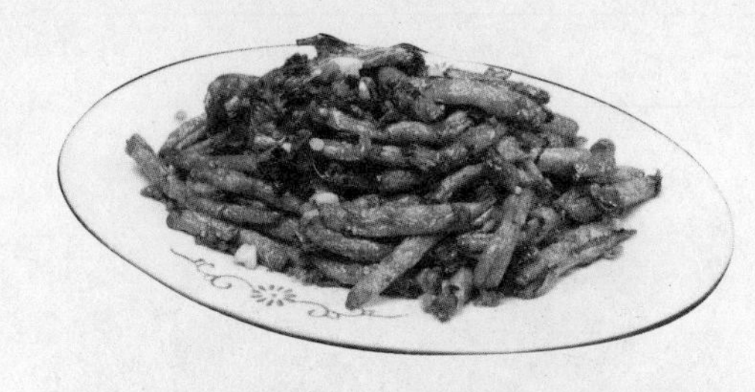

» 碎米芽菜煸豇豆

【主料】

豇豆 300 克、肉末 20 克、芽菜 20 克。

【调料】

姜末、蒜末、料酒、味精、香油、葱花适量。

【制做】

1. 豆角折断，撕去老筋，洗净。入沸水锅焯水 2 分钟，捞起沥干。

2. 豇豆入七八成热的油锅炸至皮紧后捞出，锅中余油少许，放入豇豆加入精盐略煸炒，下入肉末、姜、蒜末、料酒，加入碎米芽菜煸炒出香味，加入味精、香油、葱花拌至匀，装盘即可。

★专家指点迷津

• 芽菜由于质嫩脆，味甜香，除作烧白底子外，多用于调味，如敖汤提味，做面肉馅。烧肉和炒肉丝中放些芽菜，都可增加鲜味。

• 此菜干香适口，咸鲜味美，具有开胃的功效。

» 玉米豌豆羹

【主料】

豌豆 25 克，玉米（鲜）400 克，菠萝 25 克，枸杞子 15 克。

【调料】

冰糖 250 克，淀粉（玉米）10 克。

【制做】

1. 将玉米粒洗净，上锅蒸 1 小时取出；菠萝切成玉米粒大小的颗粒；枸杞用水泡发。

2. 烧热锅，加水与冰糖煮溶后放入玉米、枸杞、菠萝、豌豆煮熟，用水淀粉勾芡即可。

★专家指点迷津

• 玉米忌和田螺同食，否则会中毒；尽量避免与牡蛎同食，否则会阻碍锌的吸收。枸杞一般不宜和过多性味温热的补品如桂圆、红参、大枣等共同食用。

• 此羹具有健脾开胃、通便润肠之功效。

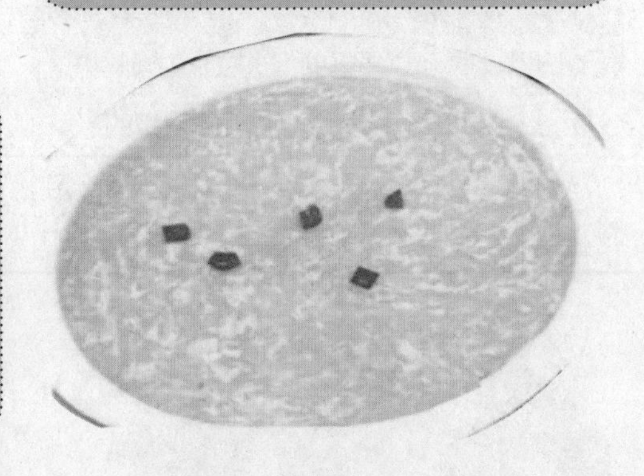

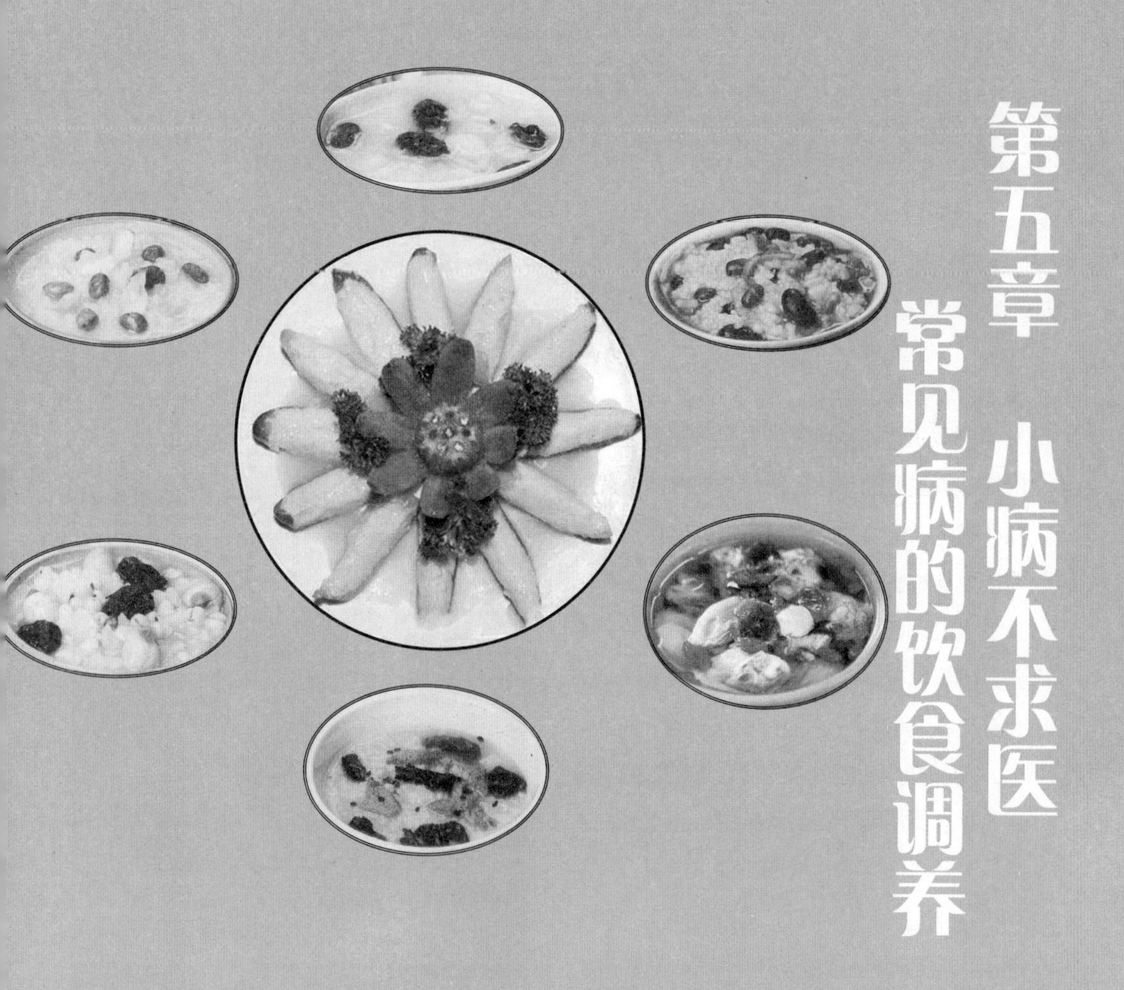

第五章 小病不求医

常见病的饮食调养

感冒的饮食调养

感冒又称伤风、冒风，是风邪侵袭人体所致的常见外感疾病。临床表现以鼻塞、咳嗽、头痛、恶寒发热、全身不适为其特征。全年均可发病，尤以春季多见。由于感邪之不同、体质强弱不一，症候可表现为风寒、风热两大类。如果病情较重，在一个时期内广泛流行，称为“时行感冒”。

西医学的上呼吸道感染属中医的感冒范畴。西医学认为当人体受凉、淋雨、过度疲劳等诱发因素，使全身或呼吸道局部防御功能降低时，则原已存在于呼吸道的或从外界侵入的病毒、细菌可迅速繁殖，引起本病，以鼻咽部炎症为主要表现。引起普通感冒的主要为鼻病毒。

★保健方法

增强机体自身抗病能力是预防急性上呼吸道感染最好的办法。坚持有规律的合适的身体锻炼、坚持冷水浴，可提高机体预防疾病能力及对寒冷的适应能力。做好防寒工作，避免发病诱因。生活有规律，避免过劳，特别是不要熬夜。注意呼吸道病人的隔离，防止交叉感染等。

感冒初期，应禁食生冷、油腻，如果是温热之邪，初期正在清解阶段，亦当忌食生冷，一旦热邪不去，继而口渴、烦躁、大便秘结，此时反需水果相助，可频服梨汁、橘汁、西瓜汁、粳米汤、绿豆汤等，切忌过食生冷、油腻之品。

感冒时多喝热粥，有助于发汗、散热、祛风寒，促进感冒的痊愈。同时，感冒后胃口较差，胃肠消化系统功能不好，喝粥可以促进吸收。另外，有些药对肠胃的刺激也很大，喝粥可以起到保护胃黏膜的作用。

★推荐食材

生姜、白萝卜、茶叶、大葱、金银花、薄荷、蜂蜜等。

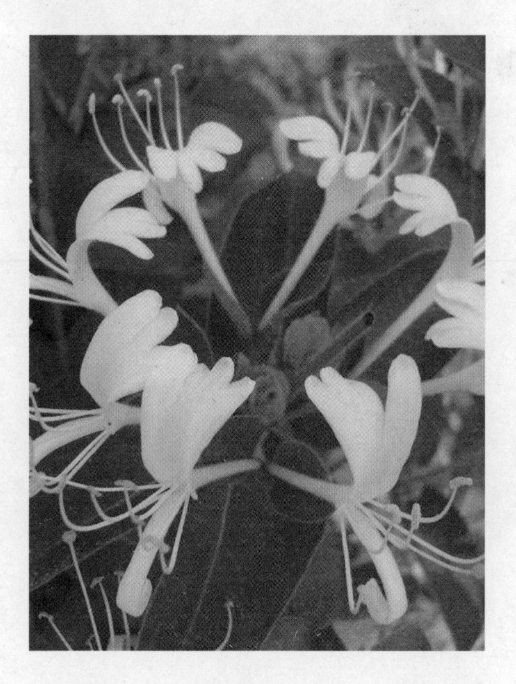

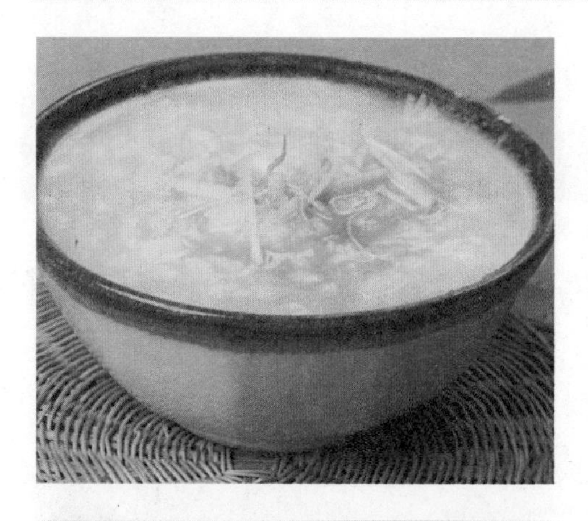

» 神仙粥

【主料】

糯米 100 克。

【调料】

姜末、连须葱白段各适量，醋 15 克。

【制做】

1. 将糯米淘洗干净

2. 锅中倒入适量水，放入糯米与姜末共同煮沸。

3. 放进葱白段，粥将煮熟时，调入醋，稍煮即可。

★专家指点迷津

• 此粥要乘热服食，服后盖被静卧，避风寒，以出微汗为佳。

• 葱白具有发散风寒，发汗解表的作用，但发汗作用较弱，故主要用于感冒轻症，或配合其他解表药作为辅助药，以助发汗。适用于风寒感冒引起的头痛发热、怕冷、浑身酸痛、鼻塞流涕以及胃寒呕吐等。风寒感冒的明显特征是起病先流清涕，病重才咳。

» 姜枣粥

【主料】

粳米 40 克，糯米 60 克，红枣 50 克。

【调料】

姜末 15 克，红糖各适量。

【制做】

1. 粳米、糯米用清水淘洗干净；红枣洗净，去核，泡涨。

2. 将粳米、糯米、红枣、姜末同煮为粥，待粥将熟时放入红糖，再稍煮一会儿即可食用。

★专家指点迷津

• 生姜是对付发热、打喷嚏、咳痰等症状的最好“武器”，有祛痰、祛寒、补气、平喘的作用，再配上红糖，适用于伤风感冒、鼻塞咳嗽、胃寒腹痛等症状。

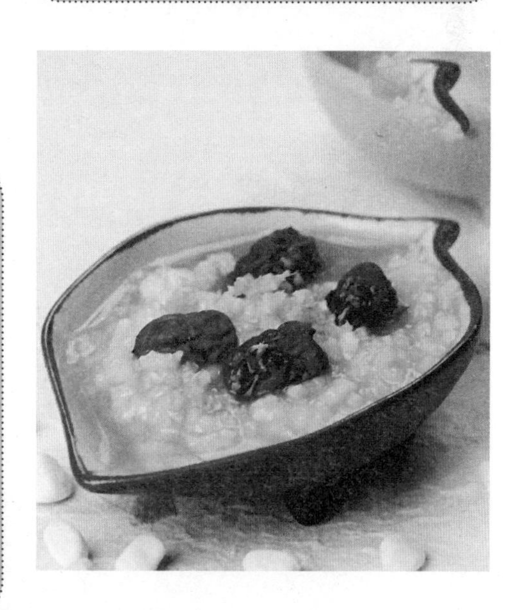

» 白萝卜茶叶粥

【主料】

白萝卜、大米各 100 克，茶叶 5 克。

【调料】

盐适量。

【制做】

1. 白萝卜洗净，去皮，切片；大米淘洗干净；茶叶用开水泡 5 分钟，滤去茶叶，备用。

2. 锅中加入适量水、大米煮开，转小火煮 15 分钟，加入白萝卜片煮至成粥，加入盐调味，倒入茶水搅匀即可。

★专家指点迷津

• 此粥的茶叶最好能选用竹叶青茶，因为竹叶青茶具有清热、祛火、化痰解毒的作用。

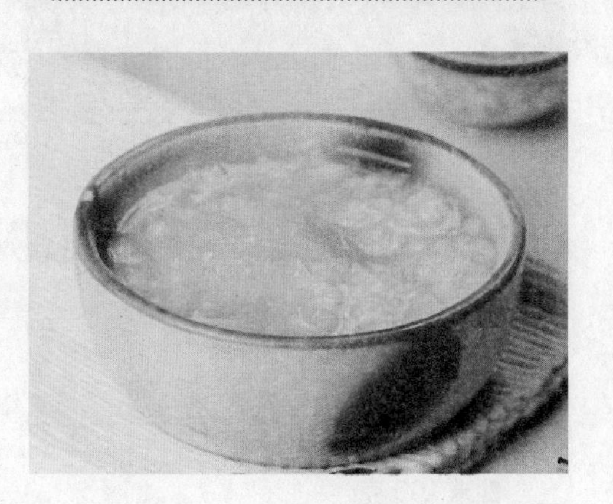

咳嗽的饮食调养

咳嗽是人体的一种保护性呼吸反射动作。通过咳嗽反射能有效清除呼吸道内的分泌物或进入气道的异物。依据咳嗽的性质、咳嗽持续的时间长短及咳嗽伴有的特殊表现等情况，可以大致辨别疾病所在，做到有病早治。

青年人如咳嗽日久，咳嗽声短而无力，并伴有虚汗，午后潮热（低热）、面颊红艳、疲乏无力等症状，很可能是肺结核。

若咳嗽是由感冒引起，过两三天一般可随其他感冒症状的好转而消失，但需要注意的是，这种短暂的咳嗽也常见于麻疹、猩红热、腮腺炎等冬季急性传染病，因此应提高警惕。

咳嗽最常见的原因莫过于慢性气管炎。患这种疾病的人，多因着凉、受风寒而发病，数九隆冬的寒冷气候会使病情加重，一般到天气转暖时才能缓解。

如果干咳无痰，或有咯血，应速到医院通过 X 线透视、照胸片或进行支气管造影等检查。

咳嗽药分镇咳药和祛痰药两大类。干咳无痰或少痰，可服镇咳药，咳嗽痰多则可服用止咳和祛痰并举的药物。

★保健方法

防咳先防感。要想防止咳嗽，预防感冒非常关键，所以平时要注意锻炼身体，提高御“邪”能力，避免外感，以防加重病情。

生活要调理。要加强生活调理，饮食适宜，保证睡眠，居室环境要安静，空气要清新。

在饮食上，寒咳患者不宜食性寒的食物，包括寒性水果、饮料、冰果之类；热咳则不宜吃煎炸燥热的食物，如炸鸡、煎鱼、烧腊等。无论寒咳与热咳都不应吃肥腻、难消化的食物。

也可通过食疗来调理咳嗽的症状，喝一些清淡的粥对普通的咳嗽也有很好的功效。

★推荐食材

鲜百合、粳米、杏仁、萝卜、银耳、山药、荸荠、核桃仁、梨等。

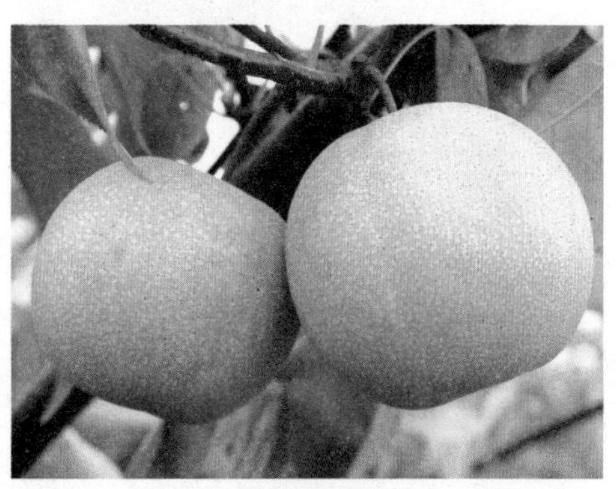

姜杏苏糖饮

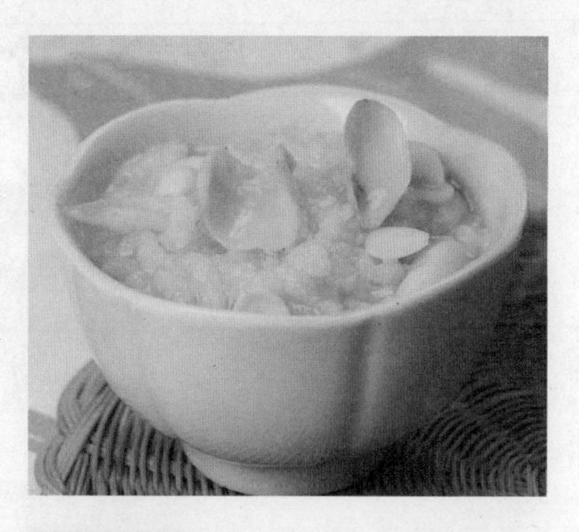

【主料】

苦杏仁 10 克，紫苏子 10 克，姜 10 克，赤砂糖 10 克。

【制做】

1. 将杏仁去皮、尖，捣烂；生姜洗净切小片。

2. 将杏仁、生姜与紫苏一起放入砂锅，加适量清水煮 20 分钟，去渣留汁。

3. 加入红糖搅匀，略煮片刻即可。

★专家指点迷津

• 本品具有疏散风寒、宣肺止咳之功效，适用于因风寒袭肺引起气喘胸闷、咳嗽痰多清稀、恶寒发热、头痛的患者饮用。

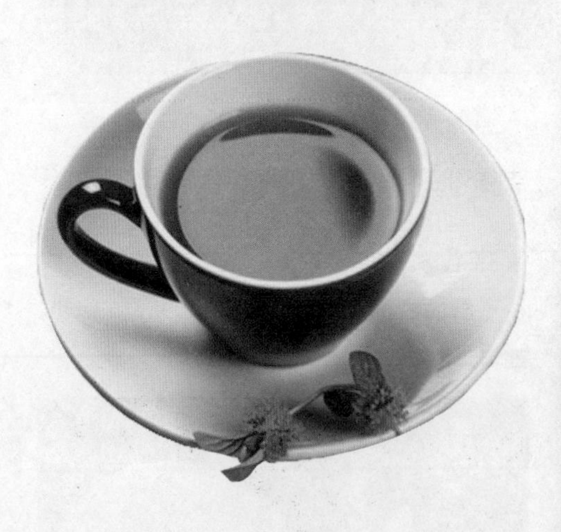

百合杏仁粥

【主料】

大米 100 克，鲜百合 50 克，杏仁 15 克。

【调料】

白糖适量。

【制做】

1. 粳米用清水淘洗干净，鲜百合洗净，掰成瓣。

2. 将粳米下锅大火煮沸后，放入百合、杏仁改小火煮至成粥后，加入白糖即可。

★专家指点迷津

• 很多人认为咳嗽是小病，一味靠吃药来治疗。可是俗话说“是药三分毒”，药需要吃，可不能全依赖药物。通过喝粥，简简单单就可以防治咳嗽，而且经济实惠，没有任何的副作用。特别是在寒冷干燥的季节，多喝粥，既滋润身心，还能温暖家人。

• 百合性味甘平，润肤止咳，益胃而清热宁心；杏仁味甘性温，止咳逆气；大米甘凉，和胃生津。此粥适合于肺胃津伤、液燥而咳者，常食还有去皱消斑的作用。对于咳嗽日久、津伤液燥、干咳无痰、或痰少黏稠、不易咳出等症状很有好处。

茯苓薏米粥

【主料】

茯苓 15 克，薏米 40 克，大米 60 克，杏仁 10 克。

【制做】

1. 薏米、大米分别用清水淘洗干净，薏米泡 3 小时；茯苓、杏仁均洗净。

2. 锅中倒入适量水，放入薏米煮 10 分钟，放入大米、杏仁，大米用大火煮熟，再放入茯苓，改小火继续煮沸即可。

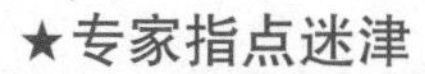

★专家指点迷津

• 本粥健脾祛湿，化痰止咳。主治肺脾气虚，痰湿内盛，咳嗽痰多，胸脘满闷等症。

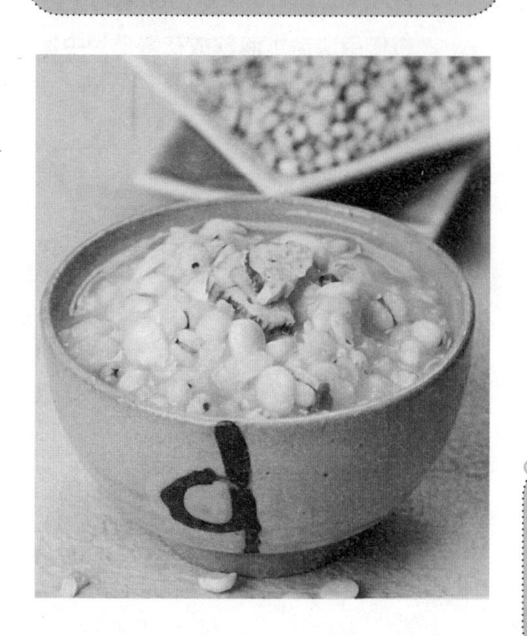

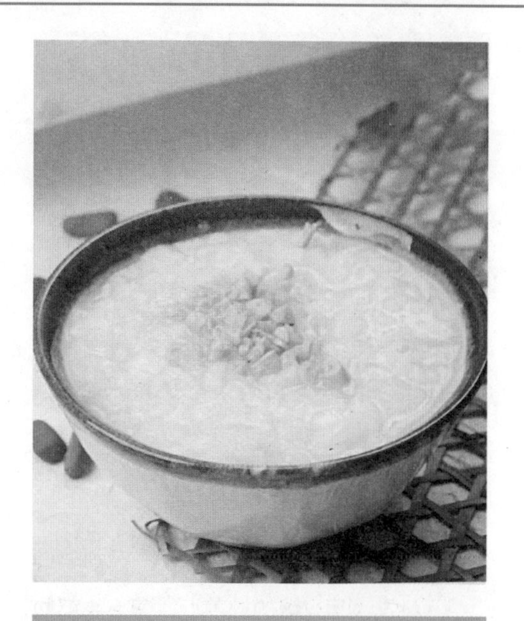

松子粥

【主料】

大米 100 克，松子仁 20 克。

【调料】

蜂蜜适量。

【制做】

1. 粳米用清水淘洗干净，将松子仁研碎备用。

2. 取锅倒入适量的水，放入粳米、松子仁碎煮至成粥。

3. 粥熟后，凉凉后倒入适量的蜂蜜调味即可。

★专家指点迷津

• 本粥补虚、养液、润肺、滑肠。适用于中老年及体弱早衰、产后体虚、头晕目眩、肺燥咳嗽咳血、慢性便秘等症。

萝卜粥

【主料】

白萝卜、粳米各100克。

【制做】

1. 将白萝卜洗净，去皮，切碎；粳米用清水淘洗干净。

2. 取锅倒入适量的水，放入粳米煮开，放入白萝卜碎煮成稀粥即可。

★专家指点迷津

• 挑选表面光滑的白萝卜，萝卜头部的圈越小越好。可以把白萝卜拿在手里掂一下，一般来说，同等个头的白萝卜，越重的越水嫩。还可以用手指轻敲白萝卜，如果声音听起来清脆，则品质较好。

• 每日早晚温热食用，此粥具有行气温中、化痰止咳的功效。适于脾胃虚弱、胸脘胀满、咳嗽痰多、久咳不愈的慢性支气管炎、支气管扩张、肺气肿等患者食用。

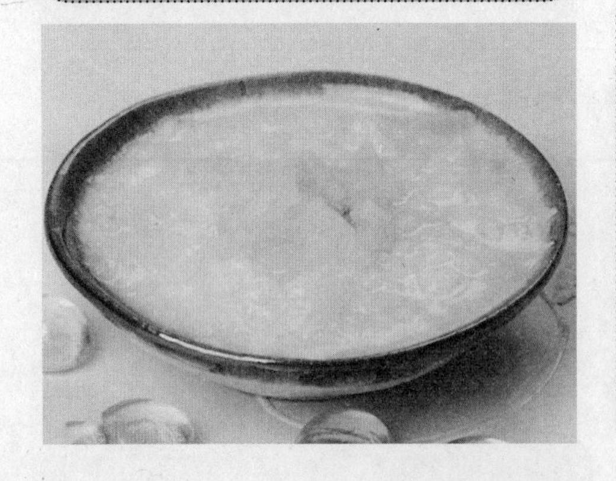

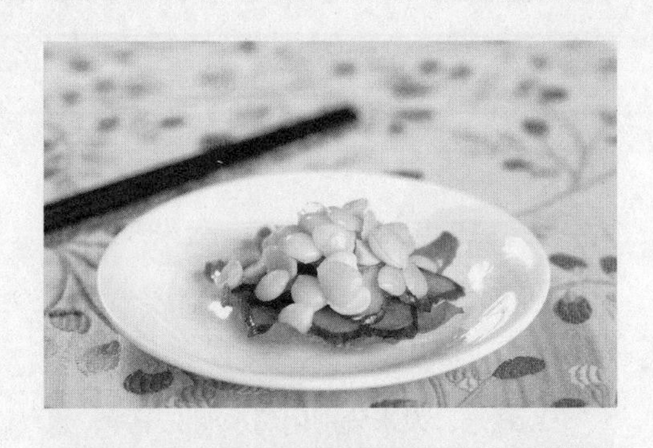

青瓜杏仁

【主料】

杏仁200克。

【辅料】

青瓜50克。

【调料】

盐2克，味精2克，芝麻2克，香油3克。

【制做】

1. 将青瓜洗净改刀切成片放在容器中。

2. 杏仁用淡盐水泡软放在青瓜片中加盐、味精、芝麻、香油拌均即可。

★专家指点迷津

• 杏仁有苦涩味，用淡盐水浸泡20分钟可以缓解。

• 青瓜味甘、性凉，有小毒，具有清热利水，解毒消肿，生津止渴的功效；杏仁能止咳平喘，润肠通便。

• 此菜开胃爽口，清热利水，生津止渴，润肠通便。

发热的饮食调养

体温高出正常标准，或自有身热不适的感觉。发热原因，分为外感、内伤两类。外感发热，因感受六淫之邪及疫疠之气所致：内伤发热，多由饮食劳倦或七情变化，导致阴阳失调、气血虚衰所致。

每个人的正常体温略有不同，而且受许多因素的影响。因此判定是否发热，最好是和自己平时同样条件下的体温相比较。正常人体温一般为 36~37℃，腋窝温度（检测 10 分钟）超过 37.4℃即可定为发热。

发热对人体有利也有害。发热时人体免疫功能明显增强，这有利于清除病原体和促进疾病的痊愈。因此体温不太高时不必用退热药。但如体温超过 40℃（小儿超过 38℃）则可能引起惊厥、昏迷，甚至严重后遗症，故应及时应用退热药及镇静药。

★保健方法

平时要经常做室外活动，如散步、慢跑、做操、爬山等。这样可提高机体抗病能力，防止外感性发热。另外，在室外多让阳光照射还可以防止缺钙。

睡觉不要选在通风口处。因为人在睡眠状态下，易被外邪所侵袭而致外感性发热。

人体在发热的时候，新陈代谢会大为加快，其营养物质和水的消耗将增加。而此时消化液的分泌却减少，消化能力也减弱，胃肠的蠕动速度开始减慢。

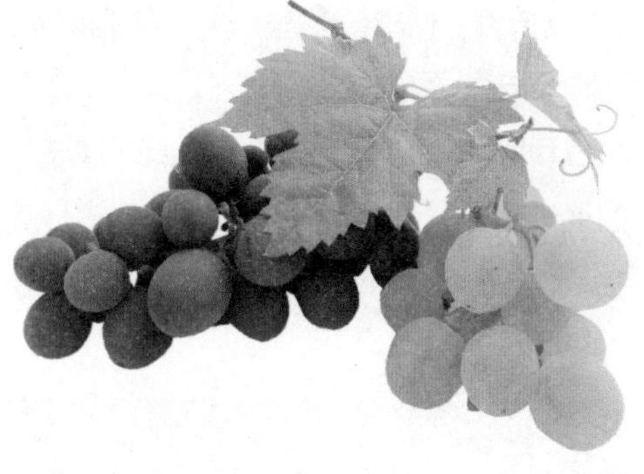

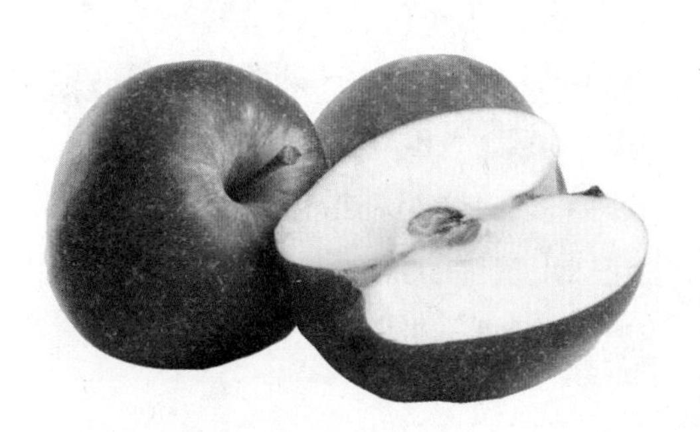

所以对于发热的人来说，一定要给予充足的水分，补充大量的无机盐和维生素，供给适量的热量和蛋白质，一定要以流质和半流质饮食为主，提倡少食多餐。

★推荐食材

苹果、葡萄、番茄、胡萝卜、海带、甘蔗等。

蔗浆粥

【主料】

鲜甘蔗、粳米各 100 克。

【制做】

1. 鲜甘蔗洗净后榨汁备用；粳米淘洗干净。

2. 将榨好的甘蔗汁与粳米放入锅内，加水煮成粥即可。

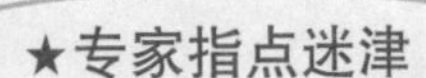

★专家指点迷津

• 一般来说，优质甘蔗茎秆粗硬光滑，富有光泽，表面呈紫色，挂有白霜，无虫蛀孔洞。劣质或霉变甘蔗常常茎秆偏软，表面色泽黯淡，可见虫蛀痕迹或霉点。

• 甘蔗有两种，皮色深紫近黑的甘蔗，俗称黑皮蔗，性质较温和滋补，喉痛热盛者不宜食用；皮色青的青皮蔗，味甘而性凉、有清热之效，能解肺热和肠胃热。此粥有清热润燥、止渴生津的作用。

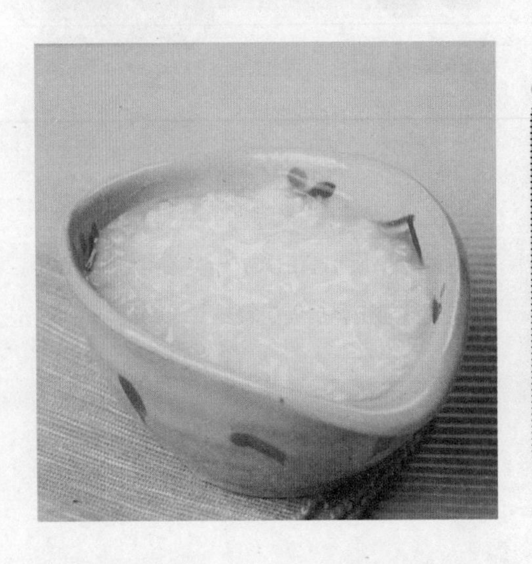

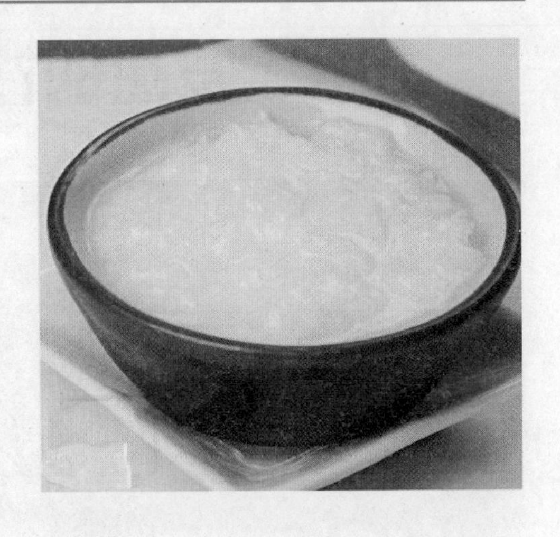

麦冬粥

【主料】

麦冬 30 克，粳米 100 克。

【调料】

冰糖适量。

【制做】

1. 麦冬煎汤取汁备用；粳米淘洗干净。

2. 锅中倒入适量水，放入粳米，煮至半熟时加入麦冬汁及冰糖适量，同煮成粥即可。

★专家指点迷津

• 麦冬的草根有须，像麦子，它的叶似韭菜叶，冬天并不凋枯，故名麦冬。以块根供药用。选购麦冬时，一般以表面淡黄白色、肥大、质柔、气香、味甜、嚼之发甜者为佳。

• 麦冬有养阴清热，治疗阴虚内热或热病伤津、润肺止咳的作用。还有辅助治疗燥热伤肺所致的咳嗽、痰稠、气逆等功效。

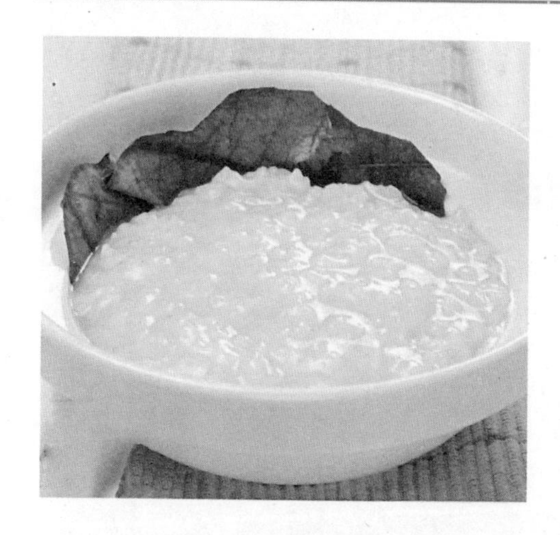

荷叶糯米粥

【主料】

糯米 100 克，鲜荷叶 2 张。

【调料】

白糖适量。

【制做】

1. 糯米淘洗净，荷叶洗净。

2. 糯米放入锅中，加入适量清水，先以大火煮沸，再转用小火熬至八成熟。

3. 另取一个锅，锅底垫 1 张荷叶，将刚煮好的粥倒入锅内，上面再盖 1 张荷叶，用大火煮沸，加白糖调味即可。

★专家指点迷津

• 很多人夏季发热是因为气温升高，天气闷热而持续发热不退、口渴、多饮多尿、汗闭或少汗，用此药粥调理效果不错。特别是 3 岁以下的婴幼儿，可用此粥来辅助调理。

海带鸭肉汤

【主料】

鸭肉 300 克。

【辅料】

海带 100 克，鸡蛋清 1 个。

【调料】

盐 6 克，水淀粉 15 克，味精、胡椒粉各少许。

【制做】

1. 鸭肉洗净，切片，用鸡蛋清、水淀粉制成蛋清糊后上浆，氽水后备用海带泡洗干净，切片。

2. 将海带放入砂锅中，加水 1000 克，小火炖 30 分钟，加入鸭片，加调料调味，再开锅即可（可用豆苗叶点缀）。

★专家指点迷津

• 海带含有丰富的碘，在做汤时要烹制时间长一些，让其充分溶解到汤里。

• 凡体内有热的人适宜食鸭肉，体质虚弱、食欲缺乏、发热、大便干燥和水肿的人食之更为有益

• 此汤大补虚劳、清虚劳热、补血行水、养胃生津。

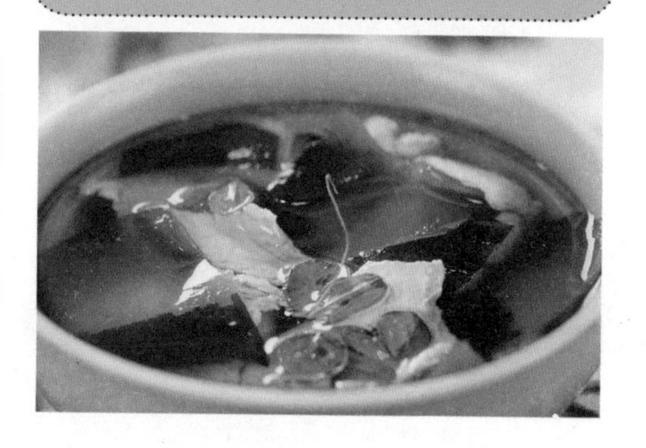

高血压病的饮食调养

高血压病，是以体循环动脉血压增高为主要临床特征，并伴有心、脑、肾等器官病理性改变的全身性疾病。成年人收缩压在 140 毫米汞柱以上和（或）伴有舒张压在 90 毫米汞柱以上，排除继发性高血压，并伴有头痛、头晕、耳鸣、健忘、失眠、心跳加快等症状，即可确诊为高血压病。高血压病属中医的“内风”“肝风”“中风”或“眩晕”等范畴，认为该病是由肾阴不足，水不涵木而致肝阳上亢；或由七情内伤，气郁化火，肝火上炎；或由饮食不节，过食肥甘厚味，痰湿内生，痰浊壅滞而致。

高血压病的病因至今尚不完全清楚，一般认为同遗传、长期精神紧张、肥胖、食盐摄入过量、吸烟等因素有密切关系。大量流行病学调查资料证明，许多营养因素，如热能、钠、钾、镉、锌、脂肪、胆固醇、蛋白质、维生素及食物中某些其他成分，同高血压病的发病有关，并对高血压病的防治具有积极意义。因此，在高血压病的防治中，合理营养是十分重要的，其效果有时不亚于降压药物。通过膳食调节控制血压，能显著降低脑血管意外和冠心病的发病率。

★保健方法

高血压病人应注意的饮食习惯：

1. 控制热量的摄入

提倡吃复合糖类，如淀粉、玉米等，少吃含葡萄糖、果糖及蔗糖类食物，这类糖属于单糖，易引起血脂升高。

2. 限制脂肪的摄入

烹调时选用植物油。多摄入富含不饱和脂肪酸的食物，不饱和脂肪酸能降低血浆胆固醇，还可延长血小板的凝聚，抑制血栓形成，防止中风，对增加微血管的弹性，防止血管破裂，防治高血压并发症有一定作用。

3. 适量摄入蛋白质

高血压病人每日蛋白质的摄入量宜为 1 克 / 千克体重。每周吃 2~3 次鱼类蛋白质，可改善血管弹性和通透性，增加尿钠排出，从而降低血压。如高血压合并肾功能不全时，应限制蛋白质的摄入。

4. 多吃含钾、钙丰富而含钠低的食品

富含钾、钙的食物如土豆、茄子、海带、莴笋等。钾、钙等矿物质有助于维持血压稳定。少喝肉汤，因为肉汤中含氮浸出物增加，能够促进体内尿酸增加，加重心、肝、肾脏的负担。

5. 限制盐的摄入量

每日盐的摄入量应在 5 克以下。适当的

减少钠盐的摄入有助于降低血压，减少体内的钠水潴留。

6. 多吃新鲜蔬菜，水果

每天吃新鲜蔬菜不少于 400 克，水果 100 ~ 200 克。

★推荐食材

山楂、银耳、红豆、绿豆、玉米、芹菜、大麦、小米等。

» 山楂银耳粥

【主料】

山楂 30 ~ 40 克，银耳 15 克，粳米 100 克，冰糖 10 克。

【制作】

1. 山楂洗净，去核，切片；银耳泡发，去蒂，撕成小片；大米淘洗干净。

2. 锅中倒入适量水，加入大米煮开，放入山楂片、银耳煮开后改小火煮成粥，加入冰糖熬化开即可。

【用法】

可在两餐之间当点心服食，不宜空腹食，以 7 ~ 10 天为一疗程。

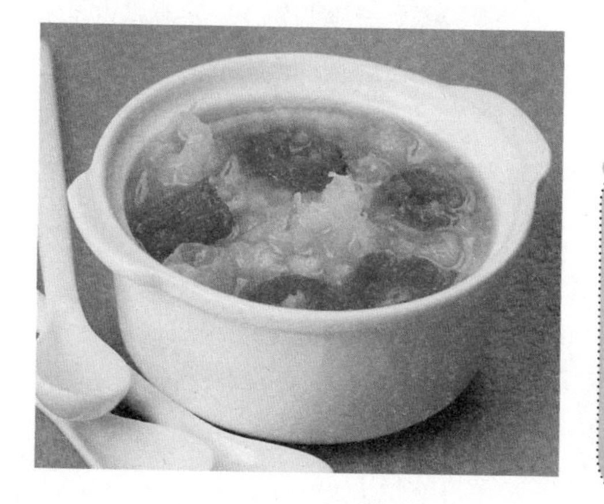

★专家指点迷津

此粥可健脾胃，消食积，散瘀血。适用于高血压、冠心病、心绞痛、高脂血症以及食积停滞、腹痛、腹泻、小儿乳食不消等。

» 红豆玉米粥

【主料】

红豆、玉米粒各 50 克，大米 100 克。

【制做】

1. 红豆、玉米、大米分别清洗干净，红豆泡水 3 小时。

2. 锅中加入适量水，放入红豆煮开，转小火煮约 20 分钟，加入大米、玉米粒煮沸后，再用小火煮 20 分钟即可。

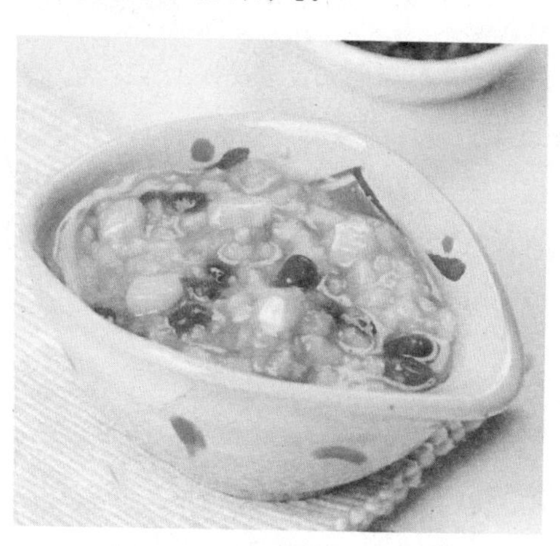

★专家指点迷津

此粥尤适宜脾胃气虚、气血不足、营养不良、动脉硬化、高血压、高脂血症、冠心病、心血管疾病、肥胖症、脂肪肝、癌症患者、记忆力减退、习惯性便秘、慢性肾炎水肿以及中老年人食用。

芹菜粥

【主料】

大米100克，芹菜60克。

【调料】

姜末、盐各适量。

【制做】

1. 大米淘洗净；芹菜择洗净，去叶留梗，切丁。

2. 大米与适量清水一同放入锅中，以大火煮沸，再转用小火熬煮至米粒将熟时，放入芹菜丁，再继续煮至米粒开花。

3. 粥成时加入适量的盐和姜末调味即可。

★专家指点迷津

春季肝阳易动，常使人上火头痛、眩晕目赤，吃些芹菜粥，对调养肝脏、降低血压、减少烦躁有一定好处。特别是对高血压患者来说，芹菜是很好的降压食品，不妨经常食用。

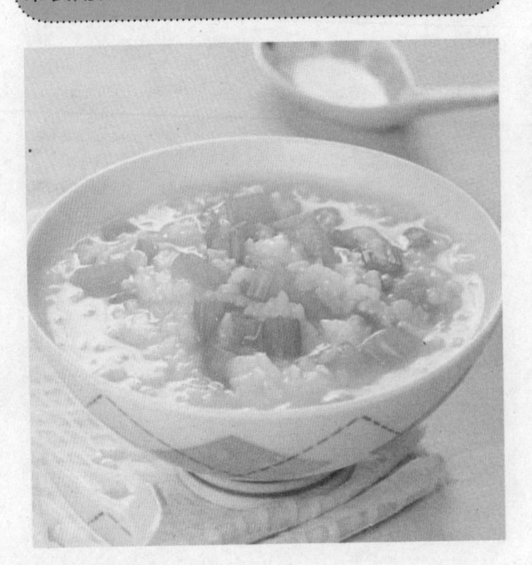

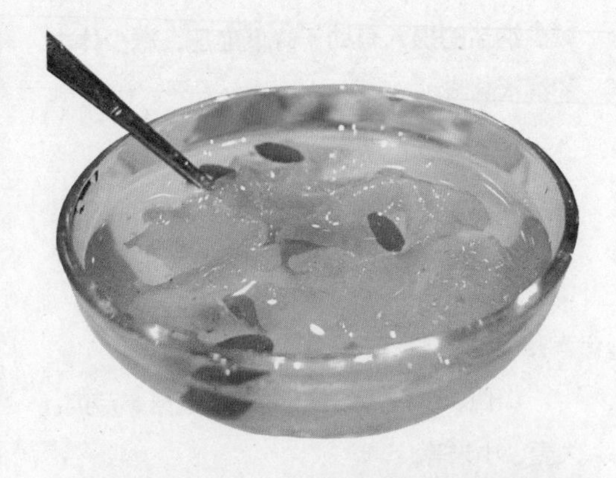

冬瓜银耳羹

【主料】

冬瓜1块，银耳10克。

【调料】

冰糖、盐、味精、黄酒适量。

【制做】

1. 先将冬瓜去皮、瓤，切成片状；银耳水泡发，洗净。

2. 锅放火上加油烧热，把冬瓜倒入煸炒片刻，加汤、盐，烧至冬瓜将熟时，加入银耳、味精、黄酒调匀即成。

★专家指点迷津

• 此汤具有清热生津、利尿消肿之功效，适合高血压、心脏病、肾炎水肿等患者服食。

高血脂的饮食调养

高脂血症是指血脂水平过高，可直接引起一些严重危害人体健康的疾病，如动脉粥样硬化、冠心病、胰腺炎等。高脂血症可分为原发性和继发性两类。原发性与先天性和遗传有关，是由于单基因缺陷或多基因缺陷，使参与脂蛋白转运和代谢的受体、酶或载脂蛋白异常所致，或由于环境因素（饮食、营养、药物）和通过未知的机制而致。继发性多发生于代谢性紊乱疾病（糖尿病、高血压、黏液性水肿、甲状腺功能低下、肥胖、肝肾疾病、肾上腺皮质功能亢进等），或与其他因素如年龄、性别、季节、饮酒、吸烟、饮食、体力活动、精神紧张、情绪变化等有关。

★保健方法

对人体来说，高脂血症的危害很大。大量研究已证实，血脂过高是加速动脉粥样硬化多个因素中的最危险（易患）因素。

高脂血症患者患了动脉粥样硬化，进而会导致众多的相关疾病的发生，其中最常见的一种致命性疾病就是冠心病。严重乳糜微粒血症可导致急性胰腺炎，是另一致命性疾病。

合理的饮食，一般原则为低脂肪、低糖，限制胆固醇饮食，故日常饮食中应尽量少食动物脂肪、脑及内脏、海产品如鱿鱼、贝类等，平时多吃新鲜水果、蔬菜、瘦肉及鱼类、豆类，高甘油三酯血症者还应严格限止糖类及总热量的摄入。

★推荐食材

山楂、冬笋、银耳、芹菜、红豆、玉米等。

» 山楂粥

【原料】

山楂 60 克，粳米 100 克。

【调料】

白砂糖适量。

【制做】

1. 将山楂洗净，去核；粳米用清水淘洗干净。

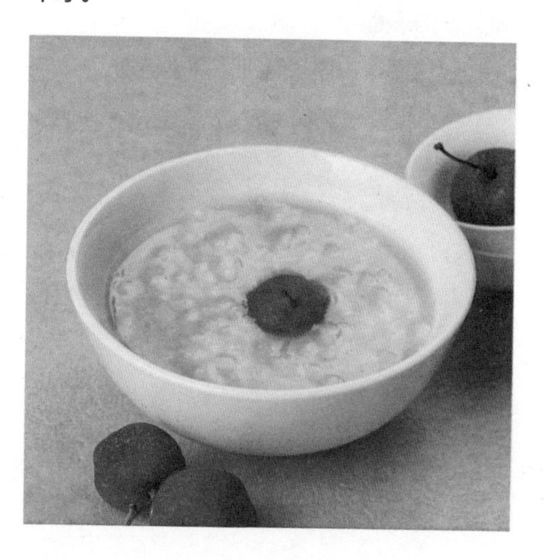

2. 山楂煎取浓汁，去渣，同洗净的粳米同煮，粥将熟时放入白砂糖，再煮一两分钟即可。

★专家指点迷津

• 山楂又叫山里红，能防治心血管疾病，具有扩张血管、增加冠脉血流量、改善心脏活力、兴奋中枢神经系统、降低血压和胆固醇、软化血管、利尿、镇静、健脾胃、助消化、降血脂等作用，适用于高脂血症、高血压、冠心病患者，以及食积停滞，肉积不消者食用。但不宜空腹及冷食。

• 胃酸过多、消化性溃疡和龋齿者，及服用滋补药品期间忌服用。

泽泻粥

【主料】

泽泻 30 克，粳米 100 克。

【调料】

白糖适量。

【制做】

1. 将泽泻、粳米分别用清水洗净。

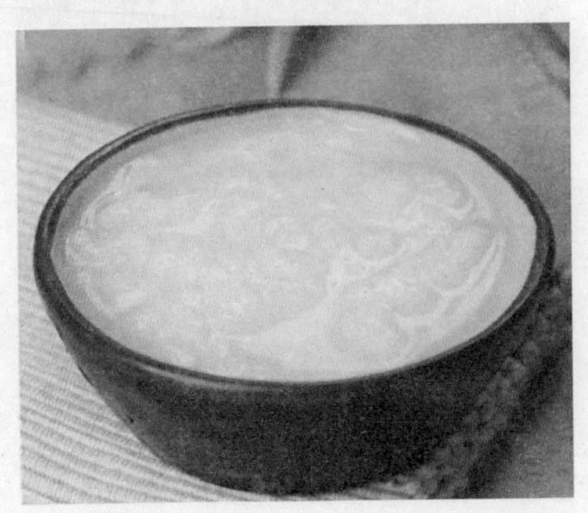

2. 泽泻煎汁去渣，倒入粳米中，共煮成稀粥，加入白糖稍煮即可。

★专家指点迷津

• 本粥有降血脂，泻肾火，消水肿的功效。适用于高脂血症、小便不利、水肿等症。久服方能见效。阴虚病人不宜食用。

• 泽泻有降血脂、利小便、清湿热的功效，且安全性非常高，副作用远低于很多常见的食品及调料。

菊花决明子粥

【主料】

菊花 10 克，决明子 15 克，粳米 100 克。

【调料】

冰糖适量。

【制做】

1. 粳米用清水淘洗干净。

2. 把决明子放入锅中炒至微有香气，取出，待冷后与菊花煎汁，去渣取汁，倒入粳米中煮成粥，加入冰糖，再煮 5 分钟即可。

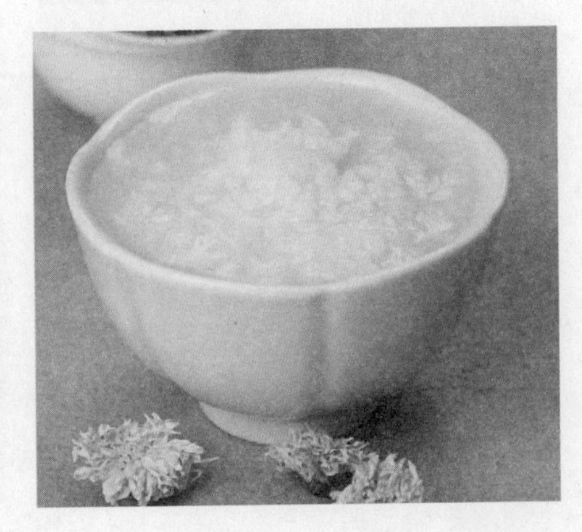

★专家指点迷津

•决明子呈短圆柱形，较小，长3~5毫米，宽2~3毫米。表面棱线两侧各有1条浅黄棕色带。以种粒饱满、色绿棕者为佳。

•本粥有清肝明目、降压通便的功效。适用于高血压、高脂血症，以及习惯性便秘等。脾虚便溏者慎服。

葱姜炒文蛤

【主料】

文蛤500克。

【调料】

香葱2根，姜1块，料酒3毫升，盐1克，水淀粉5毫升，香醋3毫升，豆豉干椒丝适量。

【制做】

1. 锅里放清水烧开后，倒入文蛤，见壳张开就捞起，待用。

2. 炒锅里放油，烧热后放入豆豉粒和椒丝炒香，倒入文蛤翻炒几下后加入葱段和姜丝。最后加入酱油，用水淀粉勾芡，装盘即成。

★专家指点迷津

•购买文蛤宜选壳紧闭者，可将文蛤互敲，有清脆声音的蛤蜊者较为新鲜。文蛤买回家后，用清水反复清洗几次，然后放入大碗中，盛满清水，放入一勺盐，浸泡半小时让文蛤吐沙。然后沥干水备用。

•此菜具有降血脂的功效，高胆固醇、高血脂体质的人尤为适合。

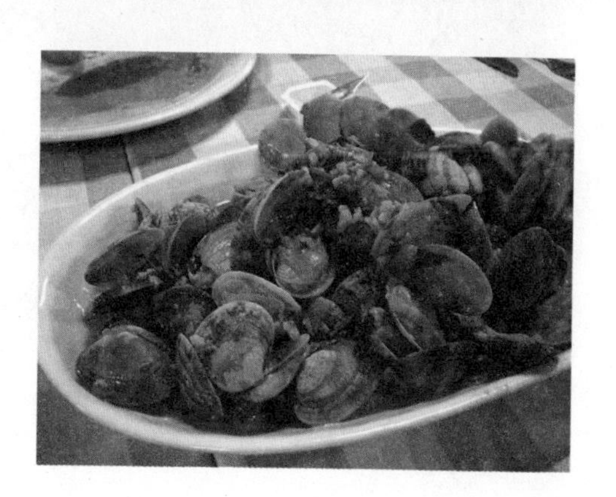

冠心病的饮食调养

冠状动脉硬化性心脏病简称冠心病。指由于脂质代谢不正常，血液中的脂质沉着在原本光滑的动脉内膜上，在动脉内膜一些类似粥样的脂类物质堆积而成白色斑块，称为动脉粥样硬化病变。这些斑块渐渐增多造成动脉腔狭窄，使血流受阻，导致心脏缺血，产生心绞痛。冠心病的发作常常与季节变化、情绪激动、体力活动增加、饱食、大量吸烟和饮酒等有关。突感心前区疼痛，多为发作性绞痛或压榨痛，也可为憋闷感。疼痛从胸骨后或心前区开始，向上放射至左肩、臂，甚至小指和无名指，休息或含服硝酸甘油可缓解。胸痛放散的部位也可涉及颈部、下颌、牙齿、腹部等。胸痛还可出现在安静状态下或夜间，由冠脉痉挛所致，也称变异型心绞痛。

作为常见的心血管疾病，冠心病心绞痛的饮食调养一直是人们所关注的内容，尤其是对一些老年人来说，冠心病心绞痛长期困扰着老年人的日常生活，令晚年痛苦不堪，也就特别需要注意对冠心病心绞痛的饮食调养。

★保健方法

1. 平时要注意少吃动物脂肪和胆固醇含量高的食物，如蛋黄、鱼子、动物内脏等。冠心病患者应注意少吃肉，多吃鱼和豆制品，多吃蔬菜和水果。

2. 患者要注意节制饭量，控制体重，切忌暴饮暴食。因为暴饮暴食可使血脂、血黏度突然增高，并增加心脏负担，冠心病病人尤其注意晚饭不宜吃得过饱。

3. 患者应注意限制食盐的摄入，要保证每日以 5 克以下为宜。

4. 烟、酒有损健康。更不适合冠心病患者。所以应戒烟、戒酒。

5. 有数据表明，一次房事所消耗的体力相当于跑完百米，所以冠心病患者应注意节制房事的频次。

6. 冠心病患者生活要有规律，避免精神高度紧张或过度兴奋。另外，冠心病患者还应注意保持大便通畅、睡眠充足。

7. 寒冷与闷热都会增加人体的消耗，所以冠心病患者也要注意防寒、保暖。

8. 冠心病有不定期发作特性，冠心病患者要注意身边常备缓解心绞痛的药物，以便随时服用。若有持续疼痛或服药不能缓解，应立即到就近的医院急诊。

9. 有些人喜欢每晚睡前洗澡，其实洗澡过频对冠心病患者也是不利的，应注意尽量减少洗澡次数。洗澡时间不应超过 15 分钟，不要热水中久泡，洗澡完毕后还要注意保暖。

10. 冠心病患者要注意不能参加重体力劳动，不能从事精神紧张的工作。工作中应注意休息，如出现心慌、气短、胸痛应立即停止工作。

11. 慎用抗心律失常药物。冠心病症状严重的病人应在医生的指导下长期服用小剂量美托洛尔（倍他乐克）和肠溶阿司匹林，以减少心肌耗氧量及防止血栓形成，这样有助于预防猝死的发生。

★推荐食材

芹菜、红萝卜、白萝卜、西红柿、黄瓜、苦瓜、花生米、大蒜、香菇、慈菇、海带、紫珠菜等。

» 鱼丸粥

【主料】

大米 100 克，鱼丸 10 个，韭菜 50 克。

【调料】

盐适量，胡椒粉、味精各少许。

【制做】

1. 大米淘洗净；韭菜择洗净，切末。

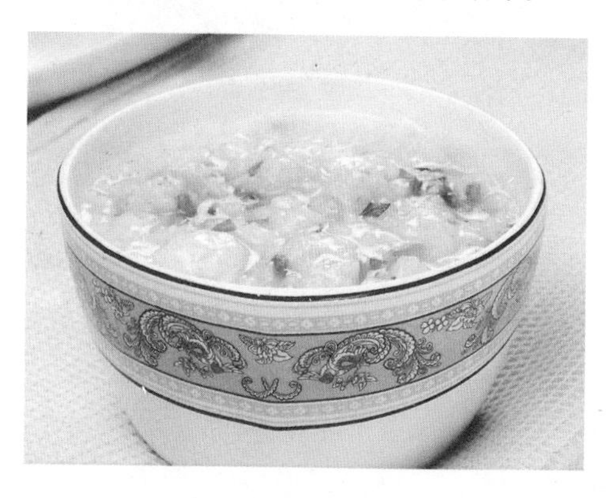

2. 大米与适量清水一同放入锅中，以大火煮沸，再转用小火熬煮 20 分钟至粥成。

3. 加入鱼丸再煮 5 分钟，加韭菜末、盐和味精至熟，撒上胡椒粉即可。

★专家指点迷津

• 鱼丸可以买现成的也可自己制作。制作鱼丸需注意的地方是，鱼肉一定要新鲜。鱼丸的成败主要由鱼的新鲜度和鱼肉的纤维所决定的。掌握好鱼肉、盐、水三者的比例。盐和水过少，鱼蓉无黏性，汤易浑浊，反之，鱼丸易变硬，沉底浮不起来。水的总量大概为鱼肉的 1.7 倍。将鱼肉剁成泥搅打时，用干淀粉搅拌，鱼丸韧而有弹性，如用水淀粉搅拌，软而滑嫩，弹性稍差。

• 韭菜含有的挥发性精油和硫化合物，更具有降低血脂的作用，因此对高血压、冠心病、高脂血症的预防有好处。

» 白果糯米粥

【主料】

糯米 100 克，白果 40 克，枸杞子 10 克。

【调料】

冰糖 10 克。

【制做】

1. 糯米淘洗干净备用；白果洗净，去皮用水煮熟，捞出备用；枸杞子泡洗干净。

2. 锅中倒入适量水，放入糯米、白果同煮 30 分钟，加枸杞子、冰糖煮到黏稠化开即可。

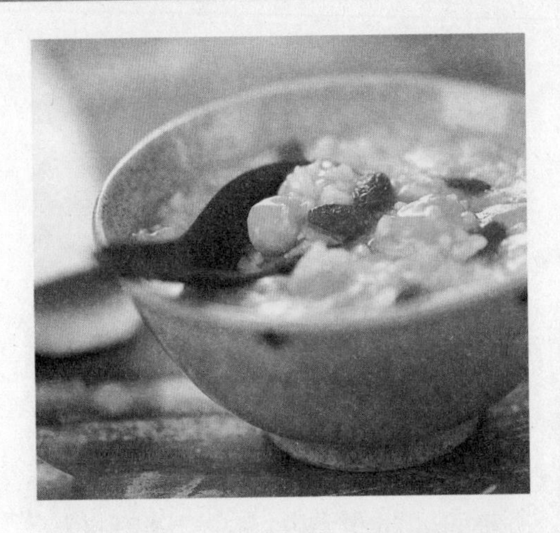

★专家指点迷津

• 白果少食有清热除烦的作用，但多食有小毒，制作时要先煮一下再与米一起煮制。

• 白果，学名银杏，银杏中的黄铜苷、苦内脂对脑血栓、老年性痴呆、高血压、冠心病、动脉硬化、脑功能减退等病有特殊的预防和治疗效果。经常食用可以扩张微血管，促进血液循环，使人肌肤红润、精神焕发。

» 金橘枸杞粥

【主料】

薏米 60 克，糯米、金橘各 40 克，枸杞子 10 克。

【调料】

冰糖 10 克。

【制做】

1. 薏米、糯米均淘洗干净，分别浸泡 2 小时备用；金橘洗净，枸杞子泡洗干净。

2. 锅中倒入适量水，放入薏米、糯米煮 20 分钟，加入金橘、枸杞子再煮 15 分钟，加入冰糖煮化即可。

★专家指点迷津

• 金橘也可先打成蓉再加入粥中，味道更好。

• 金橘对防止血管破裂，减少毛细血管脆性和通透性，减缓血管硬化有良好的作用。另外，金橘对血压能产生双向调节，高血压、血管硬化及冠心病患者食之非常有益。

• 吃金橘前后 1 小时不可喝牛奶，因牛奶中的蛋白质遇到金橘中的果酸会凝固，不易被肠胃消化吸收，会腹胀难过。饭前或空腹时亦不宜多吃金橘，因金橘中的有机酸会刺激胃壁黏膜，胃部会有不适感。

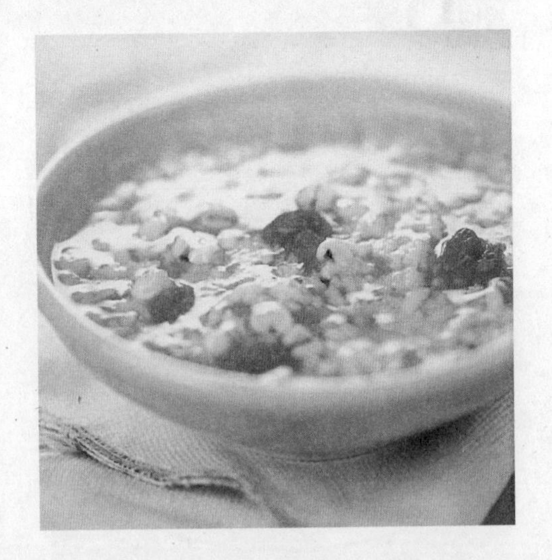

慢性支气管炎的饮食调养

慢性支气管炎是在内外因素反复作用下所发生的气管、支气管黏膜及其周围组织的慢性非特异性炎症，其病因复杂，至今尚不完全清楚。发病以北方地区为主，尤以秋冬寒冷季节或急性呼吸道感染时，症状比较明显。主要临床表现可概括为“咳”“痰”“喘”“炎”四症，以长期反复咳嗽最为明显。患有多年慢性支气管炎的中老年人可并发阻塞性肺气肿，常可出现逐渐加重的呼吸困难，初时往往在活动后气短，渐至休息时也感气促，在寒冷季节常因呼吸道感染使症状加重，甚至出现发绀或呼吸衰竭。由于长期反复咳嗽使肺泡膨胀、压力增高、肺泡周围毛细血管受压而阻力加大，加重了心脏负担，久之可导致肺源性心脏病（简称肺心病）。

★保健方法

1. 不要吃寒凉食物

慢性支气管炎患者，病程较长，大多脾、肺、肾的阳气不足，对寒凉食品反应较大。因为寒性凝滞，寒主收引，过食寒凉食品可使气管痉挛，不利于分泌物的排泄，从而加重咳喘，使痰不易咳出。此外，寒凉食品，损伤脾胃阳气，脾胃受寒则运化失职，导致痰浊内生，阻塞气道，喘咳加剧。所以，慢支患者应少吃寒凉食物。

2. 戒烟

香烟中的有害物质可以直接刺激呼吸道，不仅是吸烟者自身慢性支气管炎的重要原因，烟雾还可对周围人群呼吸道的健康带来危害。所以，慢性支气管炎患者应彻底杜绝烟草。

3. 多吃青菜

每餐可适量多吃一些蔬菜和豆制品，如白萝卜、胡萝卜及绿叶蔬菜等清淡易消化的食物。多吃一些止咳、平喘、祛痰、温肺、健脾的食品，如白果、枇杷、柚于、北瓜、山药、栗子、百合、海带、紫菜等。

4. 平时多运动

注意平时的生活习惯，多加锻炼，提高身体免疫力，会使您远离疾病，远离慢性支气管炎。

5. 预防感冒

注意个人保护，预防感冒发生，有条件者可做耐寒锻炼以预防感冒。

6. 做好环境保护

避免烟雾、粉尘和刺激性气体对呼吸道的影响，以免诱发慢性支气管炎。

★推荐食材

鲜橘、橙、柑、木耳、花生、丝瓜、竹笋、萝卜、藕、核桃、梨、蜂蜜、海带等。

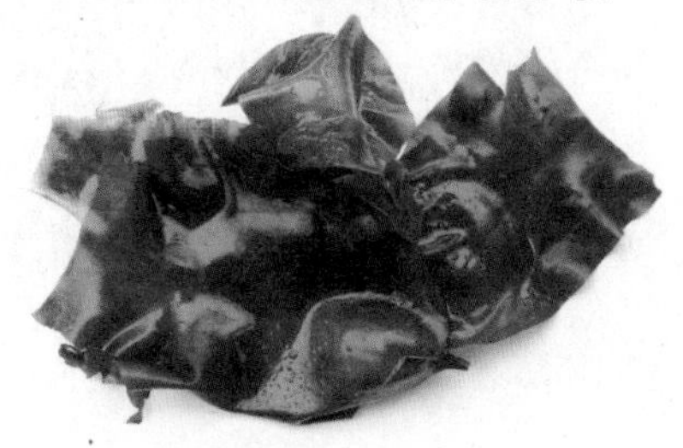

生滚鲜鱿粥

【主料】

大米100克，鲜鱿鱼80克，鲜贝25克，腐竹30克，香菜少许。

【调料】

姜丝10克，葱花、盐、胡椒粉各适量。

【制做】

1. 大米淘洗净；鲜鱿鱼剖开，洗净，切片；鲜贝洗净；腐竹泡发，切小段；香菜择洗干净，切段。

2. 锅中倒入适量水及大米煮开，再转小火煮至九成熟，放入鲜贝、腐竹、鱿鱼，待粥再煮沸时，熄火，加入盐、姜丝、香菜、葱花、胡椒粉和盐调味即可。

★专家指点迷津

•选购优质的腐竹要注意挑选枝条或片叶状的，质脆易折，条状折断有空心，无霉斑、杂质、虫蛀的腐竹为佳。

•鲜贝适宜高胆固醇、高脂血体质的人以及患有甲状腺肿大、支气管炎、胃病等疾病的人食用。

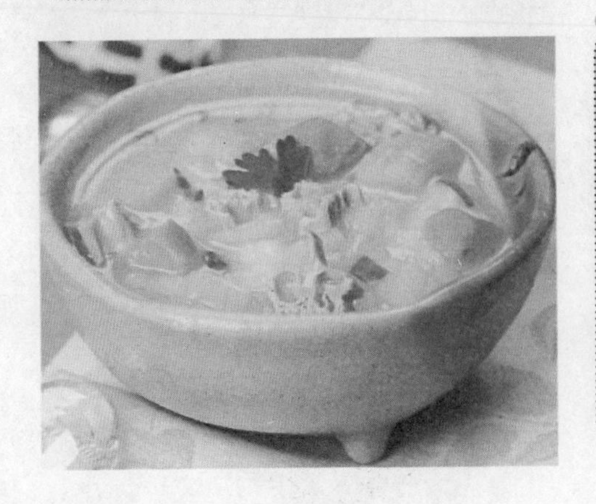

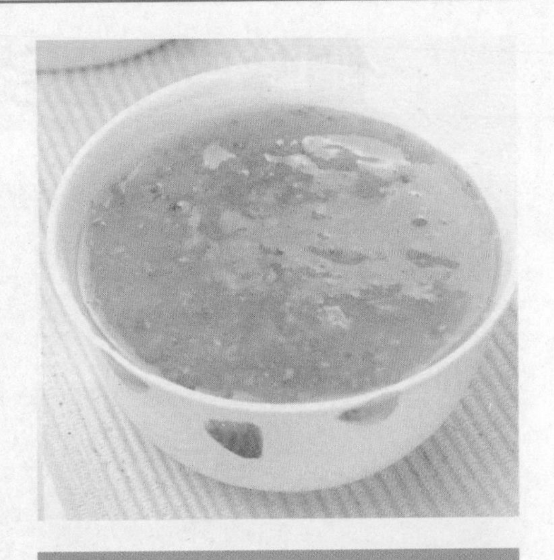

桂花粥

【主料】

大米100克。

【调料】

桂花酱10克，白糖少许。

【制做】

1. 大米淘洗干净。

2. 大米与适量清水一同放入锅中，先用大火煮沸，再转用小火煮至粥成。

3. 粥成后，淋入桂花酱，撒入适量白糖搅匀即可。

★专家指点迷津

•如有桂花，可在粥熟后加入，再加入白糖调味，也可以用玫瑰花代替糖桂花。

•糖桂花不宜久煮，要最后加入，粥沸后即起锅。

•桂花中所含的芳香物质，能够稀释痰液，促进呼吸道痰液的排出，具有化痰、止咳、平喘的作用。

黄瓜雪梨粥

【主料】

糯米、黄瓜各 100 克，雪梨 60 克，山楂糕少许。

【调料】

冰糖 10 克。

【制做】

1. 糯米洗净，用水浸泡约 3 小时；黄瓜洗净，切丁；雪梨去核，切丁；山楂糕切丁。

2. 锅中加适量水、糯米煮开后，转小火煮 30 分钟。

3. 加入雪梨丁煮 5 分钟，再加入黄瓜和山楂糕煮沸，加冰糖再煮 3 分钟即可。

★专家指点迷津

• 黄瓜要挑选鲜嫩带白霜，以顶花带刺为最佳；其次要选择那些瓜体直，均匀整齐，无折断损伤的黄瓜。

• 雪梨味甘性寒，含苹果酸、柠檬酸、维生素 B_1、维生素 B_2、维生素 C、胡萝卜素等，具生津润燥、清热化痰之功效，特别适合秋天食用。

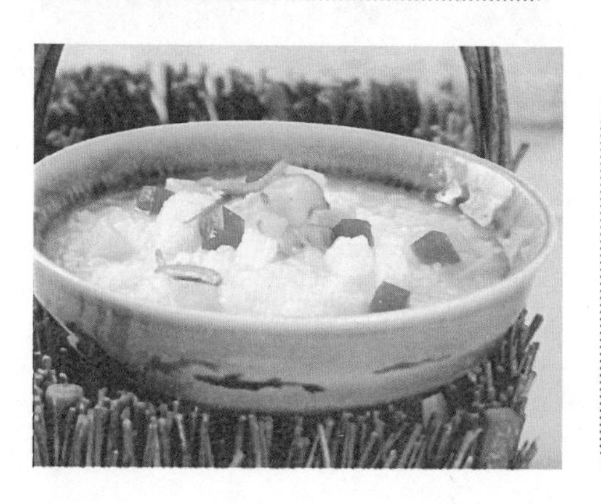

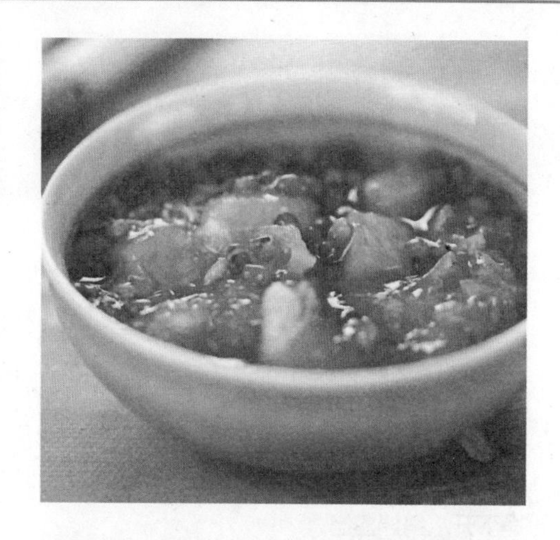

雪梨银耳粥

【主料】

绿豆 70 克，糯米 30 克，雪梨 50 克，银耳 20 克。

【调料】

冰糖 15 克。

【制做】

1. 绿豆、糯米分别淘洗干净，备用；雪梨洗净，去皮，切块；银耳水发后去根，撕成小片，蒸软。

2. 锅中倒入适量水，放入绿豆、糯米煮 30 分钟，加入雪梨、银耳、冰糖煮 10 分钟即可。

★专家指点迷津

• 银耳煮粥前先蒸软再煮粥，口感会更好。

• 此粥适于咳嗽痰稠或无痰、咽喉发痒干疼者，慢性支气管炎、肺结核、高血压、心脏病、肝炎、肝硬化患者食用。此粥还很适合秋季天气干燥时食用。

» 白萝卜汤

【主料】

白萝卜500克，豌豆苗25克，香菇2朵。

【调料】

料酒、盐、味精适量。

【制做】

1. 将白萝卜洗净切丝，下开水煮至八成熟后捞出放入大碗中；香菇切丝；豌豆苗洗净下开水稍焯捞出。

2. 将锅烧热，倒入豆芽，加入料酒、盐、味精烧开后下入白萝卜丝、香菇丝，汤烧开后撒上豌豆苗即成。

★专家指点迷津

• 此汤有消积化痰、消食利膈的作用，是慢性气管炎、咳喘多痰、胸闷气喘、食积饱胀病人的理想食品。

• 萝卜含有木质素，能提高巨噬细胞的活力，吞噬癌细胞。此外，萝卜所含的多种酶，能分解致癌的亚硝酸胺，具有防癌作用。

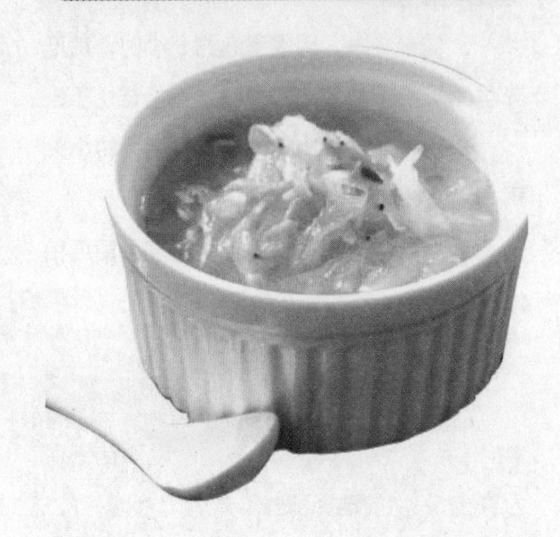

动脉硬化的饮食调养

动脉硬化是动脉的一种非炎症性病变，可使动脉管壁增厚、变硬，失去弹性，管腔狭窄。动脉硬化是随着年龄增长而出现的血管疾病，其规律通常是在青少年时期发生，至中老年时期发病、加重。男性较女性多，近年来本病在我国逐渐增多，成为引起老年人死亡的主要原因之一。动脉硬化的表现主要决定于血管病变及受累器官的缺血程度，对于早期的动脉硬化患者，大多数没有任何临床症状，都处在隐匿状态下潜伏发展。对于中期的动脉硬化患者，大多数都或多或少有心悸、胸痛、胸闷、头痛、头晕、四肢凉麻、四肢酸懒、跛行、视力降低、记忆力下降、失眠多梦等临床症状，不同的患者会有不同的症状。

★保健养生

1. 减少对脂肪的摄取

应少食“饱和脂肪酸”占有量较多的煎炸食物及含“高胆固醇”食物的虾、肝、肾和其他内脏，蛋黄等。

2. 不吸烟并防被动吸烟

烟草毒害心血管内皮细胞，损害内皮系统功能，可致心肌肥大、变厚，殃及正常的舒缩运动并可致“好”血脂 HDL 下降。

3. 坚持适量的体力活动

体力活动量需根据原本身体情况而定，要循序渐进，不宜勉强做剧烈运动，每天最好坚持不短于 30 分钟的活动，可“一次性完成”或分 3 次进行，每次 10 分钟。

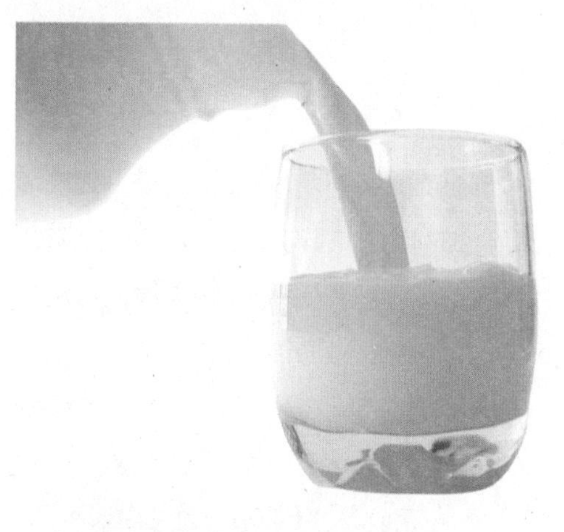

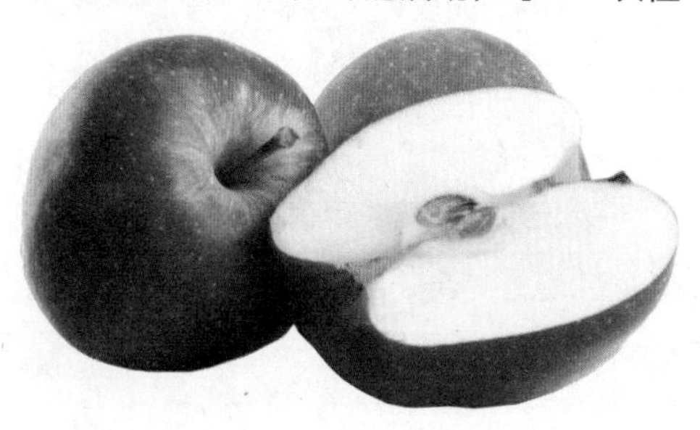

4. 释放压抑或紧张情绪

慢性忧郁或持续的紧张，可刺激交感神经兴奋，易致心跳加速、血管收缩、血压上升，血流减少。

★推荐食材

牛奶、大豆、生姜、大蒜、茄子、木耳、燕麦、红薯、山楂、茶叶、海鱼、蜜橘、三七、辣椒、苹果、海带、玉米、洋葱。

» 菠菜虾皮粥

【主料】

大米 100 克，菠菜 50 克，虾皮 10 克。

【调料】

猪油、盐、味精各适量。

【制做】

1. 菠菜择洗净，入沸水焯烫，捞出切丝；虾皮洗净。

2. 大米淘洗净，放入锅中，加入清水，以大火煮沸后，放入猪油，转小火熬煮约 30 分钟，待粥快煮熟时，加入菠菜丝、虾皮微煮，熟后加入盐和味精调味，搅拌均匀即可。

★专家指点迷津

• 菠菜入锅前要先用沸水焯烫，以破坏其所含的草酸，否则会影响人体对钙和镁的吸收。菠菜入锅后也不宜久煮，刚熟即可盛出。

• 虾皮中含有丰富的镁元素，镁对心脏活动具有重要的调节作用，能很好地保护心血管系统，可减少血液中的胆固醇含量，对于预防动脉硬化、高血压及心肌梗死有一定的作用。

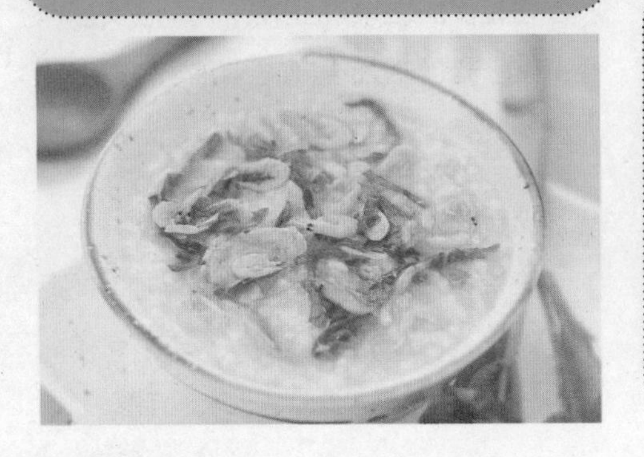

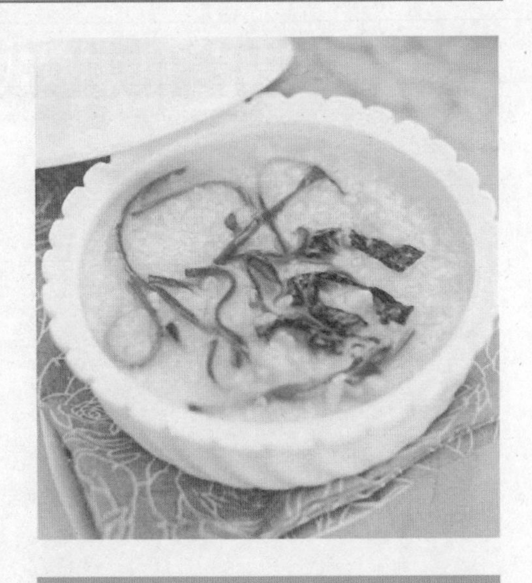

» 海带紫菜粥

【主料】

大米 100 克，海带 80 克，紫菜 5 克。

【调料】

淡色酱油少许，鱼粉、香油各适量。

【制做】

1. 海带洗净切丝；紫菜泡开。

2. 大米淘洗净，与适量清水一同放入锅中，以大火煮沸，放入海带丝，再转小火煮约 30 分钟，待粥软稠后，加入紫菜、淡色酱油、鱼粉、香油拌匀即可。

★专家指点迷津

• 调料中的鱼粉，是鲜味剂的一种。此粥不宜用味精，选用鱼粉能更好地衬托出鲜味。

• 海带适宜缺碘、甲状腺肿大、高血压、高血脂、冠心病、糖尿病、动脉硬化、骨质疏松、营养不良性贫血以及头发稀疏者食用。

核桃山楂粥

【主料】

大米100克，山楂30克，核桃仁15克。

【调料】

冰糖或蜂蜜适量。

【制做】

1. 大米淘洗净，用水浸泡约半小时；山楂洗净，去子，切片。

2. 锅中加适量水、大米煮开，转小火煮15分钟，放入山楂、核桃仁煮10分钟，加冰糖再煮5分钟即可。

★专家指点迷津

• 如果把核桃仁表面的褐色薄皮剥掉，会损失掉一部分营养，所以不要剥掉这层薄皮。

• 山楂能防治心血管疾病，具有扩张血管、增加冠脉血流量、改善心脏活力、兴奋中枢神经系统、降低血压和胆固醇、软化血管及利尿、镇静的作用。

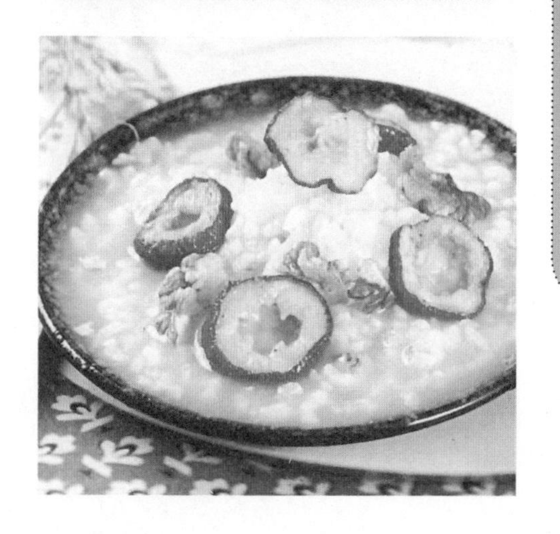

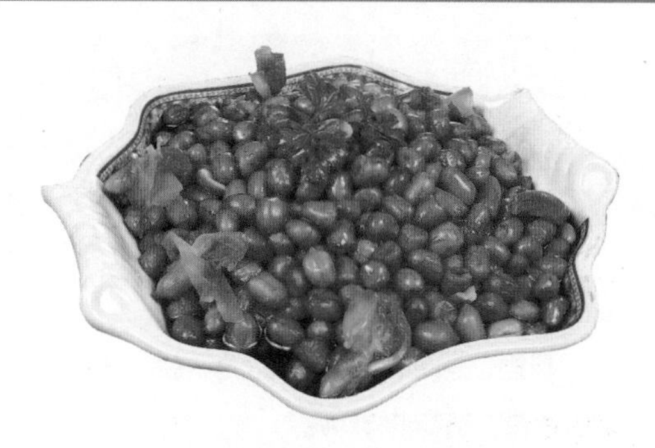

醋泡花生

【主料】

食醋250克，花生250克。

【制做】

将食醋装瓶，放入花生，使花生全部浸于食醋中，密封浸渍一周后食用。每晚吃7～10粒，连吃一周为一个疗程，可降低血压，软化血管，减少胆固醇的堆积。

★专家指点迷津

• 引起高血压和动脉硬化的原因，主要是来自于体内的矽酸过多。食醋是有效防止动脉硬化的方法之一。而动脉硬化、脑瘀血病人几乎都有高血压的毛病，如果平时巧妙地吃一点醋，再加上有规律的生活，就能降低血压，进而预防患上动脉硬化和脑瘀血等疾病。

» 炒茄子

【主料】

茄子 400 克。

【调料】

料酒，葱末、姜末，、蒜泥、盐、白糖、醋各适量，植物油 30 克。

【制做】

1. 茄子洗净切片，放入沸水中焯 3 ~ 5 分钟后，捞出备用。

2. 锅内注油烧热，放入葱、蒜、姜末，滴料酒同炒片刻，

3. 再放入茄子、盐、白糖、醋炒匀后即可出锅。

★专家指点迷津

• 茄子不要去皮，它的价值就在皮里面，茄子皮里面含有维生素 B，维生素 B 和维生素 C 是一对很好的搭档，我们摄入了充足的维 C，这个维 C 的代谢过程中是需要维生素 B 的支持的。

• 中医认为，茄子属于寒凉性质的食物。所以夏天食用，有助于清热解暑，对于容易长痱子、生疮疖的人，尤为适宜。

• 此菜具有清热解毒的功效。

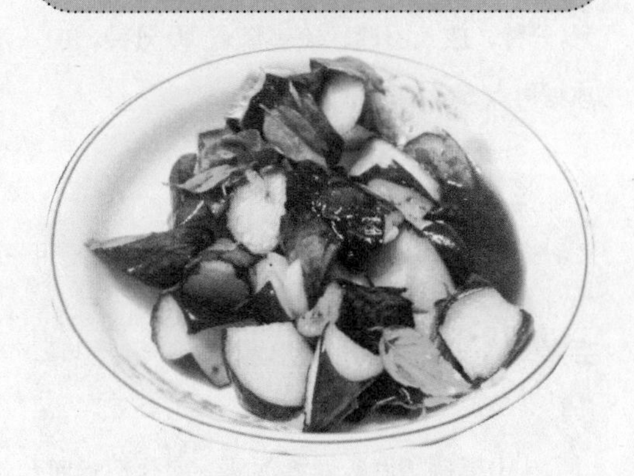

贫血的饮食调养

贫血是指血液中红细胞数量太少，血红素不足，它不是一种独立的疾病，而可能是其他疾病的重要临床表现，一旦发现贫血，必须查明其发生原因。贫血一般表现为身体软弱乏力、皮肤苍白、气急或呼吸困难，伴有头晕、头痛、耳鸣、眼花、注意力不集中、嗜睡等症状，甚至发生晕厥。

★饮食保健

1. 食物多样，谷类为主。保证足够的营养，特别是铁元素及蛋白质的摄入量，多吃富含铁质的食物，如动物肝脏、黑木耳、芝麻酱、大枣、豆制品、绿叶蔬菜等。血红蛋白的主要成分是血红素和球蛋白。老年人在日常饮食中应摄入丰富的优质蛋白质食物，如瘦肉、蛋、乳、鱼虾、动物血、豆制品，多吃蔬菜、水果和薯类，常吃奶类等。

2. 积极参加体育锻炼，增强食欲。

3. 不要过分节制饮食，及时纠正偏食，要吃平衡膳食。

4. 每日适当多喝水。少吃煎、炸的食物。

★推荐食材

蛋黄、牛肉、动物肝、动物肾、海带、豆类等。

» 木耳红枣饮

【主料】

黑木耳 15 克，红枣 15 枚，冰糖适量。

【制做】

把黑木耳和红枣泡后，放在碗内，加入适量冰糖和水，蒸 30 分钟。

★专家指点迷津

• 此饮滋阴活血、补气养血，对贫血、眩晕症、肺结核、月经不调、更年期综合征有疗效。

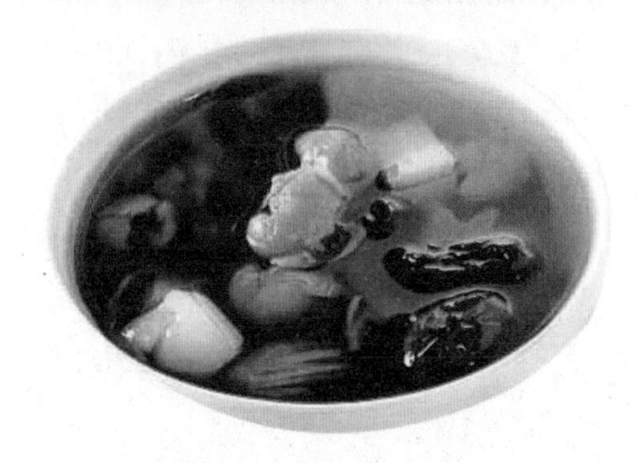

» 三色豆腐汤

【主料】

鸡血 100 克，火腿肉 30 克，黑木耳 30 克，嫩豆腐 200 克。

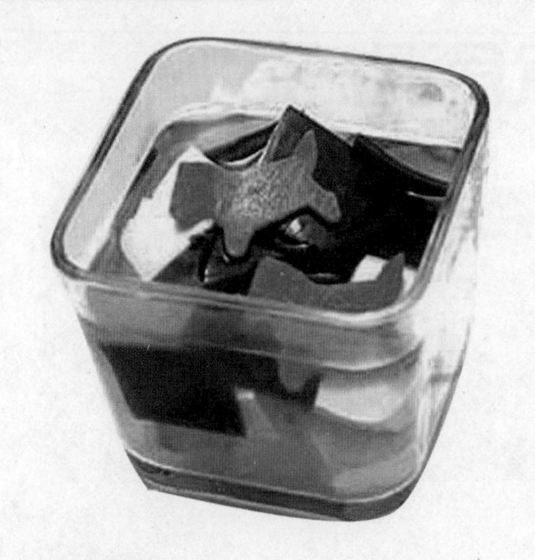

【调料】

盐2克，五香粉、味精、香油、淀粉各少许。

【制做】

1. 水发黑木耳洗净，把豆腐、鸡血块放入沸水锅中氽透，取出，切丁，装碗；火腿洗净，切片。

2. 锅中放油烧至八成热，加葱花、姜末爆香，加清汤适量，煮沸后加入火腿片、黑木耳、豆腐丁、鸡血丁，烹入料酒，用中火煮15分钟，加精盐、味精、五香粉调味，水淀粉勾薄芡。

★专家指点迷津

• 此菜滋养肝肾、补血益气，适合贫血患者饮用。

» 猪肝绿豆粥

【主料】

大米60克，猪肝150克，绿豆50克。

【调料】

葱末3克，料酒5克，盐2克，味精、香油各少许。

【制做】

1. 将猪肝洗净，切成薄片，放入碗内，加入料酒、葱末、盐拌匀腌制5分钟。

2. 绿豆淘洗干净，用冷水浸泡3小时，大米淘洗干净，用冷水浸泡半小时，各自捞出。

3. 锅置火上，倒入适量清水，加入绿豆，用大火煮沸后，加入大米搅拌几下，再改用小火熬煮，粥将成时加入猪肝片，用大火煮两三沸，用盐、味精调味，淋上香油即可。

★专家指点迷津

• 购买猪肝时要注意，病死猪肝的颜色呈紫红色，切开后有余血外溢，少数生有脓水疱；而注水猪肝颜色呈褐红显白，比未注水的猪肝饱满，手指压迫处会下沉，片刻复原，切开后有水外溢，做熟后味道差。这两种肝均不可食用。

• 此粥补肝养血、清热明目、美容润肤，可使人容光焕发。适宜气血虚弱，面色萎黄，缺铁性贫血者食用。

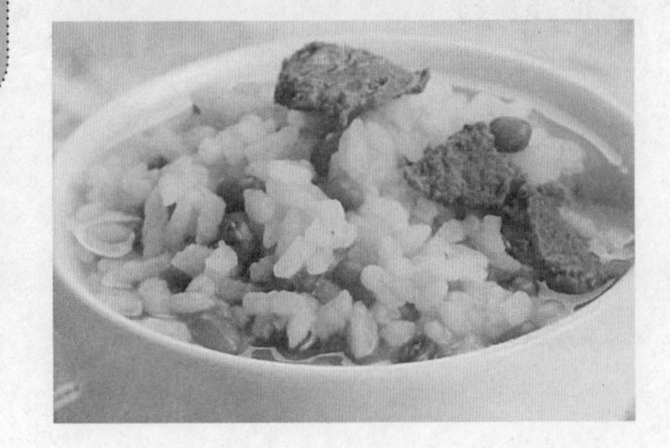

黑米红枣粥

【主料】

黑米 100 克，红枣（去核）30 克，枸杞子 5 克。

【调料】

白糖适量。

【制做】

1. 黑米淘洗净；红枣、枸杞子分别洗净、泡软。

2. 高压锅中加入清水适量，放入黑米、红枣、枸杞子，以大火煮约 20 分钟离火；将高压锅降压后，开盖，再上火，煮沸。

3. 加入白糖煮至糖化开后即可。

★专家指点迷津

• 黑米在煮之前先泡上两三小时，这样煮起来就不至于太费时了。

• 黑米具有清除自由基、改善缺铁性贫血、抗应激反应以及免疫调节等多种生理功能；红枣具有补虚益气、养血安神、健脾和胃等功效；枸杞子味甘、性平，具有滋阴补血，益精明目等作用。

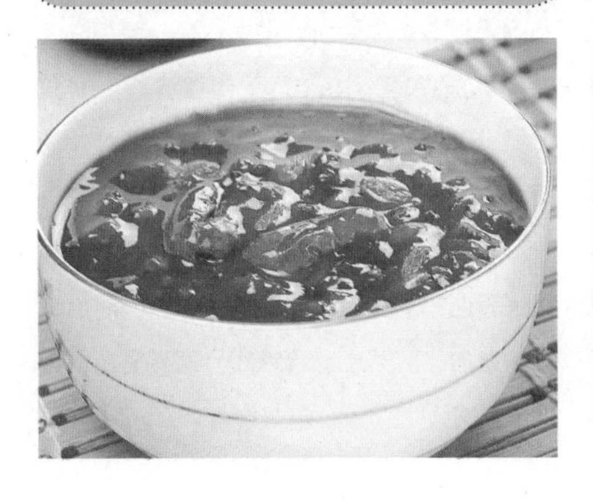

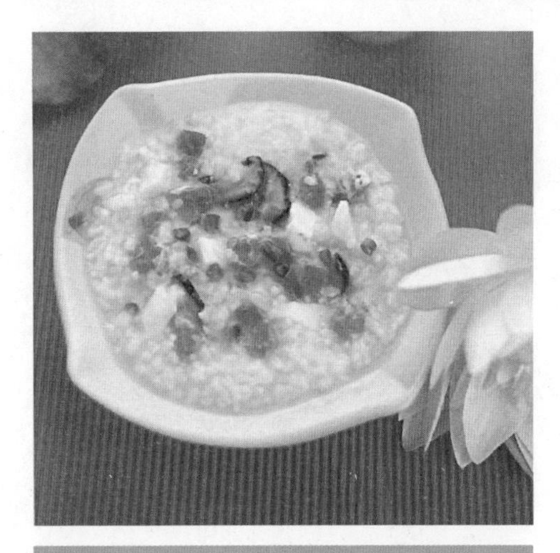

咸蛋香粥

【主料】

大米 100 克，咸蛋 2 个，鲜香菇 2 朵。

【调料】

高汤 500 克，葱末、味精、香油各适量。

【制做】

1. 咸蛋去壳切小块；香菇洗净切小片。

2. 大米淘洗干净，与适量清水一同放入锅中，以大火煮沸，转用中火煮约 20 分钟，倒入高汤，放入咸蛋块、香菇片，用小火煮约 10 分钟至熟，加入葱末、味精、香油调味即可。

★专家指点迷津

• 香菇也可选用干制品，用前先用水泡软洗净，但煮时需增加时间。咸蛋中蛋白的咸度足以调味，不用另加盐。

• 鸭蛋中各种矿物质的总量超过鸡蛋很多，特别是铁和钙在咸鸭蛋中更是丰富，经常适量食用鸭蛋对骨骼发育有益，并有预防贫血的作用。

红糖小米粥

【主料】

小米 150 克。

【调料】

红糖适量。

【制做】

1. 小米淘洗净，放入锅中，加水适量，以大火煮开，转小火煲煮成粥。

2. 出锅前加红糖调味即可。

★专家指点迷津

• 优质小米米粒大小、颜色均匀，呈乳白色、黄色或金黄色，有光泽，很少有碎米，无虫，无杂质。优质小米闻起来具有清香味，无其他异味。

• 红糖是粗制糖，能提供丰富的营养，性温和，可以健脾暖胃、益气养血、活血化瘀，帮助老年人补血、散寒和补充热量。小米是传统的滋补食物，富含维生素 B_1、维生素 B_2，膳食纤维含量也很高，可帮助老年人恢复体力，并能刺激肠蠕动、增进食欲。

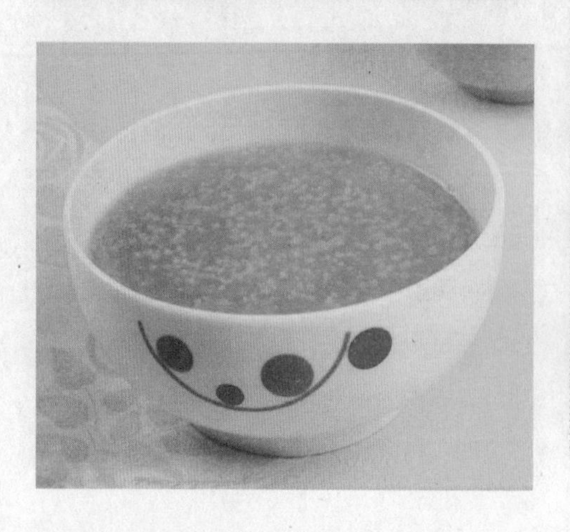

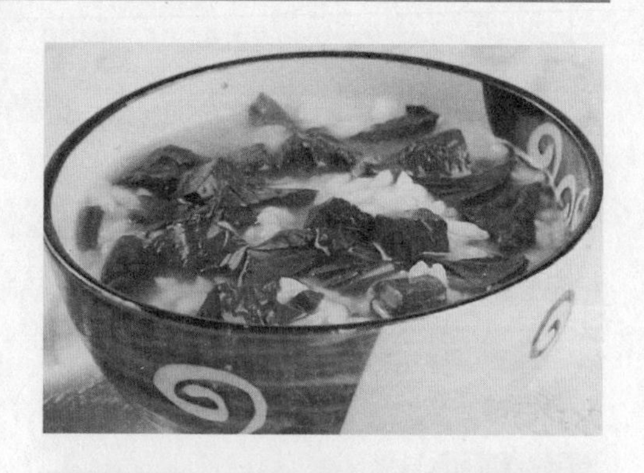

猪血粥

【主料】

大米 100 克，猪血 150 克，菠菜 50 克。

【调料】

盐、葱花各适量。

【制做】

1. 猪血洗净，切块，入沸水中焯烫；菠菜择洗干净，焯水后切段。

2. 大米淘洗净，与适量清水一同放入锅中，以大火煮滚，转小火熬煮约 20 分钟，放入猪血块，再煮开时加入菠菜段、盐调味，熟后撒入葱花即可。

★专家指点迷津

• 烹制猪血时容易碎烂或煳锅，所以在选购猪血时，应买新鲜柔嫩，有一定弹性，成熟度适中的。切时刀工要整齐划一，先焯烫一下，并且速度要快，不起蜂窝，沥净水分。

• 猪血中含丰富的易被吸收的铁元素，具有养血的功效，可活血祛瘀通络，防治缺铁性贫血。菠菜也富含铁质，两者搭配食用效果更好。

砂锅炖牛腱

【主料】

牛腱子 600 克，奶汤适量。

【辅料】

春笋 100 克，豆苗少许。

【调料】

葱段、姜片各适量，料酒 10 克，盐 5 克，味精、胡椒粉、白糖各少许。

【制做】

1. 牛腱子洗净，去老皮，切滚刀块，放入沸水中焯水；春笋去笋衣，切成比牛腱块稍小一点儿的滚刀块；豆苗洗净。

2. 锅中加入油烧热，放入笋块炸至金黄色，捞出控油。

3. 将牛腱子和笋块一同放入砂锅中，加奶汤、葱段、姜片、料酒炖至肉软烂加盐，白糖、味精、胡椒粉调味，撒入豆苗煮开即可。

★专家指点迷津

• 牛腱子肉不易煮熟烂，煮时放几个山楂不但易熟，还会去掉牛肉的膻味。

• 牛肉有补中益气、滋养脾胃、强健筋骨、化痰熄风、止渴止涎之功效，适宜于中气下隐、气短体虚、筋骨酸软、贫血久病及面黄目眩之人食用。

• 春笋有滋阴、益血、化痰、消食、利便、明目等功效。

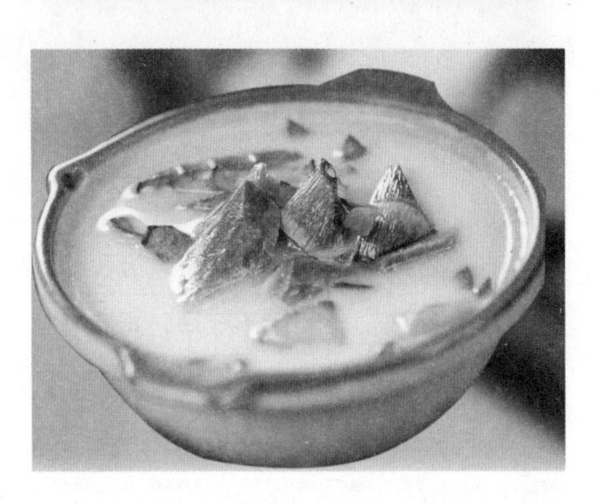

糖尿病的饮食调养

糖尿病的典型症状是疲乏、倦怠，尿量增多，口渴，饮水量增加，易饥饿，饭量增加，但是体重减轻。简言之为多尿、多饮、多食及体重减轻，即“三多一少”。

血糖水平高于肾糖阈，尿中排糖，尿的渗透压提高，尿量增加，每日尿量可达5千克。由于丢失水分，病人感觉口渴，饮水量增加。饮水增加是为了补充丢失的水分，并不是因为饮水增多才使尿量增加的。

病人感觉饥饿，饭量增加，体重仍下降。这是因为体内葡萄糖利用减少，脂肪分解增加，蛋白质合成不足，分解加快等，均可引起消瘦，如有多尿症状，体内水分的丢失更会加重消瘦症状。病程时间越长，血糖越高，病情越重，消瘦也就越明显。

★保健方法

不暴饮暴食，生活有规律，吃饭要细嚼慢咽，多吃蔬菜，尽可能不在短时间内吃含葡萄糖、蔗糖量大的食品，这样可以防止血糖在短时间内快速上升，对保护胰腺功能有帮助，特别是有糖尿病家族史的朋友一定要记住！

要增加活动量。运动能提高内分泌系统功能，增强机体的抗病能力，抑制肥胖，减轻体重，改善脂肪代谢，促进葡萄糖的氧化和转运。

要保持心情舒畅，遇到不舒心的事要冷静对待，妥善处置，切忌情绪急躁、烦恼不安。

要定期检查身体，进行血糖、尿糖检测，发现糖耐量减低时，更应积极加强预防。

★推荐食材

玉米、燕麦片、番茄、菜花、豆芽菜、莴笋、大白菜、油菜、圆白菜、冬瓜、南瓜、苦瓜、黄瓜等。

» 荞麦粥

【主料】

荞麦100克，大米50克。

【调料】

盐少许。

【制做】

1. 荞麦洗净，浸泡3小时，碾成面；大米淘洗干净，浸泡1小时，碾成米粉。

2. 锅置火上，将荞麦面、大米粉放入锅中，加适量清水，大火煮沸后换小火熬成粥。

3. 加入盐调味即可。

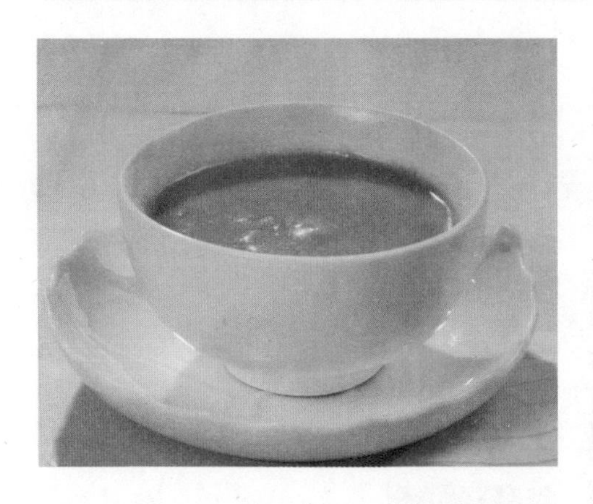

★专家指点迷津

• 荞麦分为苦荞麦和甜荞麦。糖尿病患者最好选用苦荞麦，吃起来口味虽然不如甜荞麦好，但对抑制血糖的上升有帮助。应注意挑选大小均匀、质实饱满、有光泽的荞麦粒。

• 荞麦中富含膳食纤维，其含量是一般精制大米的 10 倍，能吸收大量水分并减慢对糖的吸收，具有降低血糖的功效。

• 荞麦一次不可食用太多，否则易造成消化不良。脾胃虚寒、消化功能不佳及经常腹泻的人不宜食用荞麦。

》豆浆小米粥

【主料】

豆浆 500 克，小米 100 克。

【调料】

白糖适量。

【制做】

1. 将小米淘洗干净。

2. 豆浆用小火加热，待似开非开时放入小米，用小火边煮边搅动，以免粘锅，待米粒开花后，加入白糖调味即可。

★专家指点迷津

• 最好使用当年小米熬粥，陈年小米不易煮开花。

• 豆浆是糖尿病患者充饥的良好食材，它是低热量、高膳食纤维的食物，空腹饮用豆浆对减少食量和有效地限制饮食有较大的效用。同时，豆浆中的水溶性膳食纤维能有效地阻止糖的过量吸收，有助于控制血糖。

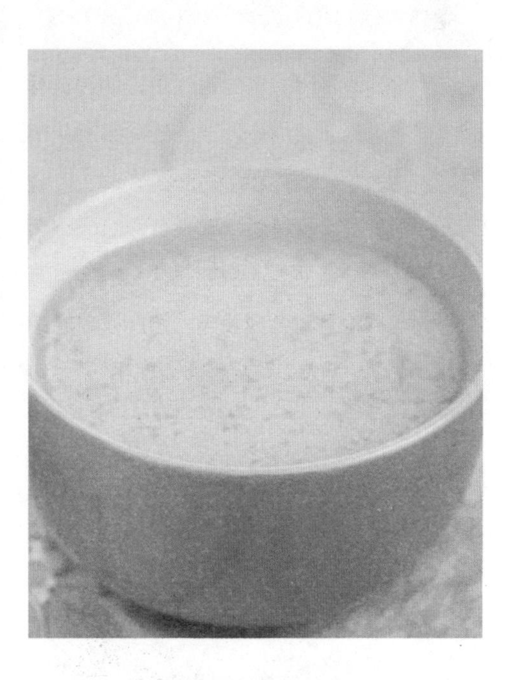

》木耳牛肉粥

【主料】

水发木耳 30 克，牛肉 60 克，糙米 60 克，大米 40 克。

【调料】

花椒粒2克，盐适量，香油、味精各少许。

【制做】

1. 将木耳洗净，切碎；花椒粒用开水浸泡10分钟制成花椒水；牛肉去筋洗净，切成小丁，用花椒水腌制10分钟；糙米、大米均淘洗干净。

2. 锅内加水适量，放入牛肉丁煮开，撇净浮沫，加入糙米、大米煮至八成熟时加入木耳，再煮至粥熟，加入盐、味精调味，淋入少许香油即可。

★专家指点迷津

• 新鲜的牛肉肌肉呈暗红色，均匀、有光泽、外表微干，而不新鲜的牛肉肌肉颜色发暗，无光泽，脂肪呈现黄绿色。

• 牛肉富含蛋白质，其氨基酸组成比猪肉更接近人体需要，而且脂肪含量很低，可以作为糖尿病患者合成肌肉、增加体重的首选，消瘦型“糖友”可经常食用此粥。

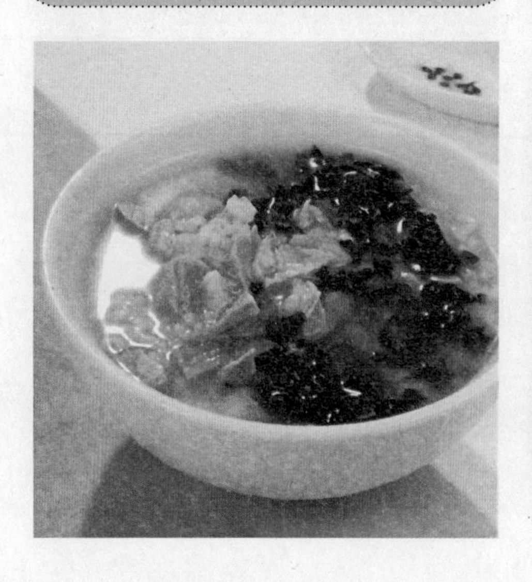

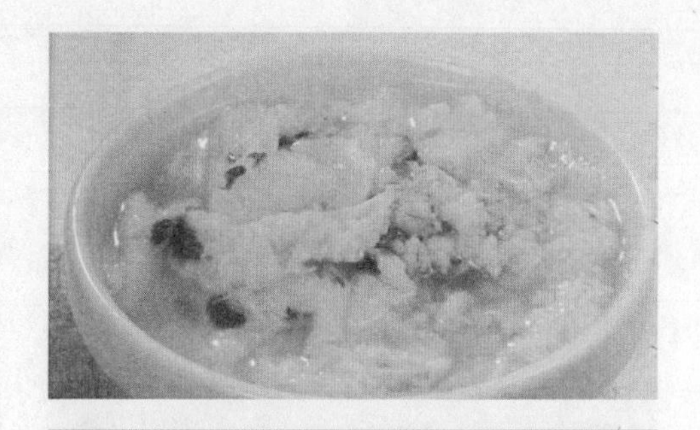

燕麦鳕鱼粥

【主料】

鳕鱼肉、燕麦片各100克，鸡蛋1个。

【调料】

盐适量，柠檬汁少许。

【制做】

1. 鸡蛋磕入碗中打散；鳕鱼肉冲洗净，切成块，加入盐及柠檬汁略腌。

2. 锅中放适量水烧开，放入燕麦片、鳕鱼块，煮至燕麦熟时倒入蛋液，待结成蛋花，放盐调味即可。

★专家指点迷津

• 银鳕鱼可以买到冰冻的，而且四季可见，以肉质洁白肥厚、鱼刺少为上品。超市售卖的银鳕鱼都是加工好的厚片，通常一片鳕鱼可以做一道菜。

• 燕麦是一种低糖、高营养、高热量食品，燕麦含有丰富的B族维生素和锌，它们对糖类和脂肪类的代谢具有调节作用，具有非常好的减肥功效。经常食用燕麦片可以明显降低血清中胆固醇和甘油三酯的含量，从而降低心脑血管疾病的发生率。肥胖型的“糖友”可常喝此粥。

玉米南瓜粥

【主料】

玉米粒、大米各50克，小南瓜1个（约400克），燕麦40克。

【调料】

葱花5克，盐少许。

【制做】

1. 南瓜洗净，去皮去瓤，切成小块；大米、玉米粒洗净，用清水浸泡半小时。

2. 高压锅置火上，将大米和玉米粒放入锅中，加适量水，大火煮开后加限压阀改用小火煮15分钟离火，待压力减小，打开锅盖放入南瓜块，用小火煮10分钟，再加入燕麦，继续用小火煮至粥熟，加入盐和葱花即可。

★专家指点迷津

• 玉米含有丰富的钙、磷、镁、铁、硒等矿物质，以及维生素A、维生素B_1、维生素B_2、维生素B_6、维生素E和胡萝卜素等，还富含膳食纤维。常食玉米，可降低血胆固醇并软化血管，有减肥的功效。玉米中的膳食纤维还可吸收一部分葡萄糖，使血糖浓度下降，因而对糖尿病有一定的治疗效果。

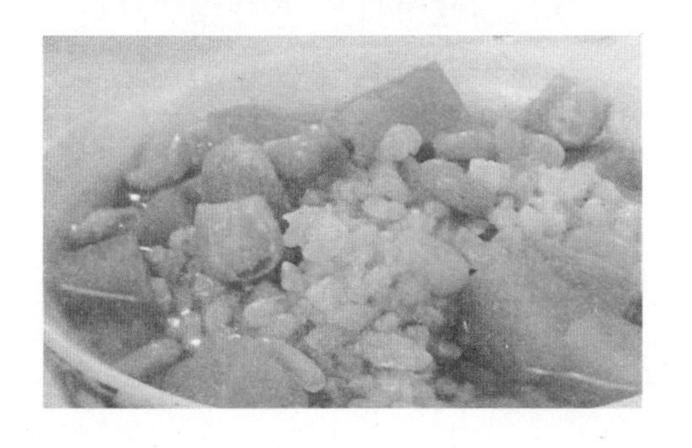

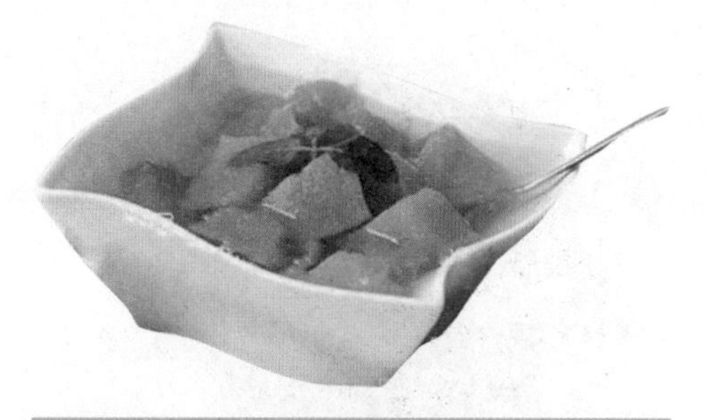

南瓜汤

【主料】

南瓜350克，洋葱1个。

【调料】

盐、胡椒各适量。

【制做】

1. 将南瓜去皮、瓤，洗净切小块。

2. 入锅中加水500毫升，煮至瓜熟，加入调料即可。

★专家指点迷津

• 饮汤食瓜，早、晚各服食1次。本汤具有降糖止渴的功效，糖尿病患者可常服食。

辣味空心菜

【主料】

嫩空心菜300克，鲜红辣椒150克。

【调料】

精盐10克，葱5克，生姜丝10克，味精5克。

【制做】

1. 将空心菜去根、叶留杆，洗净控干水分，改刀成1.5厘米长的段，用5克盐腌约2小时后，沥去水分。

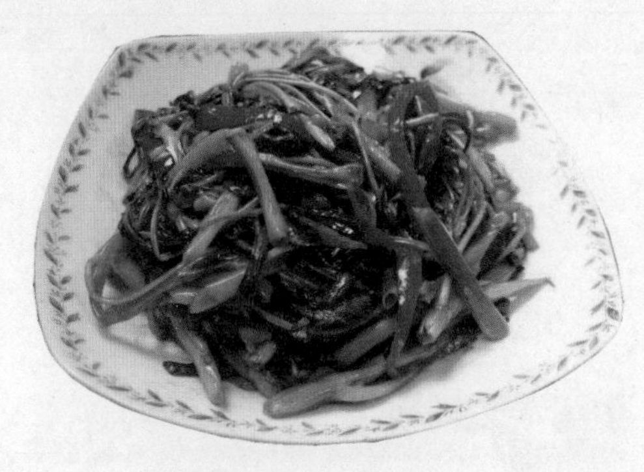

2. 将红辣椒去蒂、籽、洗净，改刀切成粗丝，用沸水略烫捞出，放在冷水中过一下，捞出控干水分。

3. 取盆一只把空心菜杆、红辣椒丝、精盐、葱、姜丝、花椒油、味精一起搅拌均匀即可食用。

★专家指点迷津

• 紫色空心菜中含胰岛素样成分，可作为糖尿病患者的食疗。

» 韭菜炒虾仁

【主料】

虾肉 300 克，嫩韭菜 150 克。

【调料】

花生油 60 克，香油 15 克，酱油 5 克，盐 3 克，味精 1 克，料酒 5 克，葱 20 克，姜 10 克，高汤 30 克。

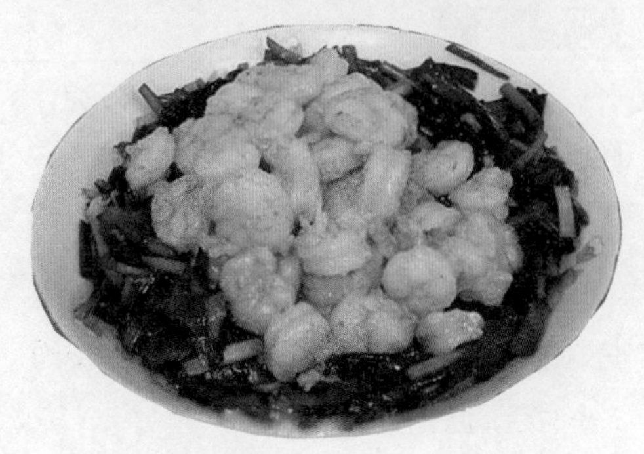

【制做】

1. 虾肉洗净，沥干水分。韭菜择洗干净，沥干水分，切成 2 厘米长的段；葱择洗干净，切丝；姜去皮洗净，切丝。

2. 炒锅上火，放花生油烧热，下葱、姜丝炝锅，炸出香味后放入虾仁煸炒 2 ~ 3 分钟，烹料酒，加酱油、盐、高汤稍炒，放入韭菜，急火炒 4 ~ 5 分钟，淋入香油，加味精炒均，盛入盘中即成。

★专家指点迷津

• 此菜补益肝肾，滋养气血，降血糖，适合高血压、糖尿病、肾虚患者食用。

» 双菇糙米粥

【主料】

糙米 60 克，菠菜 30 克，蟹味菇 20 克，干香菇 2 朵。

【调料】

高汤适量，盐 5 克，白糖、白胡椒粉、香油、葱花各少许。

【制做】

1. 糙米洗净，用水浸泡约 4 小时；菠菜择洗净，焯水后切小段；香菇泡软，切丝。

2. 锅内放油烧热，倒入香菇爆香，倒入适量高汤煮开，加糙米再煮滚。

3. 换小火，放入蟹味菇煮约 30 分钟，加盐调味。

4. 关火前加入菠菜、胡椒粉、香油调味，以葱花点缀即可。

★专家指点迷津

• 香菇中含有胆碱、酪氨酸、氧化酶以及某些核酸物质，既能起到降血压、降胆固醇、降血脂的作用，又可预防动脉硬化、肝硬化等疾病。合并高血压、高血脂的“糖友”可经常食用此粥。

• 香菇多糖可提高巨噬细胞的吞噬功能，还可促进 T 淋巴细胞的产生，并提高 T 淋巴细胞的杀伤活性，提高机体免疫功能。

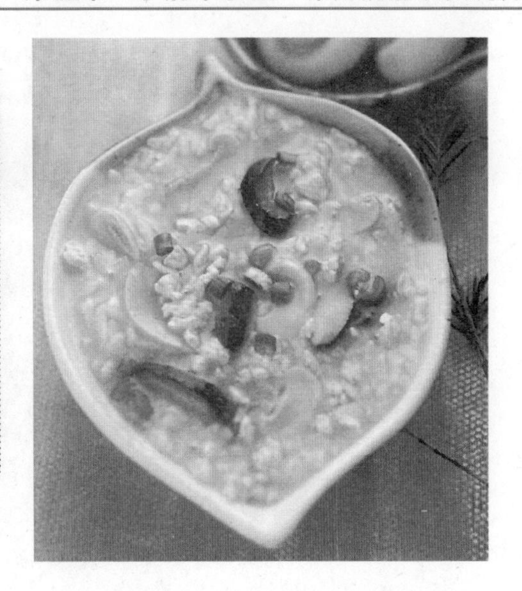

胃病的饮食调养

在专业书籍里是没有“胃病”这个病名的，它只是百姓们笼统的一个叫法。胃病的种类有许多，它们有相似的症状，如上腹胃脘部不适、疼痛、饭后饱胀、嗳气、返酸，甚至恶心、呕吐等。临床上常见的胃病有急性胃炎、慢性胃炎、胃溃疡、十二指肠溃疡、胃十二指肠复合溃疡、胃息肉、胃结石、胃的良恶性肿瘤，还有胃黏膜脱垂症、急性胃扩张、幽门梗阻等。

胃病是一种常见病，发病初期的症状并不明显，许多人即便自我感觉有胃病症状也不去医院检查，往往错过了最佳治疗时间。因此，及早发现胃病的症状并及早去医院就诊是最重要的。

★保健方法

得了胃病，饮食上要注意以下 9 条原则：

1. 少吃油炸食物

这类食物不容易消化，会加重消化道负担，还会使血脂增高，对健康不利。

2. 少吃生冷及刺激性食物

这类食物对消化道黏膜具有较强的刺激作用，容易引起腹泻或消化道炎症。

3. 规律饮食

有规律地进餐，定时定量，可形成条件反射，有助于消化腺的分泌，更利于消化。

4. 定时定量

要做到每餐食量适度，每日 3 餐定时，到了规定时间，不管肚子饿不饿，都应主动进食，避免过饥或过饱。

5. 细嚼慢咽

对食物充分咀嚼次数愈多，随之分泌的唾液也愈多，可以减轻胃肠负担，对胃黏膜有保护作用。

6. 饮水择时

最佳的饮水时间是晨起空腹时及每次进餐前 1 小时，餐后立即饮水会稀释胃液，用汤泡饭也会影响食物的消化。

7. 注意防寒

胃部受凉后会使胃的功能受损，故要注意胃部保暖，不要受寒。

8. 戒烟限酒

不吸烟，因为吸烟使胃部血管收缩，影响胃壁细胞的血液供应，使胃黏膜抵抗力降低而诱发胃病。应少饮酒，减少酒精对肠胃的刺激。

9. 补充维生素 C

维生素 C 对胃有保护作用，胃液中保持正常的维生素 C 的含量，能有效发挥胃的功能，保护胃部和增强胃的抗病能力。因此，要多吃富含维生素 C 的蔬菜和水果。

★推荐食材

薏仁、糯米、粳米、红枣、莲子、萝卜、山楂片、牛奶、牛肚、猪肚等。

益气粥

【主料】

薏米40克，糯米60克，红枣30克，莲子20克。

【调料】

冰糖20克。

【制做】

1. 红枣、莲子、薏米、糯米分别用清水洗净。

2. 将薏米、糯米、红枣、莲子一起放入锅内，加适量的水煮熟。最后加入冰糖即可。

★专家指点迷津

• 在选购糯米时，以米粒较大，颗粒均匀，颜色白皙，有米香，无杂质的为好。储存时要放在干燥的地方。

• 益气粥有补中益气，健脾开胃之功效。薏米因含有多种维生素和矿物质，有促进新陈代谢和减少胃肠负担的作用，可作为病中或病后体弱患者的补益食品。

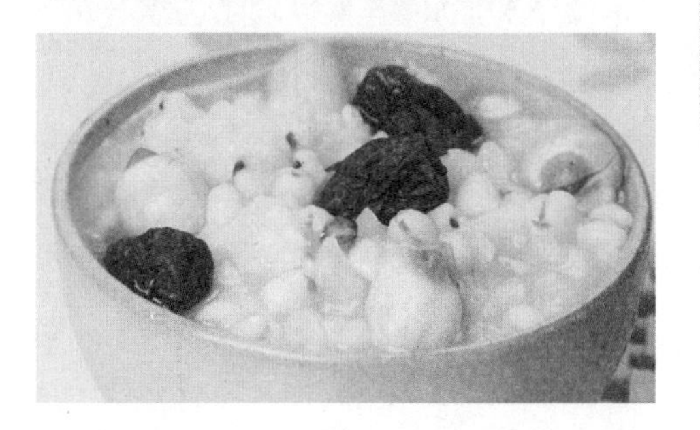

养胃粥

【主料】

粳米、糯米各50克，红枣30克，熟牛

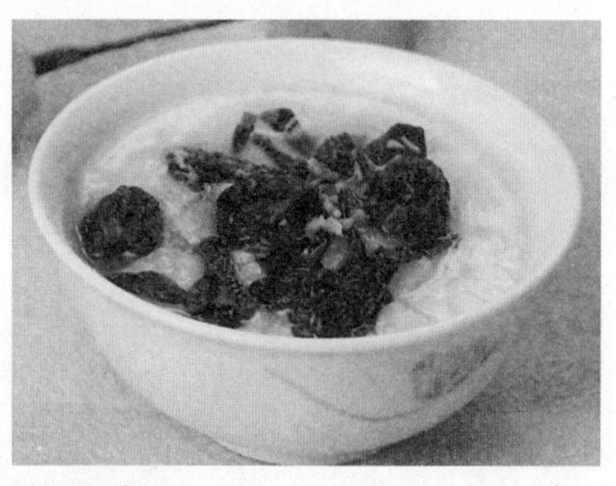

肚100克。

【调料】

牛肉汤适量，葱末、姜末、香油、味精各少许。

【制做】

1. 粳米、糯米分别用清水淘洗干净；熟牛肚切条备用。

2. 将粳米、糯米、红枣一起下锅，加入牛肉汤煮开，改小火煮成粥，放入熟牛肚、葱末、姜末、香油、味精搅匀即可。

★专家指点迷津

• 牛肚含蛋白质、脂肪、钙、磷、铁、硫胺素、核黄素、烟酸等，具有补益脾胃、补气养血、补虚益精等功效，适宜于病后虚羸、气血不足、营养不良、脾胃薄弱之人食用。

消导粥

【主料】

粳米100克，白萝卜200克，猪瘦肉末50克。

【制做】

1. 粳米用清水淘洗干净；白萝卜洗净，

切丝。

2. 将粳米放入锅中，大火煮开，改小火煮约 20 分钟，加入猪瘦肉末、白萝卜丝煮至米烂粥稠即可。

★专家指点迷津

• 此粥具有促进胃酸分泌，帮助消化的功效。适用于胃切除后，或有部分肠粘连的病人。如果有山楂的话，可以将其切片后，放入一两个，效果更好。

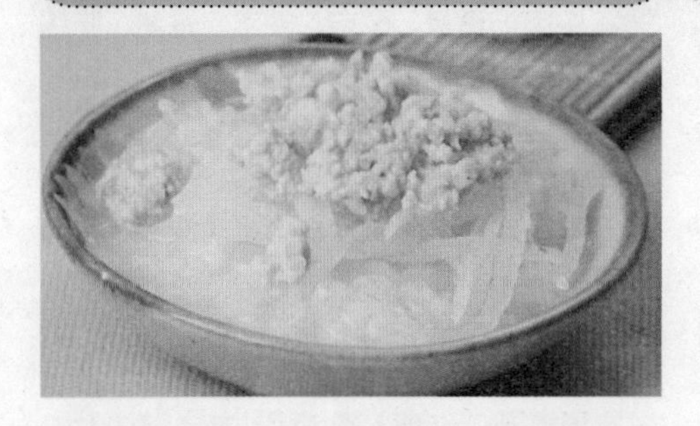

牛奶粥

【主料】

大米 100 克，牛奶 500 克。

【制做】

1. 大米用清水淘洗干净。

2. 将大米下锅加水大火烧开后，改用小火煮成粥，倒入牛奶搅匀，继续用小火熬煮约 5 分钟即可（可直接食用，也可根据个人喜好加白糖或盐）。

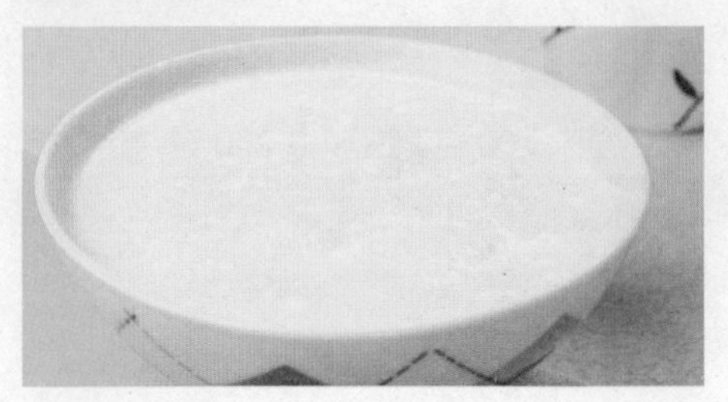

★专家指点迷津

• 煮牛奶时不要加糖，待煮熟离火后再加。

• 鉴别牛奶是否新鲜的小方法：奶滴入清水中，若化不开，则为新鲜牛奶；若化开，就不是新鲜牛奶。若是瓶装牛奶，只要在牛奶上部观察到稀薄现象或瓶底有沉淀的，就不是新鲜奶了。

• 此粥适合气阴不足的胃病，即气短、乏力、口干、内热的胃病患者，也适用于上消化道出血患者。

鸡蛋壳糯米粥

【主料】

鸡蛋壳（连衣）3 个，糯米 100 克。

【调料】

香油、盐、味精各适量。

【制做】

1. 糯米用清水淘洗干净；鸡蛋壳清洗干净，加水煎汁去渣。

2. 糯米加水煮至熟烂，加入蛋壳汁、香油、盐、味精调匀即可。

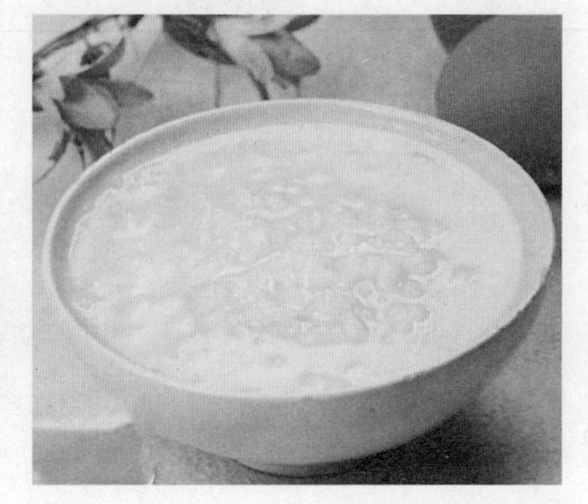

★专家指点迷津

• 此粥有补中益气，止酸和胃的功效。适用于消化性溃疡、胃脘隐痛、反酸作呕、神疲乏力、大便不实等症。

» 良姜粥

【主料】

高良姜 15 克，粳米 100 克。

【制做】

1. 粳米用清水淘洗干净；高良姜洗净备用。

2. 取锅放 750 克水煮高良姜，煮至 500 克，去渣，放入粳米，小火熬煮至米熟烂成粥即可。

★专家指点迷津

• 高良姜为姜科植物高良姜的根茎。质坚硬，不易折断；断面红黄色或棕红色，较粗糙；气芳香，味辛辣。选购时，以粗壮、坚实、红棕色、味香辣者为佳。

• 此粥有散寒止痛、健脾和胃的功效。适用于消化性溃疡、脾胃虚寒、胃脘隐痛或冷痛、呕恶、大便溏薄等症。

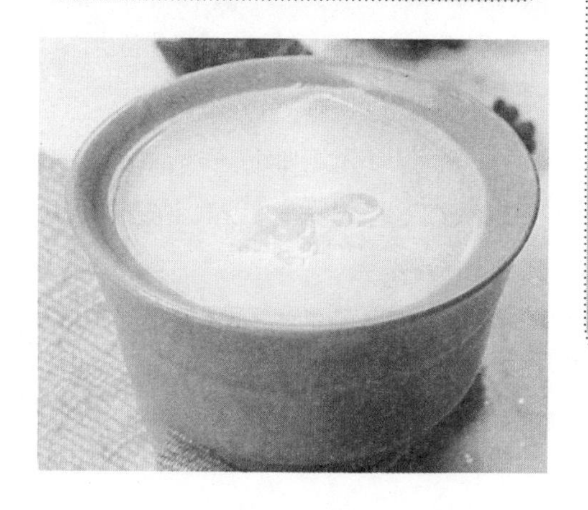

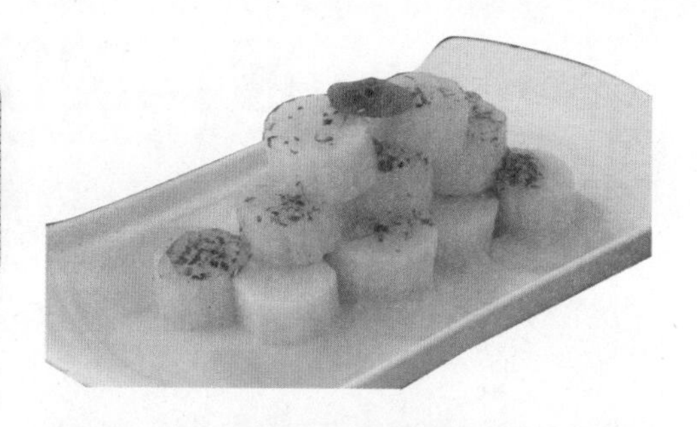

» 桂花山药

【主料】

山药 1 根，苹果 1 个，桂花、蜂蜜适量。

【调料】

白糖少许。

【制做】

1. 将山药烫一下，去皮，切成滚刀块，用开水汆一下；苹果去核、切片。

2. 白糖放锅中，加水适量，放入山药块，烧开后，改小火烧透，加苹果片同煮 5 分钟，捞出放盘中。

3. 糖汁加蜂蜜同熬，熬浓后加入桂花，淋在山药、苹果上即成。

★专家指点迷津

• 本品香甜爽口，具有健脾固肾、补肺化痰的功效。适用于痰饮喘咳、肺结核低热、慢性支气管炎、泄泻等病症。常人食之能强壮身体，益寿延年。具有补脾养胃、生津益肺、补肾涩精之功能的山药遇上了暖胃又散寒的桂花，使得这道菜更是具有双重的养胃功效。

腹泻的饮食调养

腹泻是一种常见症状，是指排便次数明显超过平日习惯的频率，粪质稀薄，水分增加，每日排便量超过 200 克，或含未消化食物、脓血、黏液等。腹泻常伴有排便急迫感、肛门不适、失禁等症状。

腹泻分急性和慢性两类。急性腹泻发病急剧，病程在 2 ~ 3 周之内。慢性腹泻指病程在 2 个月以上或间歇期在 2 ~ 4 周内的复发性腹泻。

腹泻不是一种独立的疾病，而是很多疾病的一个共同表现，它同时可伴有呕吐、发热、腹痛、腹胀、黏液便、血便等症状。腹泻还可直接引起脱水、营养不良等，具体表现为皮肤干燥、眼球下陷、舌干燥、皮肤皱褶。

★保健方法

搞好环境卫生及个人卫生是预防腹泻的关键。

1. 动物性食品或海产品在食用前必须煮熟、煮透。

海鱼、海虾、海蟹、海蛰等海产品中常存有副溶血弧菌（又称嗜盐菌），人们吃了未熟透的上述海产品后，可引起副溶血弧菌的感染；又如猪、牛、羊、鸡、鸭等动物内脏、鸡肉、蛋及乳制品常污染有沙门氏菌，因此人们在购买各种酱制品或熟肉制品后，在进食前应重新加热，以防沙门氏菌感染。

2. 不吃腐败、变质的食品。

剩饭、粥、牛乳、乳制品、鱼、肉、蛋等易受葡萄球菌肠毒素的污染，若被人们食入可引起葡萄球菌食物中毒。因此，剩饭、剩菜等在食用前必须充分加热，从冰箱中取出的食物也应加热后再食用。

★推荐食材

羊肉、山药、红枣、白扁豆、豆腐、胡萝卜、土豆、南瓜、冬瓜、茄子等。

» 山药羊肉粥

【主料】

糯米 100 克，小米、羊肉各 50 克，山药 80 克。

【调料】

料酒 10 克，盐、味精、胡椒粉各少许。

【制做】

1. 糯米、小米分别淘洗干净；山药洗净，去皮，切丁；羊肉洗净，切丁，加料酒、盐腌制 10 分钟。

2. 锅内倒入适量水，放入糯米烧开，转小火煮 20 分钟，放入小米搅匀烧开，放入羊肉丁煮 10 分钟，再放入山药丁烧开，煮至米烂粥稠，放入盐、味精、胡椒粉调味即可。

★专家指点迷津

• 羊肉丁及山药丁要切得大小均匀，这样便于同时成熟。

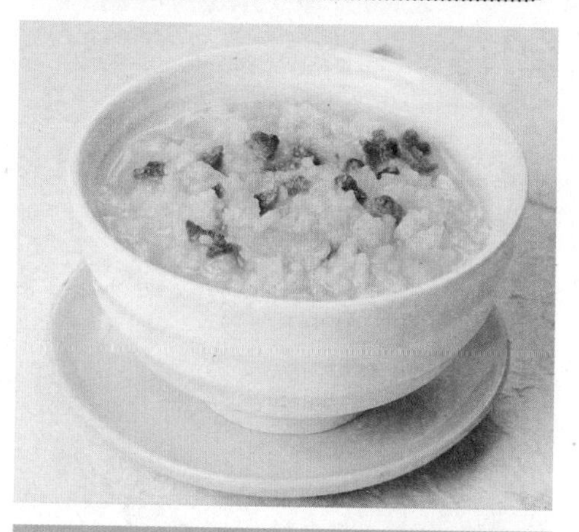

» 车前草糯米粥

【主料】

鲜车前草15克，糯米100克。

【制做】

1. 糯米用清水淘洗干净；将车前草洗净，切碎备用。

2. 取锅放水，放入切好的车前草煮汁后去渣，然后加入糯米煮成粥即可。

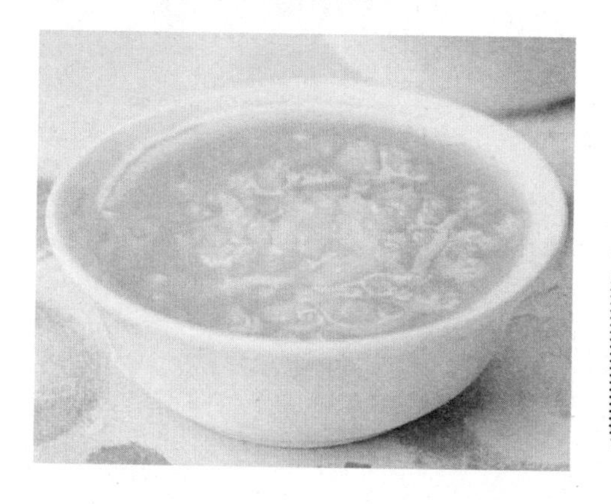

★专家指点迷津

• 车前草有止泻，利水通淋，清热解毒，清肝明目等功效。

• 此粥适用于小儿急性腹泻及小便不通等症。

» 茯苓红枣粥

【主料】

茯苓30克，粳米100克，红枣30克。

【调料】

白糖适量。

【制做】

1. 粳米用清水洗净；茯苓碾碎；红枣洗净，去核浸泡半小时。

2. 锅中倒入适量水，放入粳米、红枣一同煮成粥，加入茯苓碎拌匀，出锅前放入白糖稍煮即可。

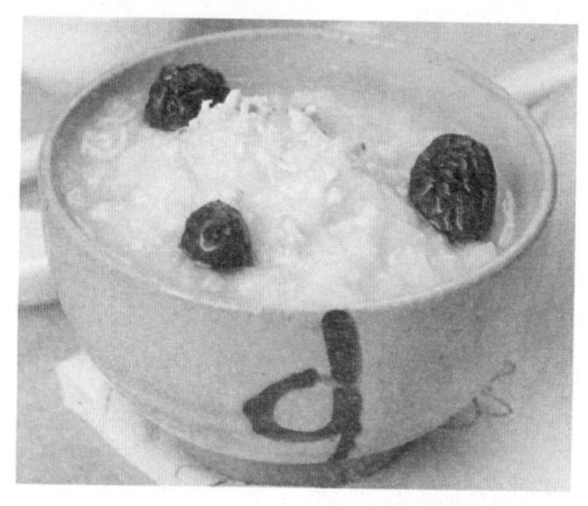

★专家指点迷津

• 此粥对小便不利、脾虚食少、大便泄泻有较好的功效，适用于小儿脾虚久泻。

• 腹胀及小便多者不宜食用。

白扁豆粥

【主料】

白扁豆 60 克，粳米 100 克。

【制做】

1. 白扁豆与粳米分别用清水泡洗干净。

2. 锅置火上，倒入适量水，将白扁豆与粳米一同下锅煮粥至熟即可。

★专家指点迷津

• 此粥健脾和中，消暑化湿。适用于暑湿呕吐腹泻、脾虚呕吐、食少久泻、有腹水、糖尿消渴、赤白带下、小儿疳积等症。

• 畏寒发热者忌服。

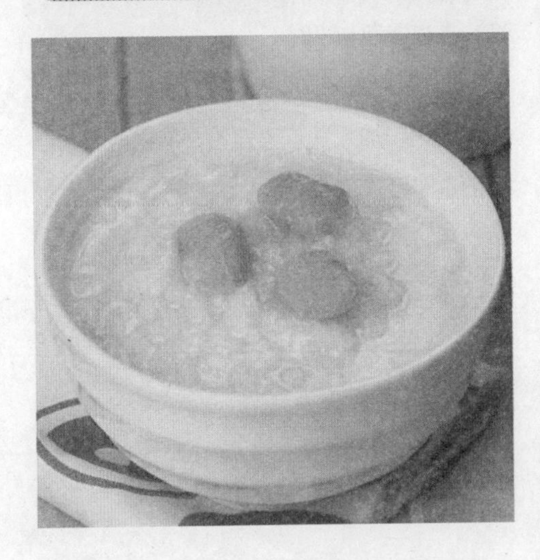

山药粥

【主料】

鲜山药、大米各 100 克，红枣少许。

【制做】

1. 大米淘洗干净；山药洗净去皮，切成滚刀块备用；红枣洗净，去核。

2. 锅置火上，倒入适量水，放入大米大火煮开，转小火加入山药块、红枣熬煮约 30 分钟至黏稠即可。

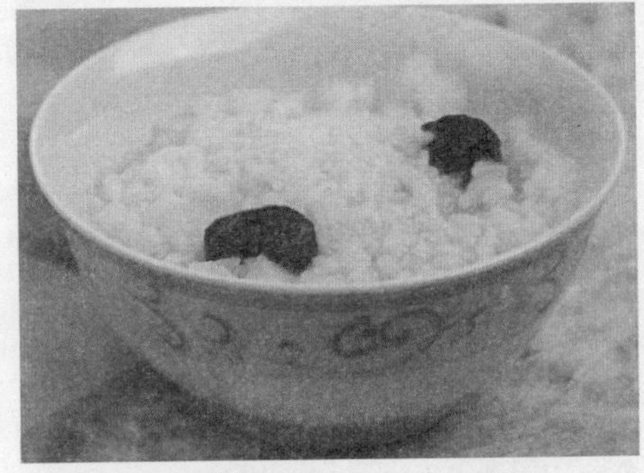

★专家指点迷津

• 山药在去皮时可在火上烧一下，破坏掉其表皮黏液中的皂苷等致敏物质，这样手不容易痒。

• 此粥对腹泻并不严重，但长期不愈伴有腹胀、消瘦、面黄、乏力等症者有较好的疗效。对长期饮食无规律或寒凉食物吃得过多以及精神紧张、慢性腹泻为主的症状也有不错的功效。

肥胖的饮食调养

肥胖是指一定程度的明显超重与脂肪层过厚，是体内脂肪，尤其是甘油三酯积聚过多而导致的一种状态。

标准体重计算方法：

体重指数 = 体重（千克）/ 身高（米）的平方。

体重指数在 19 ~ 25 的就是健康体重。

体重指数在 25 ~ 30，即为超重；体重指数 > 30，即为轻度肥胖；体重指数 > 35，即为中度肥胖；体重指数 > 40，则为重度肥胖。

肥胖或体重超重，与遗传、疾病、饮食和生活方式有关，尤以饮食习惯和生活方式关系密切。许多研究证明：心理应激和各种消极的情绪反应，如焦虑、恐惧、愤怒、忧郁等也能促使人多进食，最后使自己的体重超标。

★保健方法

良好的情绪能使体内各系统的生理功能保持正常运行，对预防肥胖能起一定作用。反之，沉默寡言，情绪抑郁，会导致生理功能紊乱，代谢减慢，加上运动量少，就易造成脂肪堆积。

一个体重正常的人，应每天通过一定量的体力活动，把摄入的热量全部消耗，做到“收支平衡”，才能防止发胖。而对一个肥胖者来说，每天消耗的热量要超过摄入的热量，做到“入不敷出”，才能减轻体重，达到减肥的目的。

肥胖的人必须改变不良饮食习惯，如大吃大喝，好吃零食、甜食及动物性脂肪类食物，改为多餐少量，使身体经常保持半饥饿状态，不致造成脂肪积聚。少吃或禁吃甜食，不吃零食。但减肥不能仅仅依靠节食，那可能会导致神经性厌食症，引起营养不良，甚至死亡。

★推荐食材

萝卜、豌豆、绿豆芽、竹笋、冬瓜、黄瓜、番茄、青菜、圆白菜、胡萝卜、南瓜、芹菜、茭白、西兰花等。

» 草莓柚奶汁

【主料】

草莓 50 克，柚子 300 克，酸奶 200 克。

【调料】

蜂蜜适量。

【制做】

1. 西柚去皮，切成小块；草莓去蒂，放入淡盐水中浸泡片刻，冲洗干净。

2. 将西柚块和草莓块放入榨汁机中，添

加适量酸奶，一起搅打成汁，加蜂蜜调味，即可直接饮用。

★专家指点迷津

• 草莓除可以预防坏血病外，对防治动脉硬化，冠心病也有较好的疗效。常吃草莓对皮肤、头发均有保健作用。但草莓中含有的草酸钙较多，尿路结石病人不宜吃得过多。柚子含多种营养成分，味道酸甜，略带苦味，是医学界公认的最具食疗效益的水果。酸奶中的乳酸不但能使肠道里的弱碱性物质转变成弱酸性，而且还能产生抗菌物质，对人体具有保健作用

• 挑选的时候应该尽量挑选色泽鲜亮、有光泽、结实、手感较硬者。太大的草莓忌买，过于水灵的草莓也不能买，尽量挑选表面光亮、有细小绒毛的草莓。

• 此品具有美容养颜、减肥瘦身的功效。

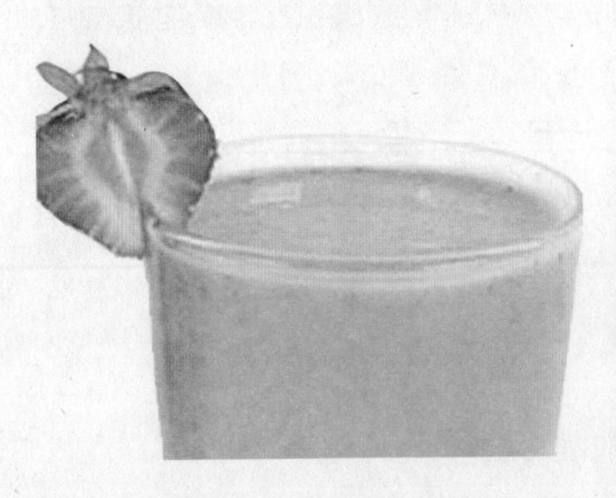

红豆山楂粥

【主料】

红豆 60 克，大米 50 克，山楂 30 克。

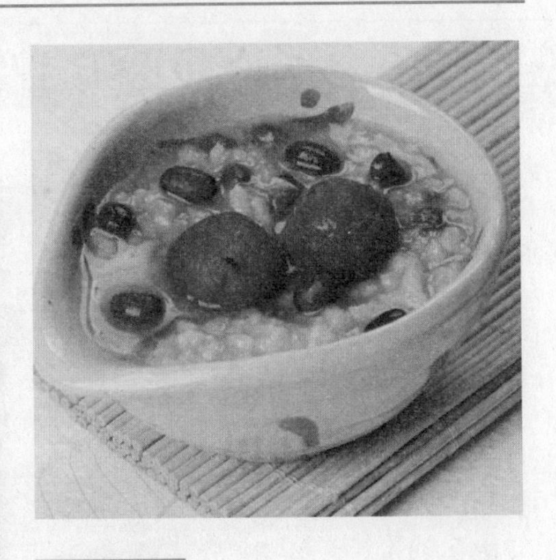

【调料】

红糖 30 克。

【制做】

1. 红豆洗净，用温水浸泡半日；山楂洗净，去蒂去核；大米淘洗干净。

2. 锅中放适量水，放入红豆煮 15 分钟，再放入大米、山楂，煮开后改用小火煮约 20 分钟，放入红糖调匀，煮至化开即可。

★专家指点迷津

• 煮豆子先用水将干豆浸泡数小时，使豆子吸水变软后再煮则更易煮烂，同时也节省了燃气。

• 在选购山楂时，最好挑选果形整齐端正，无畸形，果实个大且均匀，果皮新鲜红艳、有光泽、无皱缩，没有虫眼或外伤，并具有清新的酸甜滋味的优质品。

•《本草纲目》中李时珍云："赤小豆（红豆）利小便、消水肿脚气。"唐陈士良《食性本草》有"久食瘦人"的说法，对肥胖症也有一定效果，对治腿部肥肿者，更有功效。

» 白玉豌豆粥

【主料】

大米100克，豌豆30克，豆腐200克，胡萝卜60克。

【调料】

盐适量。

【制做】

1. 大米淘洗干净；豌豆洗净；豆腐洗净，切小块；胡萝卜洗净，切小丁。

2. 锅置火上，倒入适量清水，放入大米煮开，转小火煮约15分钟，放入豌豆、胡萝卜、豆腐煮成粥，调入盐即可。

★专家指点迷津

• 豌豆、豆腐都含丰富的维生素C，胡萝卜富含维生素A，此粥能降压润肠、美白养颜，适量食用还不用担心发胖。

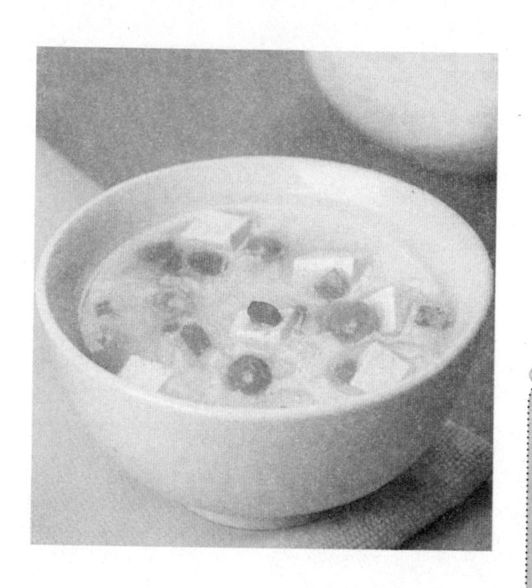

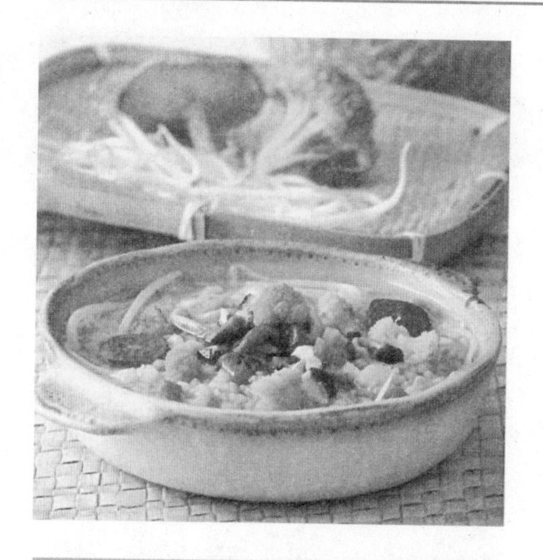

» 蔬菜糙米粥

【主料】

糙米100克，西蓝花50克，番茄60克，蟹味菇30克，绿豆芽适量。

【调料】

盐5克。

【制做】

1. 糙米洗净，用水浸泡约4小时；西蓝花洗净，掰成小朵；番茄洗净，切块；蟹味菇洗净；绿豆芽择洗干净。

2. 糙米放入锅中，加适量水煮滚，换小火煮约40分钟。

3. 加入西蓝花继续煮约5分钟，放入剩余主料再煮3分钟，加盐调味即可。

★专家指点迷津

• 糙米有提高人体免疫功能，促进血液循环，消除沮丧情绪，预防心血管疾病、肠癌等功效。尤适于肥胖、胃肠功能障碍、贫血、便秘等人食用。

» 葱油鲤鱼

【主料】

鲜鲤鱼一条 750 克。

【调料】

精盐 7 克，葱姜丝 15 克，味精 3 克，葱段 50 克，料酒 6 克，胡椒粉 20 克，香油 50 克，酱油 25 克，香菜梗 5 克。

【制做】

1. 鲜鲤鱼刮去鳞，去掉鳃和内脏，用清水洗净。打上柳叶花刀，深至刺骨。

2. 将鲤鱼焯水，控净水分，放鱼盘内，撒上精盐、味精、料酒略腌，再散放入葱姜丝。

3. 将鱼放笼屉内蒸至嫩熟，取出滗净汤汁，撒上香菜梗。

4. 炒勺加香油 50 克，入葱段煸炸。待葱段焦黄时捞出不用，随即放入胡椒粉搅匀，再倒入酱油一烹，均匀地浇在鱼身上即成。

★专家指点迷津

• 鲤鱼具有滋补健胃、利水消肿、通乳、清热解毒、止咳下气的功效。鲤鱼中的蛋白质含量高，且质量也佳，人体消化吸收率可达 96%，鲤鱼还能供给人体必需的氨基酸、矿物质和维生素。鲤鱼的脂肪多为不饱和脂肪酸，能很好地降低胆固醇，可以防治动脉硬化、冠心病。

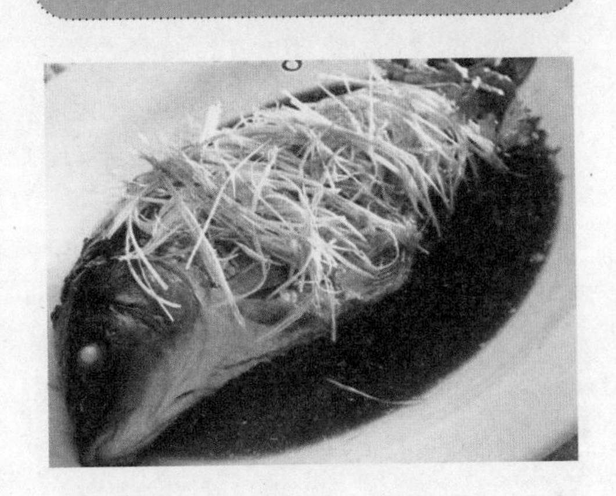

便秘的饮食调养

便秘是排便次数明显减少，每 2 ~ 3 天或更长时间一次，无规律，粪质干硬，常伴有排便困难感的病理现象。有些正常人数天才排便一次，但无不适感，这种情况不属便秘。

便秘可分为急性与慢性两类。急性便秘多由肠梗阻、肠麻痹、急性腹膜炎、脑血管意外、急性心肌梗死、肛周疼痛性疾病等急性疾病引起。

慢性便秘多无明显症状，但有的患者可能存在食欲减退、口苦、腹胀、嗳气、发作性下腹痛、排气多等胃肠症状，还可伴有头昏、头痛、易疲劳等神经官能症症状。症状的发生可能与肠蠕动功能失调有关，也可能与精神因素有关。

★保健方法

1. 养成定时排便的习惯

要确定一个适合自己的排便时间（最好是早晨），不管有无便意，或能不能排出，都要按时蹲厕所，只要长期坚持，就会形成定时排便的条件反射。

2. 调整饮食

平时应多吃富含膳食纤维的食物，如粗制面粉、糙米、玉米、芹菜、韭菜、菠菜和水果等，以刺激和促进肠道蠕动。

3. 适当多饮水

每天早晨空腹时最好能饮一杯温开水或蜂蜜水，以增加肠道蠕动，促进排便。平时也应多饮水，不要等到口渴时才喝水。

4. 适当参加体育运动

应适当地参加体育运动，特别是要进行腹肌锻炼，以便增强腹部肌肉的力量和促进肠蠕动，提高排便能力。

5. 保持乐观的情绪

精神紧张、焦虑等不良情绪可导致或加重便秘。因此，要经常保持心情愉快，不要动辄生气上火，以避免便秘的发生。

★推荐食材

红薯、香蕉、杏仁、苦瓜、黄瓜、萝卜、芹菜等。

» 红薯粥

【主料】

红薯 150 克，大米 100 克。

【调料】

白糖适量。

【制做】

1. 将红薯洗净，连皮切成小块。

2. 大米洗干净，用冷水浸泡半小时，捞出沥水。

3. 将红薯块和大米一同放入锅内，加入冷水煮至粥稠，依个人口味酌量加入白糖，再煮沸即可。

★专家指点迷津

• 由于红薯本身含有糖分，如果不喜欢口味过甜，食用时也可以不加白糖。

• 高质量的红薯应该是外表干净、光滑、形状好、坚硬和发亮的。红薯有黑斑的不能选购。

• 红薯一般都是越放越甜，买回来后最好放些日子再吃。

• 红薯富含膳食纤维，有促进胃肠蠕动、预防便秘和结肠、直肠癌的作用。特别是老年人日常活动减少，肠胃蠕动能力相对减慢，每天喝 1 碗红薯粥或吃 1 个蒸红薯，坚持下去可以很好地改善便秘症状。

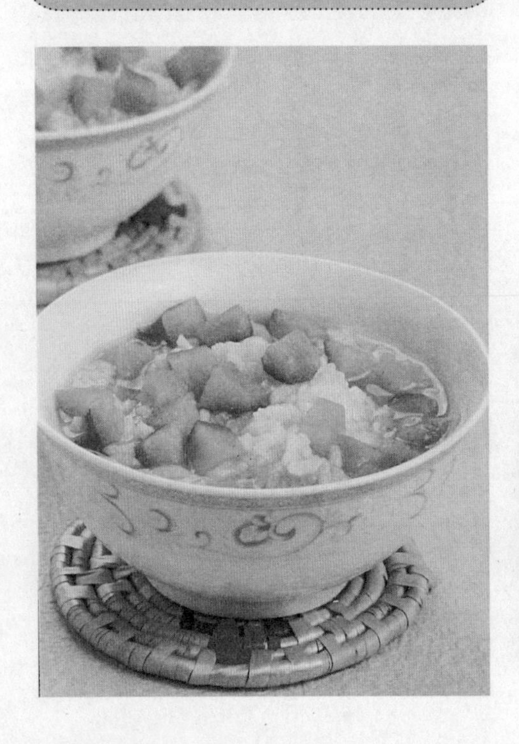

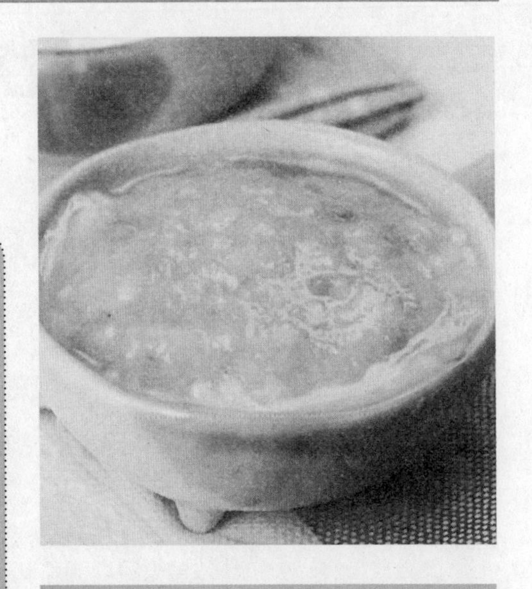

» 香蕉粥

【主料】

香蕉 2 根，大米 100 克。

【调料】

白糖适量。

【制做】

1. 将香蕉去皮，捣泥备用；大米淘洗干净。

2. 大米放入锅中，加适量清水煮粥，待熟时调入香蕉泥、白糖，再煮开即成。

★专家指点迷津

• 香蕉营养高、热量低，是相当好的营养食品。它含有蛋白质、糖、淀粉、果胶，多种维生素，还含有钙、磷、铁等矿物质。香蕉有润肠通便、润肺止咳、清热解毒、助消化和滋补的作用。要选择完全成熟的香蕉，这样通便的效果才好。

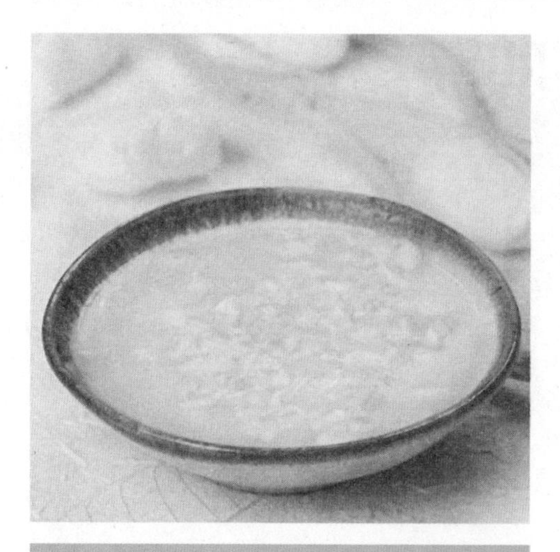

» 甜杏仁粥

【主料】

甜杏仁 25 克，大米 100 克。

【调料】

冰糖适量。

【制做】

1. 大米用清水淘洗干净；甜杏仁洗净，去皮捣烂。

2. 锅中倒入适量水，放入大米煮开，加入杏仁转小火同煮成粥，出锅前放入冰糖即可。

★专家指点迷津

• 挑选杏仁要以颗粒均匀个大、饱满肥厚、不发油者为佳。

• 杏仁味甘，性平，能滋润肺燥，止咳平喘，能够达到生津止渴、润肺定喘、滑肠通便、减少肠道癌的功效。

» 冬菇烧白菜

【主料】

白菜 200 克，香菇（干）3 克。

【调料】

盐 5 克，植物油 10 克，味精 1 克。

【制做】

1. 用温水泡冬菇，去蒂洗净；白菜洗净。

2. 将小白菜焯熟，摆入盘中。

3. 锅中放油，烧热后，下入冬菇翻炒，变软后加盐调味，炒匀后盛入摆好的小白菜中即可。

★专家指点迷津

• 白菜具有较高的营养价值，含有丰富的多种维生素和矿物质，特别是维 C 和钙、膳食纤维的含量非常丰富。中医认为大白菜能养胃生津、除烦解渴、利尿通便、清热解毒。多食大白菜，能预防和治疗便秘，预防痔疮及结肠癌等。

• 冬菇含有多种维生素、矿物质，可用于治疗消化不良、便秘等。

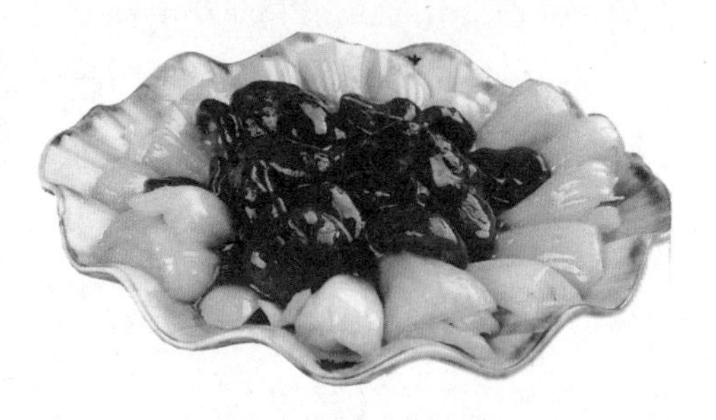

老年性痴呆的饮食调养

老年性痴呆症的特点是，精神和智力上的异常，病人的知觉、智力、记忆能力持续性减退。中医认为，老年性痴呆是先天禀赋不足或年老肝肾亏虚、脑髓不充所致。故中医在治疗上多采取滋补肝肾、填髓健脑的中药和食物进行治疗和预防。

★保健方法

1. 起居应有规律，保证充足、高质量的睡眠，特别是精神兴奋型患者，更应注意。

2. 营造良好的生活环境。要注意维持人际关系，避免长期陷入忧郁的情绪及患上忧郁症，因为忧郁症也是老年痴呆症的危险因素。

3.. 注重调整心理因素。良好的心态是保持神经系统的健康、防止早衰、防止大脑功能减退的重要因素。

4. 加强体育锻炼。如坚持散步、打太极拳、做保健操或练气功等，有利于大脑抑制功能的解除，提高中枢神经系统的活动水平。

5. 要积极地防治便秘。便秘是引发老年痴呆症的重要原因之一。因为经常便秘的人，其肠道会产生氨、硫化氢、组织胺、硫醇和吲哚等多种有毒物质，这些有毒物质会随着血液循环进入大脑，从而诱发老年痴呆症。

6. 调整饮食。此类病人多有阴血不足，可给予清淡营养丰富的食物，如桂圆大枣汤、瘦肉、鸡蛋、鱼等。而对那些形体肥胖者，则宜给予清淡饮食，多食新鲜蔬菜、水果，如芹菜、豆芽、黄瓜、香蕉、桔子等。

★推荐食材

如枸杞子、鹿胶、龟胶、莲子、山药、黄芪、茯苓、胡麻仁、核桃、紫菜、海带、大枣、百合、桑葚子、赤小豆等药食兼宜之品。

» 牛奶菠菜粥

【主料】

大米 100 克，菠菜 80 克，牛奶 250 克。

【调料】

盐 4 克，葱花 3 克。

【制做】

1. 大米淘洗干净；菠菜择洗干净，焯水后沥干、切碎。

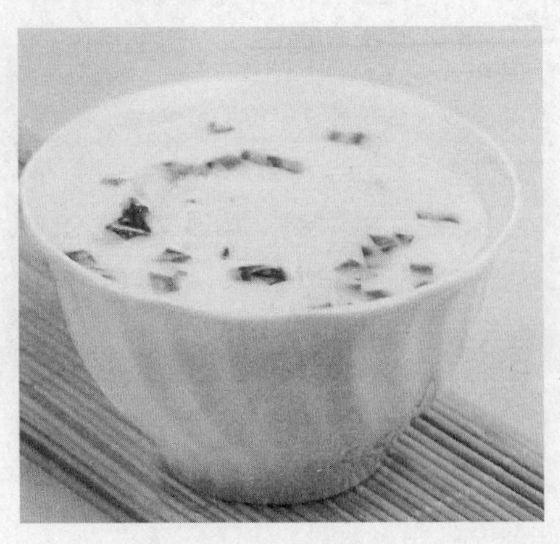

2. 锅置火上，倒油烧热，放入葱末爆香，随后加入适量清水，放入大米大火煮沸，用小火煮至粥稠，放入菠菜末，加入盐，倒入牛奶搅匀，再次烧沸即可。

★专家指点迷津

• 菠菜有护眼的作用，它含有的叶黄素和玉米黄质可以阻止失明的头号"杀手"——视网膜黄斑性病变。中老年人每天摄取一定量的菠菜，可补充维生素 A 和胡萝卜素，从而降低患视网膜退化的概率，达到保护视力的效果，还有预防白内障的作用。

• 菠菜中含有大量的抗氧化剂，如维生素 E 和硒元素，具有抗衰老、促进细胞增殖作用，既能激活大脑功能，又可增强青春活力，有助于防止大脑的老化，防治老年痴呆症。

» 莲子银耳粥

【主料】

糯米 100 克，莲子 60 克，银耳 20 克，红枣 30 克。

【调料】

冰糖 20 克。

【制做】

1. 将糯米淘洗干净；银耳用温水泡发，撕成小片；莲子去心；红枣洗净，去核。

2. 锅置火上，放入适量水将糯米煮开，改小火，放入红枣煮 10 分钟，放入莲子、银耳煮 20 分钟左右，加入冰糖再煮 10 分钟即可。

★专家指点迷津

• 这里使用的是新鲜莲子，易熟烂，所以后放，如果使用的是干货，则要先用水涨发，并早些入锅。

• 莲子养心安神的功效对中老年人，特别是脑力劳动者十分有好处，可以健脑，增强记忆力，提高工作效率，并有预防老年痴呆症的作用。

• 莲子心味道极苦，却有显著的强心作用，能扩张外周血管，降低血压。莲子心还有很好的去心火功效，可以治疗口舌生疮，并有助于睡眠。

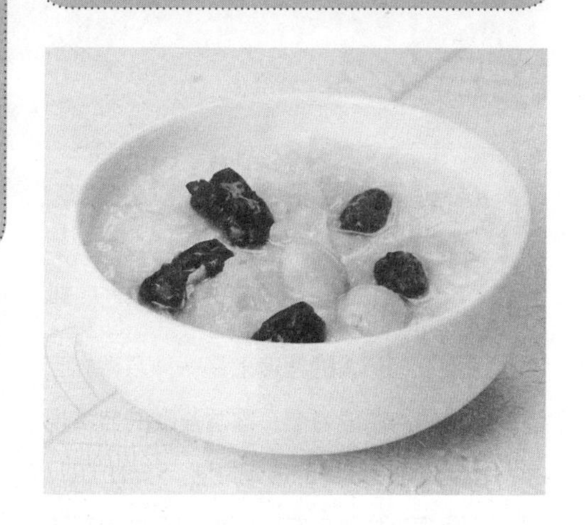

失眠的饮食调养

失眠，指无法入睡或无法保持睡眠状态，导致睡眠不足。通常表现为入睡困难、睡眠惊醒、醒后再难入睡、睡眠时间明显减少、不该睡觉的时候还有困倦的感觉等。许多人因睡眠不足，白天精神萎靡，甚至出现耳鸣、健忘、手颤、头脑昏胀、容易动怒等症状。

同时，失眠还会增加患者的心理负担，长久下去，对人体的各项功能都会带来不良影响。在众多的失眠原因中，心理因素引起的失眠占有很大的比例。精神压力过大、情绪紧张不安、心情压抑郁闷、兴奋激动、敏感多疑、生气愤怒等都能引起失眠。此外，无规律的生活方式、缺乏体育锻炼、不良的饮食习惯和睡眠环境也是引起失眠的重要原因。

还有一种失眠表现是上床以后也能较快地入睡，但很早就醒来。醒后就不易重新入睡，眼睁睁地等到天亮，这种失眠叫做“早醒性失眠”或“终点失眠”。这种现象多见于中老年人。

★保健方法

睡眠在相当大的程度上是一种习惯，因而保持良好的生理习惯，遵循睡眠的自然规律，是预防睡眠障碍的最好办法。

一旦患上失眠应在有经验的医生指导下用药。

要养成良好的作息习惯，睡前思想放松。临睡觉前不要过饥过饱。卧室里光线要柔和、温度不易过高。要坚持每天睡前用热水洗脚。

睡前不宜饮酒。虽然酒精可能会使人很快入睡，但同时也会打乱睡眠节律，影响体力的恢复。

不抽烟，尼古丁妨碍人们平稳地进入睡眠和影响睡眠质量，哪怕是在睡前少量吸烟对睡眠也有影响。

★推荐食材

黑芝麻、核桃仁、枸杞子、蜂蜜、小米、绿豆、牛奶、玉米、莲子、红枣、百合等。

» 玉米粒燕麦粥

【主料】

燕麦片 100 克，甜玉米粒 50 克。

【调料】

白糖 5 克。

【制做】

1. 锅中倒入清水煮开，放入甜玉米粒煮至八成熟。

2. 放入燕麦片继续煮5分钟，并且不停地搅拌，待锅中燕麦呈黏稠状，调入少许白糖即可。

★专家指点迷津

• 既可以买超市的冷冻玉米粒，也可以用新鲜的玉米剥粒使用。

• 在制作这道粥时还可以根据个人的喜好加入火腿、松花蛋等主料，也可以根据个人口味加入盐调味。

• 褪黑素在大脑中的主要作用就是控制睡眠与清醒的循环。而食用燕麦片就能促使人体产生褪黑素，只需1小碗就能起到促进睡眠的效果。

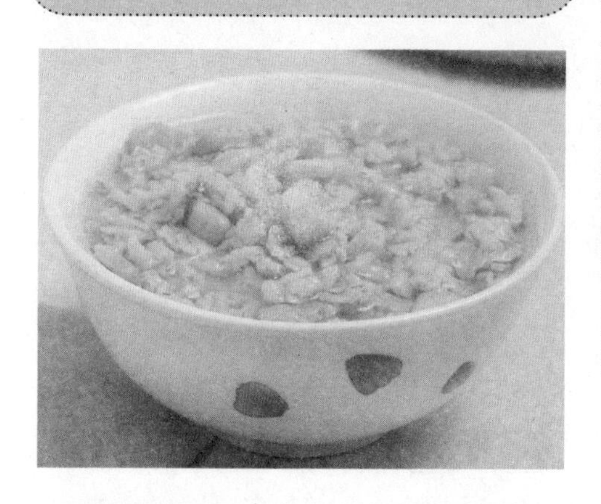

百合红枣绿豆粥

【主料】

百合20克，红枣40克，绿豆、大米各50克。

【制做】

1. 绿豆、大米分别用清水淘洗干净；百合泡发、洗净；红枣洗净。

2. 锅置火上，先煮绿豆至半熟，放入大

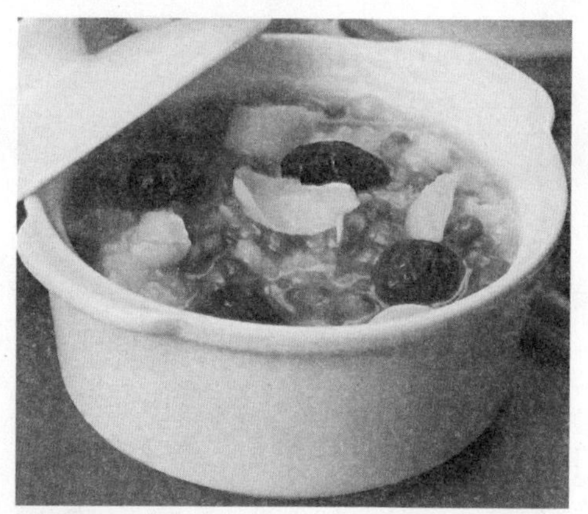

米、红枣煮约15分钟，加入百合，煮至米烂粥稠即可。

★专家指点迷津

• 干百合的颜色应该是白色中稍带淡黄色或淡棕黄色。干百合质硬而脆，折断后的断面应该有角质样，比较光滑。而颜色过于白的干百合，有可能是用硫磺漂白过的，用后会有副作用。

• 百合清心安神，红枣养胃健脾，绿豆清热除烦，夏季失眠及妇女更年期失眠伴有心悸、心烦、潮热、自汗者不妨经常食用此粥。

核桃茯苓粥

【主料】

核桃仁50克，茯苓20克，黑芝麻30克，粳米100克。

【调料】

盐、香油各少许。

【制做】

1. 先将核桃仁用热水浸泡，然后与茯苓分别研碎。

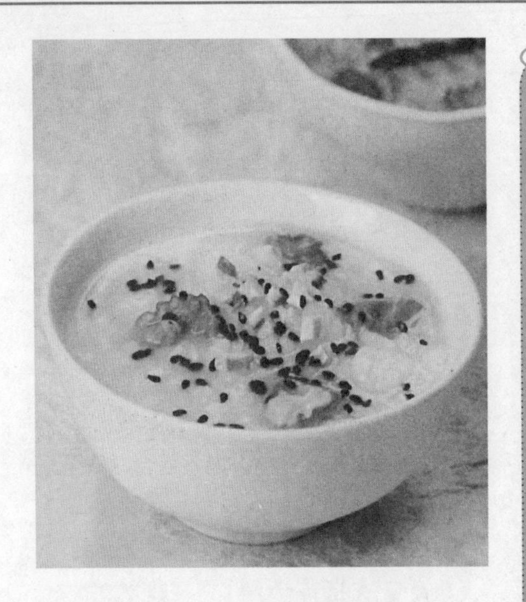

2. 粳米洗净，加茯苓与水适量，置砂锅中煮沸后，小火焖煮 20 分钟，放入核桃仁、黑芝麻，再煮 20 分钟，加盐、香油调味即可。

★专家指点迷津

• 茯苓具有利水渗湿，健脾补中，宁心安神的功效。用于心神不安、心悸、失眠等症。

》鹌鹑蛋枸杞粥

【主料】

大米 100 克，鹌鹑蛋 10 个，枸杞子、核桃仁各 15 克。

【制做】

1. 将鹌鹑蛋煮熟去壳；枸杞子洗净，浸泡数分钟；核桃仁炒熟碾碎备用；大米淘洗干净。

2. 锅中倒入适量水，放入大米煮开，转小火煮 20 分钟，放入鹌鹑蛋、枸杞子、核桃仁再煮 5 ~ 10 分钟至粥成即可。

★专家指点迷津

• 神经衰弱、失眠多梦者，可以尝试早晚各吃 2 个鹌鹑蛋，常食感觉还是比较有效的。

• 此粥有滋阴补血、养心安神之功效。适用心脾两虚的失眠症。

• 鹌鹑蛋的营养价值不亚于鸡蛋，富含蛋白质、脑磷脂、卵磷脂、赖氨酸、胱氨酸、维生素 A、维生素 B_2、维生素 B_1、铁、磷、钙等营养物质，可补气益血，强筋壮骨。一般人均可食用，特别适合婴幼儿、孕产妇、老人、病人及身体虚弱的人食用。

• 脑血管病人不宜多食鹌鹑蛋。

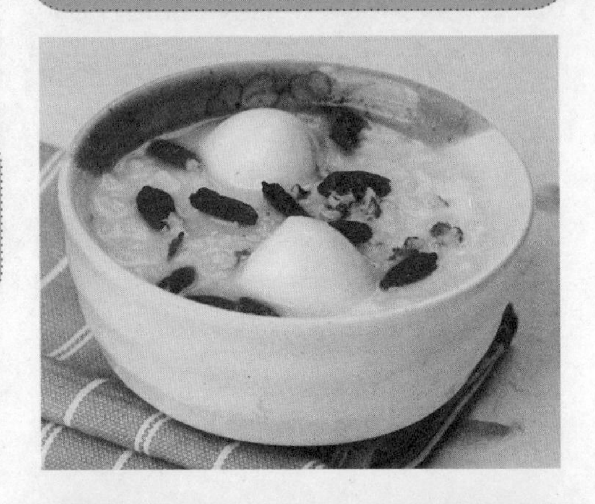

》桂圆百合莲子粥

【主料】

大米 100 克，桂圆肉、百合各 20 克，莲子 30 克，枸杞子少许。

【调料】

冰糖 10 克。

【制做】

1. 百合洗净，泡发；莲子洗净；枸杞子

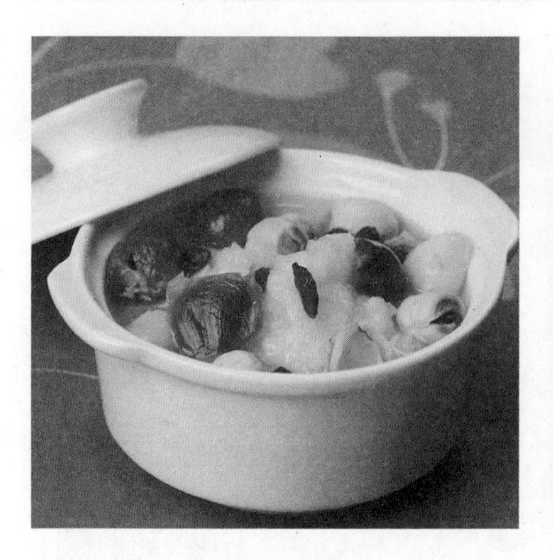

洗净，泡涨；大米淘洗干净。

2. 锅中倒入适量水，放入大米煮开，加入莲子煮20分钟，加入桂圆肉、枸杞子同煮成粥，最后放冰糖化开即可。

★专家指点迷津

• 质量好的桂圆果肉呈透明褐缩状，有光泽，表面皱纹明显，黏稠性强，肉质柔韧，耐煮。质量差的桂圆果肉色泽暗褐不透明，光泽性、黏稠性差，摇动干果时有明显响动，肉质软，水煮易烂。

• 桂圆肉有益心脾、养血安神的作用；莲子补脾、养心、益肾。此粥对心脾两虚失眠兼心悸健忘、神疲肢倦、大便溏泻稀薄、面色少华者尤为适用。

神经衰弱的饮食调养

神经衰弱是由于大脑神经活动长期处于紧张状态，导致大脑兴奋与抑制功能失调而产生的一组以精神易兴奋，脑力易疲劳，情绪不稳定等症状为特点的神经功能性障碍。正如《灵枢·大惑论》所云："卫气不得入于阴，常留于阳。留于阳则阳气满，阳气满则阳跷盛；不得入于阴，则阴气虚，故目不瞑矣。"《灵枢·邪客篇》指出："今厥气客于五藏六府，则卫气独行于外，行于阳，不得入于阴。行于阳则阳气盛，阳气盛则阳跷陷，不得入于阴，阴虚，故不瞑。"可见，阴阳失和是神经衰弱的关键所在。

★食疗保健

根据祖国传统医学的观点，神经衰弱的患者可依照不同情况，选用以下食疗方法调理。

肝火上升型，症状为心悸而烦、急躁易怒、失眠梦、脉弦细数。此类患者可选用具有清肝泻火、养心安神作用的食物，如菠菜、油菜、荠菜、冬瓜、苦瓜、竹笋、鲜藕、芹菜、蕹菜、黄花菜、小麦、桑葚、梨、桃、葵花子、绿豆、桂圆、鸡蛋、羊肉、鸭肉、乌骨鸡、蜂蜜等。

气血两虚型，症状为心悸失眠、梦多易醒、头晕健忘、食欲缺乏、精神倦怠、脉沉细弱。此类患者可选用具有健脾益气、补血养心作用的食物，如粳米、糯米、小米、黄豆及制品、大麦、胡萝卜、南瓜、西红柿、奶类、人参、鲤鱼、桂鱼、猪肝、猪肚、牛肉、羊心、兔肉、鸽蛋等。

心肾不交型，症状为心悸不宁、虚烦不眠、健忘、盗汗、腰酸膝软、遗精、脉弦细数。此类患者可选用滋阴清热、通交心肾的食物，如糯米、红枣、百合、酸枣仁、枸杞、银耳、鹅肉、猪肺、猪胰、冬瓜、苦瓜、茄子、鲫鱼等。

神经衰弱之成因众多，病程较长，患者应解除烦恼，树立信心，并根据各自体质积极进行适当的体育锻炼。同时，应选用必要的药物，对症治疗。

» 天麻炖鱼头

【主料】

天麻30克，大鱼头1只，淮山药20克，小枣10枚。

【制作】

天麻洗净切成片，鱼头洗净，用油煎半熟，下葱姜、淮山药、小枣、天麻、清水，大火炖至鱼头酥烂，汤汁奶白，调好口味即可食用。

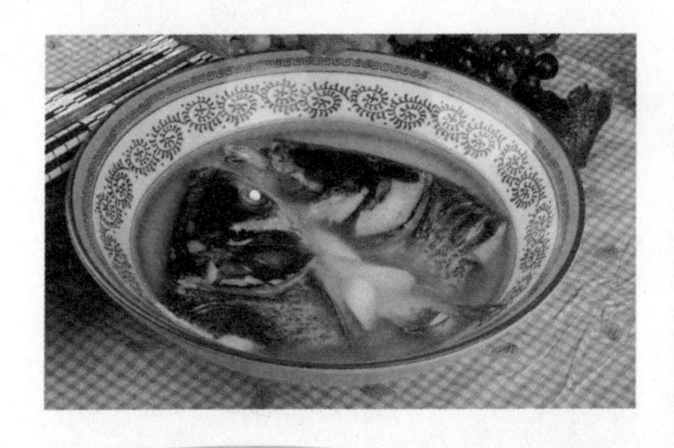

★专家指点迷津

• 天麻炖鱼头具有平肝熄风、祛风止痛、定惊安神、行气活血之功效特别适用于颈动脉型颈椎病。可补脑益智，强身健体，用于神经衰弱、记忆力下降、耳鸣头晕、肢体麻木痹痛。

» 八宝粥

【主料】

糯米80克，红豆50克，干莲子(去心)、花生仁、松仁、葡萄干、红枣（去核）、桂圆肉各20克。

【调料】

白糖适量。

【制做】

1. 糯米淘洗净，浸泡约3小时，将红豆、莲子、花生仁洗净，放入锅中，加足量清水，上火煮至熟软。

2. 糯米放入锅中，加适量清水，以大火煮沸，转用小火煮约30分钟至粥熟，放入煮好的红豆、花生仁、莲子煮沸，下入桂圆肉、红枣、松仁煮至浓稠状，再加入葡萄干，搅拌均匀，续煮约15分钟，熟后盛出，加白糖调味即可。

★专家指点迷津

• 八宝粥中主料多样，煮制时要依据不同主料的性质分次下锅，才能达到成熟一致，否则会影响粥的口感和营养成分。八宝粥的主料可根据喜好选择，豆类、薯类、肉类、蔬菜类等皆可煮粥，根据口味的不同，有咸八宝粥、甜八宝粥等。

• 本粥具有健脾养胃、消滞减肥、益气安神的功能。可作为肥胖及神经衰弱者食疗之用，也可作为日常养生保健之食品。

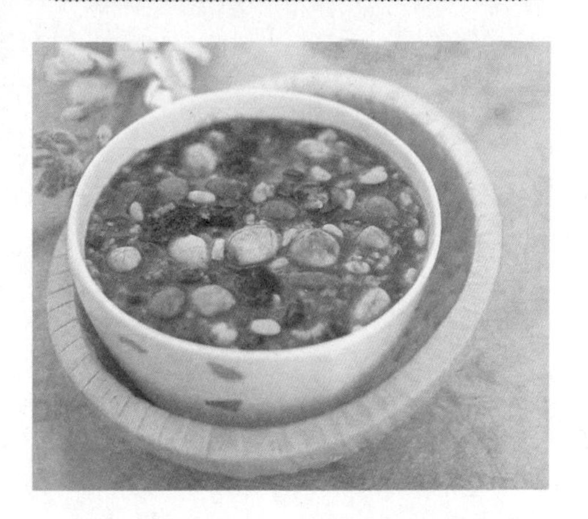

» 胡桃紫米粥

【主料】

紫米100克，胡桃仁30克。

【调料】

冰糖10克。

【制做】

1. 紫米淘洗干净，浸泡3小时。

2. 锅中倒入适量水，放入紫米煮开，改小火煮至八成熟，加入胡桃仁、冰糖煮至黏稠即可。

★专家指点迷津

• 胡桃仁也可拍碎使用；胡桃要等紫米开锅后再放入煮，这样做出的粥营养容易融合。

• 此粥适于肾虚、肺虚、神经衰弱、气血不足、癌症患者多食。

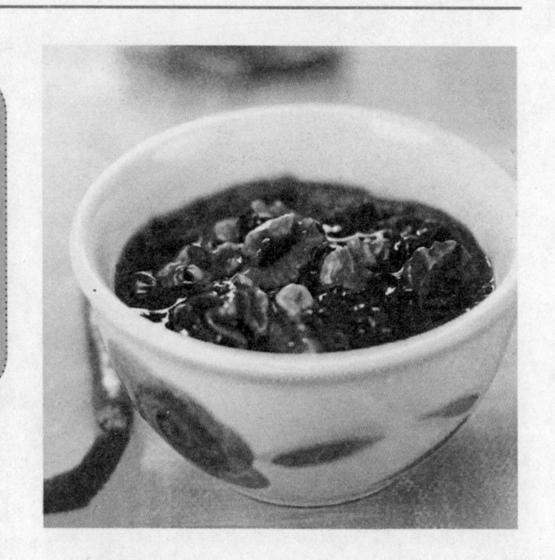

耳鸣、耳聋的饮食调养

耳鸣是听觉功能紊乱而产生的一种临床症状，患者自觉耳内有声，鸣响不断，时发时止，重者可妨碍听觉。引发耳鸣的原因有很多，当耳部疾病，如外耳道阻塞、内耳压力增高等，患者容易出现耳鸣。耳聋是指不同程度的听力减退，轻者耳失聪敏、听声不远或闻声不真，重则听力消失。本病常因内耳中耳炎、耳硬化、耳内肿瘤、药物中毒、内耳震荡及老年性耳聋等引发。中医认为突发性耳聋多为气滞血瘀，耳部经络被瘀血所阻塞，清阳之气不能上达于耳窍，使得耳部的正常生理功能减退，从而发生了耳鸣、耳聋等表现。中医认为肾气通于耳，肾精虚衰，肾气不足，耳失濡养就会导致耳鸣。康乐公著《本草经集注》集众多药膳之精华，方中提出姜、葱、橘皮、芥椒之辛辣，能行气开郁通耳窍。生姜、萝卜、芥末，能化痰消痰去阻滞。耳窍通利，耳鸣即除。

★推荐食材

紫菜、虾皮、海蜇皮、黑芝麻、黄花菜、黑木耳、苋菜、香菜、木耳菜、牡蛎、肝脏、粗粮、干豆类、坚果、蛋、肉、鱼、牛奶。

保健调养

1. 耳聋患者特别要注意调适情志，不大喜大悲，不暴怒暴怨，保持心态平衡，心情舒畅。

2. 加强营养，劳逸结合，睡眠充足，节制房事。

3. 治疗期间要多注意休息，避免接触有高分贝噪声的环境，必要时要结合中西医综合疗法治疗。

4. 早期治疗，鼓膜可愈合，听力能恢复，多可治愈，如治疗不当，可转为慢性或变为他证。

» 鹿茸炖乳鸽

【主料】

鹿茸片 10 克，乳鸽 2 只，淮山药 30 克，红枣 10 枚。

【制作】

将乳鸽宰杀去内脏洗净，山药切成滚刀块，砂锅中放清水，下入乳鸽、山药、红枣、鹿茸一起炖至鸽软烂即可食用。

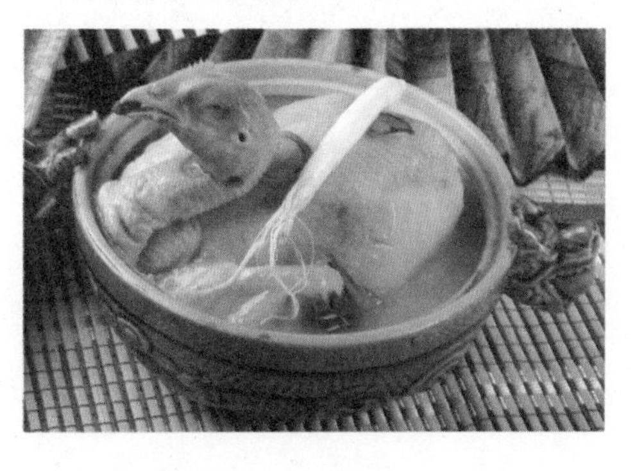

★专家指点迷津

《本草纲目》中说鹿茸："生精补髓，养血益阳，强健筋骨。治一切虚损，耳聋，目暗，眩晕，虚痢"。适宜体质虚弱者、易疲劳者、腰脊冷痛者、性功能减退者。凡阴虚阳亢，血分有热，胃火盛或肺有痰热，以及外感热病未愈者，均应忌服。

» 芹菜牛肉粥

【主料】

大米 100 克，芹菜 80 克，牛肉 50 克。

【调料】

盐 3 克。

【制做】

1. 芹菜择洗干净，切末；牛肉洗净蒸熟，切成末；大米淘洗干净。

2. 锅置火上，倒入适量水，放入大米大火煮开，改小火煮成粥，放入芹菜末、熟牛肉末，稍煮加盐调味即可。

★专家指点迷津

• 芹菜不宜久煮，否则菜色会变黄，影响口感和美观。

• 有很多老年耳鸣、耳聋患者都存在着不同程度的锌缺乏，而牛肉中丰富的锌元素正好可以补充这个需要。更重要的是牛肉中的锌比植物中的锌更容易被人体吸收利用，人体对牛肉中的锌的吸收率可达到 21% ~ 26%。

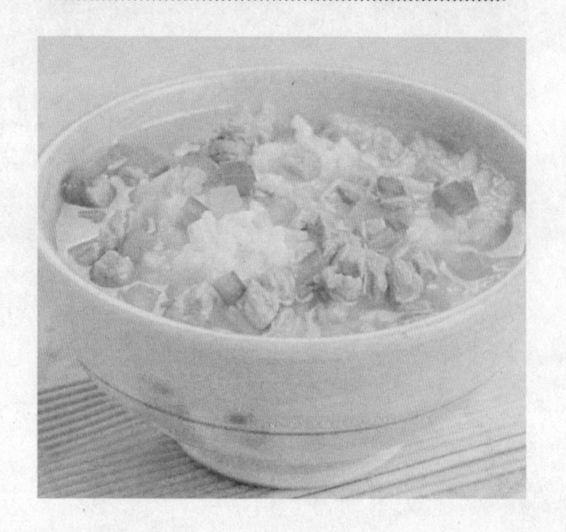

老年性骨质疏松症的饮食调养

老年性骨质疏松症是指发生在老年和绝经期后妇女的骨质疏松症。最常见的症状是腰痛，疼痛沿脊柱向两侧扩散，仰卧位或坐位时疼痛减轻，直立后疼痛加剧，日间疼痛减轻，夜间和清晨醒来时疼痛加重，弯腰、肌肉运动、咳嗽和大便用力时疼痛亦加重。中医认为，老年性骨质疏松症的主要病机是肾虚，并与肝肾阴虚、脾胃虚弱、外邪侵袭、瘀血痰浊等因素关系密切。

★预防保健

1. 运动

在成年人，多种类型的运动有助于骨量的维持。绝经期妇女每周坚持 3 小时的运动，总体钙增加。但是运动过度致闭经者，骨量丢失反而加快。运动还能提高灵敏度以及平衡能力，鼓励骨质疏松症患者适量多活动。

2. 营养

良好的营养对于预防骨质疏松症具有重要意义，包括足量的钙、维生素 D、维生素 C 以及蛋白质。从儿童时期起，日常饮食应有足够的钙摄入，钙影响骨峰值的获得。欧美学者们主张钙摄入量成人为 800 ~ 1000 毫克，绝经后妇女每天 1000 ~ 1500 毫克，65 岁以后男性以及其他具有骨质疏松症危险因素的患者，推荐钙的摄入量为 1500 毫克 / 天。维生素 D 的摄入量为 400 ~ 800U/ 天。

3. 预防骨折

骨质疏松症给患者生活带来极大不便和痛苦，治疗收效很慢，一旦骨折又可危及生命。因此，要特别强调落实三级预防：

一级预防：应从儿童、青少年做起，如注意合理膳食营养，多食用含钙、磷高的食品。坚持科学的生活方式，如坚持体育锻炼，多接受日光浴，不吸烟、不饮酒，少喝咖啡、浓茶及碳酸饮料，少吃糖及食盐，动物蛋白也不宜过多，晚婚、少育，哺乳期不宜过长，尽可能保存体内钙质，丰富钙库，将骨峰值提高到最大值是预防生命后期骨质疏松症的最佳措施。对有遗传基因的高危人群，重点随访，早期防治。

二级预防：人到中年，尤其妇女绝经后，骨丢失量加速进行。此时期应每年进行一次骨密度检查，对快速骨量减少的人群，应及早采取防治对策。近年来，欧美各国多数学者主张在妇女绝经后 3 年内即开始长期雌激素替代治疗，同时坚持长期预防性补钙，以安全、有效地预防骨质疏松。

三级预防：对退行性骨质疏松症患者应积极进行抑制骨吸收（雌激素、钙剂等），促进骨形成（活性维生素 D）的药物治疗，还应加强防摔、防颠等措施。对中老年骨折患者应积极手术，实行坚强内固定，早期活动，给予体疗、理疗、心理、营养、补钙、遏制骨丢失，提高免疫功能及整体素质等综合治疗。

★推荐食材

排骨、蛋、豆类及豆制品、虾皮、奶制品、海带、海菜、乳酪、芹菜、木耳、柑橘、蒜、葱头。

奶酪菠菜面包粥

【主料】

面包屑 50 克，菠菜 30 克。

【调料】

奶酪 20 克，盐 2 克。

【制做】

1. 菠菜洗净，焯水后，沥干切碎。

2. 将面包屑放入锅中，加入适量的水，熬煮，至水滚开后转用小火，煮至黏稠状。

3. 将奶酪切碎，与菠菜末一起放入面包粥中，煮沸后加盐调味即可。

★专家指点迷津

• 也可将面包放在漏勺里用手搓出面包碎。一般大型超市有卖做好的面包屑。

• 对于中老年人及成长发育旺盛的青少年儿童来说，奶酪是最好的补钙食品之一。

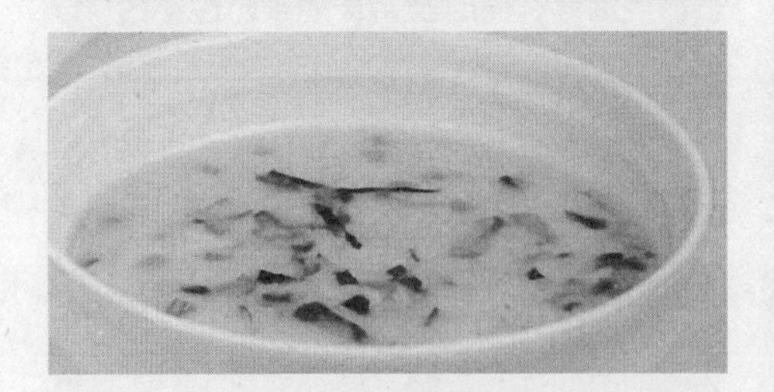

芝麻蜂蜜粥

【主料】

大米 100 克，黑芝麻 20 克。

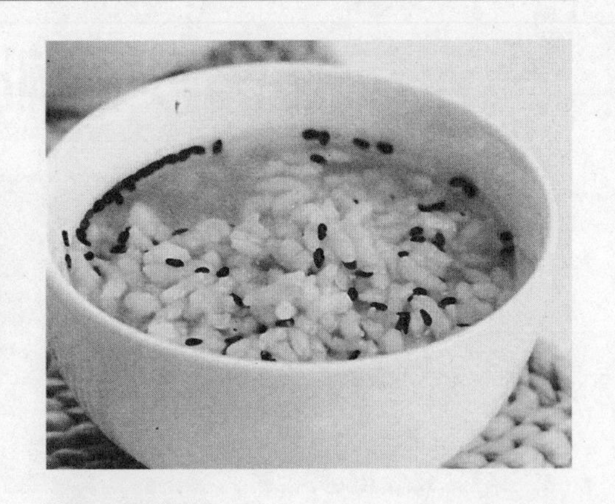

【调料】

蜂蜜 20 克。

【制做】

1. 黑芝麻下炒锅，用小火炒香；大米淘洗干净，用冷水浸泡半小时。

2. 锅置火上，加入清水、大米，先用大火煮沸，然后转小火熬煮至八成熟时放入黑芝麻，煮至大米熟烂，关火，晾至温热时放入蜂蜜搅匀即可。

★专家指点迷津

• 蜂蜜不能盛放在金属器皿中，以免增加蜂蜜中重金属的含量。

• 蜂蜜营养丰富而多样化，又易被人体吸收利用，对于皮肤有滋润作用，尤其是冬季气候干燥时，多吃蜂蜜能防止皮肤皲裂。蜂蜜中含有人体所需的十几种氨基酸，多种活性酶和丰富的微量元素。蜂蜜又不含脂肪，对于老年人、高血压和心脏病患者来说，是极佳的天然食品。

• 蜂蜜富含钙和磷，对于老年人缺钙症是很好的补品。服用蜂蜜还能够迅速恢复疲劳，增强耐力，延迟衰老，延年益寿。

» 奶香麦片粥

【主料】

大米 60 克，燕麦片 50 克，鲜牛奶 1 袋（约 200 克）。

【调料】

白糖适量。

【制做】

1. 大米淘洗净，与适量清水一同放入锅中，大火煮沸后转小火煮约 20 分钟至粥稠。

2. 加入鲜牛奶，以中火煮沸，再加入燕麦片，搅拌均匀，熟后以白糖调味即可。

★专家指点迷津

• 牛奶不宜太早入锅，否则会使牛奶中的营养成分流失，要在粥快熟时再加入牛奶和燕麦片。

• 牛奶中的钙含量非常丰富，每 100 克牛奶中含钙在 100 毫克以上，并且由于与蛋白质结合在一起，容易被消化吸收，其吸收率高达 40%，是天然食物中最高的。中老年人不妨多多食用。

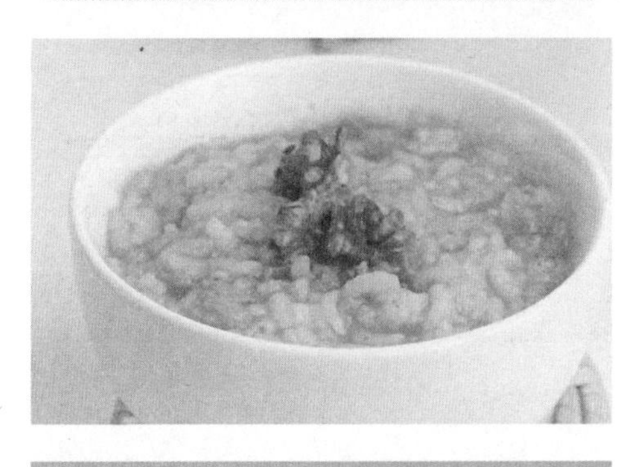

» 海带排骨汤

【主料】

猪排骨 400 克，海带 150 克。

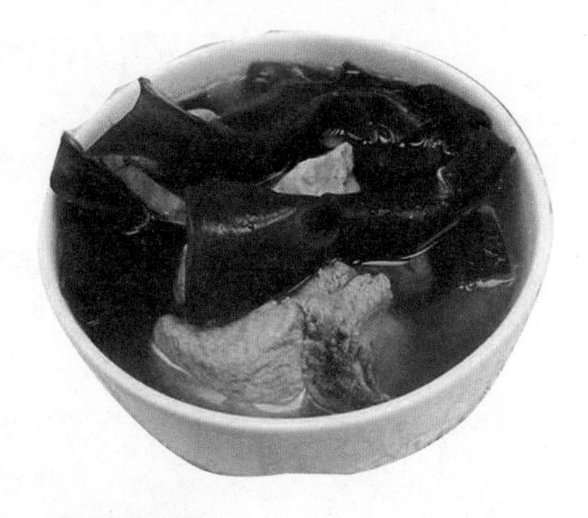

【调料】

葱段、姜片、精盐、黄酒、香油各适量。

【制做】

1. 将海带浸泡后，放笼屉内蒸约半小时，取出再用清水浸泡 4 小时，彻底泡发后，洗净控水，切成长方块。

2. 排骨洗净，用刀顺骨切开，横剁成约 4 厘米的段，入沸水锅中煮一下，捞出用温水泡洗干净。

3. 净锅内加入 1000 克清水，放入排骨、葱段、姜片、黄酒，用旺火烧沸，撇去浮沫，再用中火焖烧约 20 分钟，倒入海带块，再用旺火烧沸 10 分钟，拣去姜片、葱段，加精盐调味，淋入香油即成。

★专家指点迷津

• 排骨焯水后，最好不要用凉水冲去血沫，加的水也不能是凉水，否则肉质突然遇凉容易紧缩，不易煮烂。

• 海带排骨汤，是一道非常易做又美味的家常益精补血汤。此菜品汤鲜味美，海带含有丰富的钙，可防人体缺钙，还有降血压的功效。

遗精的饮食调养

遗精是指精液不因性交而遗出生殖器。其中夜梦而遗精的，称为“梦遗”，亦称“滑精”。一般体健男性，每月遗精 1 ~ 2 次属正常现象，所谓精满自溢，不属病态。本病所论述的范围是指精液不正常的频繁遗泄，或梦遗，或不梦而遗，甚至清醒时亦滑漏，并伴有精神萎顿、腰酸腿软、头昏失眠等全身症状。现代医学认为这与神经系统、内分泌系统等功能失调及精神有关，大多数由于前列腺炎、精囊炎、神经衰弱等所致。中医根据临床症状把遗精分为虚实二类。虚者多系心肾亏耗，君相火旺或肾元虚惫，精关不固所致；实者则由于嗜食烟酒，而致下焦湿热，或情志不遂，肝火内蕴，扰动精室所致。两者共同症状除遗精外，每伴心烦意乱，腰膝酸软，虚者兼有头晕耳鸣、精神萎靡、形体消瘦；实者则可见面红目赤、烦躁易怒、口苦、大便不畅、舌红，苔腻、脉数等症。根据虚则补之，实则泻之的原则，治宜采用有补肾、固精、壮阳、安神作用的食物疗法，可取得事半功倍的效果。

★保健调养

1. 勿把生理现象视为疾病，增加精神负担。成人未婚或婚后久别 1~2 周出现一次遗精，遗精后并无不适，这是生理现象。千万不要为此忧心忡忡，背上思想包袱，自寻烦恼。

2. 既病之后，不要过分紧张。遗精时不要中途忍精，不要用手捏住阴茎不使精液流出，以免败精贮留精宫，变生他病。遗精后不要受凉，更不要用冷水洗涤，以防寒邪乘虚而入。

3. 消除杂念。不看色情书画、录像、电影、电视。适当参加体育活动、体力劳动和文娱活动，增强体质，陶冶情操。

4. 慎起居。少进烟、酒、茶、咖啡、葱蒜等辛辣刺激性食品。不用烫水洗澡，睡时宜屈膝侧卧位，被褥不宜过厚，内裤不宜过紧。

5. 遗精发生后，应在医生指导下进行有关检查，找出致病原因，及时治疗。

★推荐食材

山药、黑豆、大枣、莲子、狗肉、羊骨、鸡肉、泥鳅、甲鱼、蚕蛹、韭菜、银耳、芡实、胡桃仁、豇豆、柏子仁。

» 莲子芡实粥

【主料】

莲子 50 克，芡实 15 克，大米 100 克。

【制做】

1. 莲子、芡实分别洗净，芡实放水中浸泡 3 小时；大米淘洗干净。

2. 将莲子、芡实、大米放入锅中加入适量水（多放一些，不要使粥过黏）熬约 40 分钟即可。

★专家指点迷津

• 芡实呈圆球形，一端色白，另一端棕红，表面平滑，有花纹，质硬而脆。破开后，断面不平，色洁白，粉性。以颗粒饱满均匀、粉性足者为佳。

• 莲子可以健脾宁心，芡实和莲子有些相似，但芡实的收敛固精作用比莲子强，适用于慢性泄泻和小便频数，梦遗滑精等症，芡实还能够健脾补肾，常食能够缓解压力、防止因工作紧张造成的失眠等不适。

• 芡实虽然有很多营养成分，如碳水化合物、脂肪、蛋白质、膳食纤维、钙、磷、铁等，但芡实性质较固涩收敛，大便硬化者不宜食用，一般人也不适合把它当主食吃。

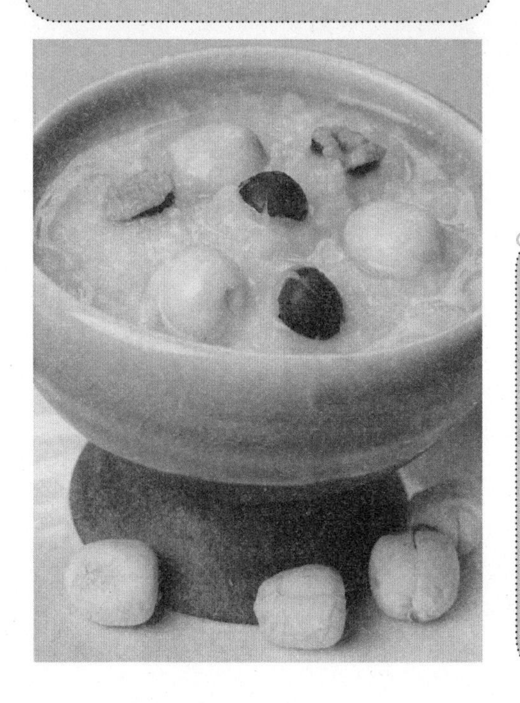

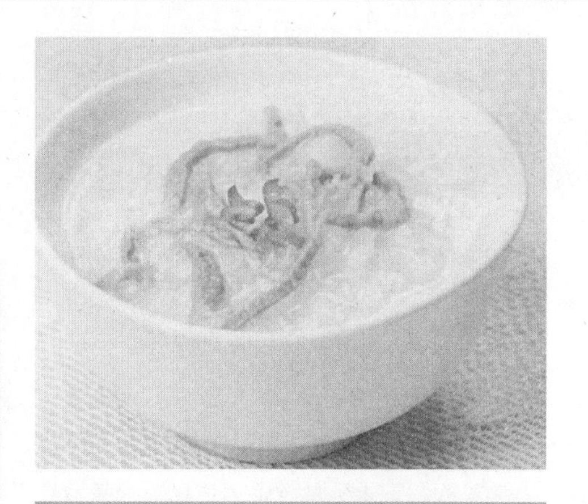

» 苁蓉羊肉粥

【主料】

肉苁蓉 15 克，羊肉、粳米各 100 克。

【调料】

盐、姜末、葱花各少许。

【制做】

1. 分别将肉苁蓉、羊肉洗净切细丝；粳米淘洗干净。

2. 先用砂锅煎肉苁蓉取汁，去渣，再放入羊肉丝、粳米同煮。

3. 待沸后再加入盐、葱花、姜末调味，煮成稀粥即可。

★专家指点迷津

• 肉苁蓉因具有“滋肾壮阳、补益精血”之功能而被誉为“沙漠人参”（《中华医学药典》），被历代王朝列为“贡品”。肉苁蓉具有补精血，益肾壮阳，强精壮骨，滑肠通便，治五劳七伤，补诸不足之功能。主治男子阳痿，女子不孕，腰膝冷痛，血枯便秘等症。除具有药用作用外，又是食品、烟酒等工业的添加剂。

» 锁阳粥

【主料】

锁阳 30 克，粳米 150 克。

【调料】

盐 2 克，姜片、葱段各适量。

【制做】

1. 将锁阳洗净切片，粳米淘洗干净。

2. 锅置火上，放水适量，加入锁阳煮约 30 分钟，去渣，再加入粳米煮约 30 分钟，加姜片、葱段、盐，煮至米熟粥烂即可。

★专家指点迷津

• 本粥温阳补肾，适用于肾阳亏虚型阳痿、怕冷、腿软无力等症。

• 锁阳又名不老草，是一种野生于沙漠戈壁的寄生植物，具有补肾阳、益精血的作用。适用于肾阳虚弱所致的阳痿、遗精、便秘等症。

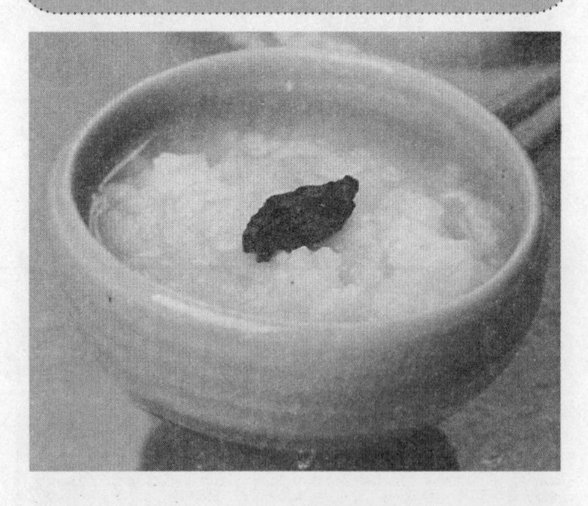

» 芡实茯苓粥

【主料】

芡实、茯苓各 15 克，大米 100 克。

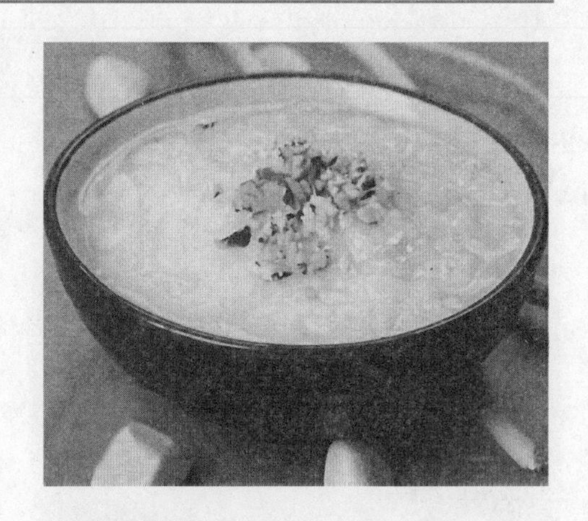

【制做】

1. 将芡实、茯苓洗净，沥干水分，捣碎，大米淘洗干净。

2. 将芡实碎、茯苓碎放入锅中，加水适量，煮至软烂时加入大米，煮至熟烂成粥即可。

★专家指点迷津

• 本粥补肾益气，适用于肾虚气弱而导致的阳痿、遗精等症。

» 萸肉蒸鸡

【主料】

山萸肉 20 克，鸡 1 只，淮山药 30 克，葱、姜适量。

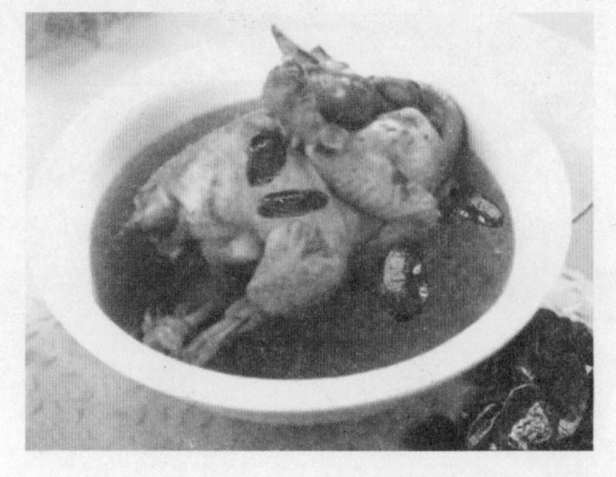

【制做】

山萸肉去核洗净，鸡去除内脏、洗净，加入盐、料酒、酱油、五香粉、糖、葱姜，抓匀腌渍30分钟，然后在鸡肚子里加山萸肉、山药，上笼置于武火蒸45分钟，鸡肉软烂即可食用。

★专家指点迷津

•山萸肉补益肝肾，涩精固脱。用于眩晕耳鸣，腰膝酸痛，阳痿遗精，遗尿尿频，崩漏带下，大汗虚脱等症。淮山药茎通常呈紫红色，主治脾虚食少、久泻不止，有补脾养胃，生津益肺，补肾涩精的功效。

怀牛膝花生炖猪蹄

【主料】

怀牛膝30克，花生50克，猪蹄2个。

【调料】

葱、姜、盐、味精适量。

【制做】

1. 怀牛膝洗净切片，花生泡水备用，将猪蹄剁块飞水。

2. 将猪蹄放入砂锅中加浓汤、葱、姜大火烧开，转小火炖，加盐、味精、怀牛膝、花生、猪蹄煲至猪蹄软烂即可。

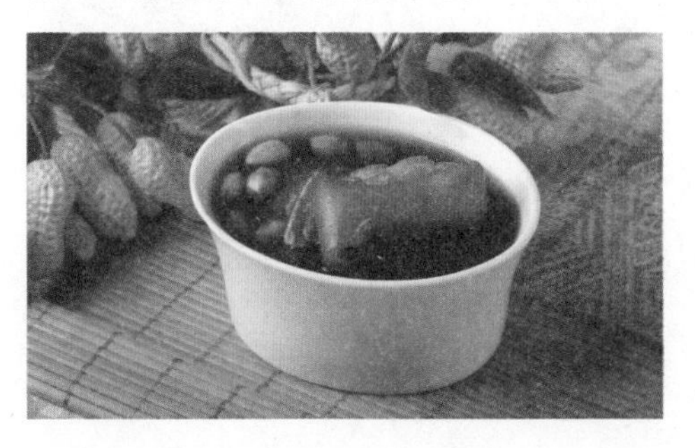

★专家指点迷津

•《日华子本草》上说怀牛膝“治腰膝软怯冷弱，破癥结，排脓止痛，产后心腹痛并血运，落胎，壮阳。”

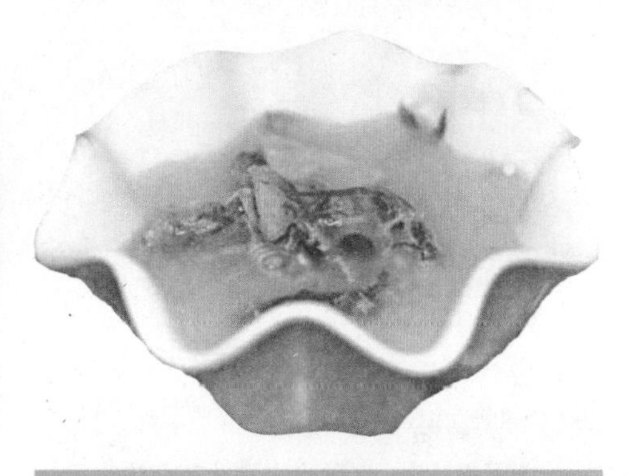

泥鳅虾汤

【主料】

泥鳅200克，虾100克。

【调料】

盐、生姜适量。

【制做】

1. 将泥鳅去除内脏，洗净，虾去须、足、尾和虾线，洗净，一同放入锅内。

2. 加入清水，酌加少量生姜和食盐。先用大火煮沸，再用小火炖煮，以煮熟为度。

★专家指点迷津

•补益元气，益气助阳，可治脾肾阳虚气弱、阳痿、早泄、腰膝酸软等症。

病毒性肝炎的饮食调养

由肝炎病毒引起的一种传染性疾病，以肝细胞变性、炎症及坏死为主要病理改变。临床上可分为甲型（传染性肝炎）、乙型（血清型肝炎）、丙型、丁型和戊型肝炎。病毒性肝炎主要临床表现有食欲缺乏、厌油、恶心、呕吐、胃肠胀气、腹泻或便秘，急性期病人还可有发热、头痛及头晕、全身乏力、失眠等。查体可发现肝脏肿大及触痛，患者常主诉肝区不适或疼痛，有些病人可有黄疸，可见眼球结膜及身体黄染。肝功能检查可见转氨酶升高，麝香草酚浊度试验、黄疸指数等肝功能指标异常。

★保健调养

中医学认为，各种食物属性有寒热之异，气味有厚薄之分，选择时必须因人因病而异。一般来说，甘甜厚味易于助湿生痰；辛辣香燥之品易于动火散气，对于肝病多不相宜。根据肝炎病人湿热缠绵、肝肾亏损的特点，应以清淡滋养之品为宜。现代医学也将调节饮食、加强营养作为肝病治疗的辅助手段之一。

慢性病毒性肝炎以护肝为主，对伤肝动火的食物，需避免食用，慎用补品，忌壅滞燥热，禁酒，忌暴食过饱，忌滥用药物。如慢性病毒性肝炎迁延期应多食高蛋白和有利湿作用的食物，及维生素含量多的新鲜蔬菜和水果。限制油脂类食物、腌制食物，如肥肉、鱼子、咸鱼、咸肉、腌菜等。慢性病毒性肝炎的饮食原则是：高蛋白、低脂肪，糖充足，维生素丰富。最大限度地减轻肝脏负担，以达到保护肝脏的目的。因此，病毒性肝炎应分期调养饮食。

★推荐食材

蜂蜜、鸡蛋、牛奶、精肉、鱼类、动物肝脏、豆制品、菠菜、番茄、萝卜、红枣、薏米、柑橘、苹果及适当的葡萄糖、蔗糖等

» 山药薏米粥

【主料】

山药 150 克，薏米 50 克，糯米 80 克。

【调料】

白糖少许。

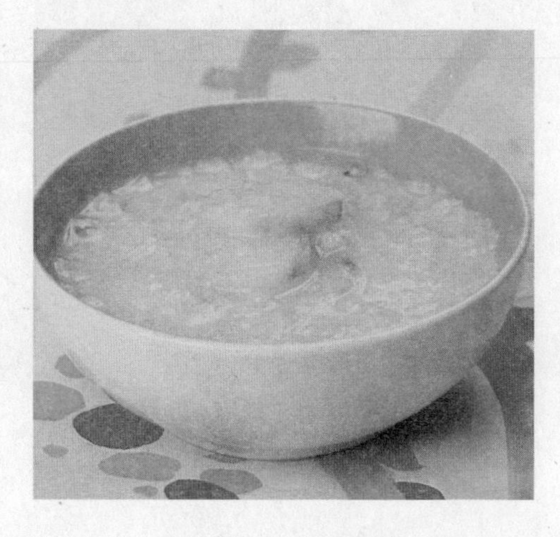

【制做】

1. 薏米、糯米用清水淘洗干净，山药洗净，去皮切片备用。

2. 将山药、薏米、糯米放入锅中，加入适量水煮开，改小火煮成粥，粥熟后加白糖，少许即可。

★专家指点迷津

• 薏米较难煮熟，在煮之前需以温水浸泡两三小时，让它充分吸收水分，在吸收了水分后再与糯米、山药一起煮就很容易熟了。

• 肝病患者宜长食此粥。近年研究发现，山药具有镇静作用，可用来抗肝昏迷。

• 肝昏迷：当严重的肝病（如肝硬化、急性肝炎、肝癌）引起代谢紊乱，肝解毒功能严重损害，使中枢神经系统中毒发生昏迷，即称为肝昏迷或肝性脑病。

» 平菇三高汤

【主料】

平菇 100 克，榨菜 20 克，猪肉（瘦）60 克，猪肝 30 克，油菜心 30 克。

【调料】

香油 1 克，酱油 2 克，盐 1 克，江米酒 3 克，胡椒粉 1 克。

【制做】

1. 将平菇、猪瘦肉、猪肝、榨菜均切片。菜心洗净后对切。

2. 将清汤、平菇片、猪肉片、猪肝片、米酒入锅以大火同煮，煮沸后加盐、酱油、菜心和榨菜片，再次煮沸后加入胡椒粉、淋香油即可。

★专家指点迷津

• 本品营养丰富、益气活血，有抑制肿瘤细胞生长的作用，还可预防病毒、增强人体免疫力。

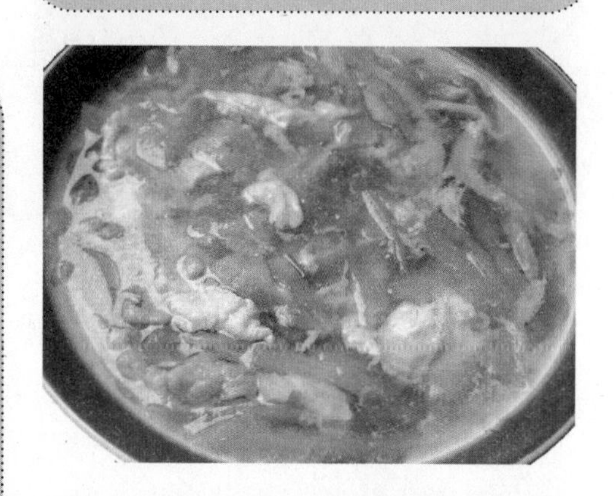

» 芙蓉汤

【主料】

大虾仁 300 克，草菇 150 克，胡萝卜半根，葱 2 根。

【调料】

蛋白半个，盐半茶匙，胡椒粉少许，淀粉 1 茶匙，酒半大匙，盐半茶匙，清水 4 大匙，胡椒粉少许，湿淀粉半大匙。

【制做】

1. 大虾仁洗净后拌入调料腌 10 分钟。

2. 草菇用加少许盐的开水氽烫后捞出，冲凉；胡萝卜煮熟后切花片；葱切小段。

3. 先将虾仁过油，弯曲变红时捞出，余油倒出。

4. 另用少许油炒葱段、胡萝卜片和草菇，然后将虾仁回锅，加入调料即可。

★专家指点迷津

·此菜荤素搭配，营养丰富。其中草菇是一种高蛋白质、低热量的营养食品，且具有独特的药用功能，能防止坏血病、促进伤口愈合、降低胆固醇含量、护肝健胃、增强人体免疫力。虾仁则富蛋白质，易消化，同时还含有丰富的微量元素。

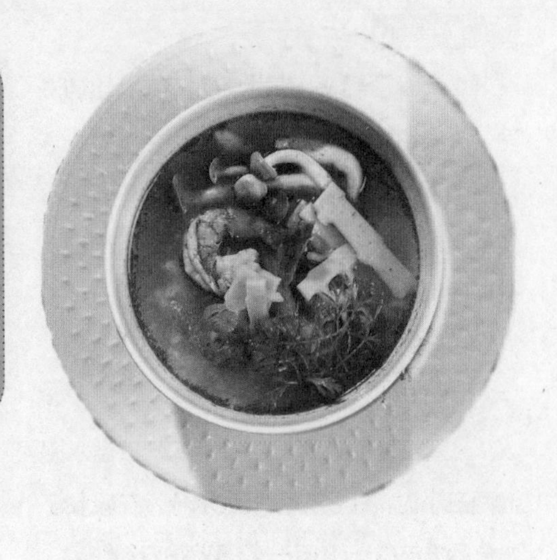

第六章　辨证施膳
老年常见病食疗名方金方

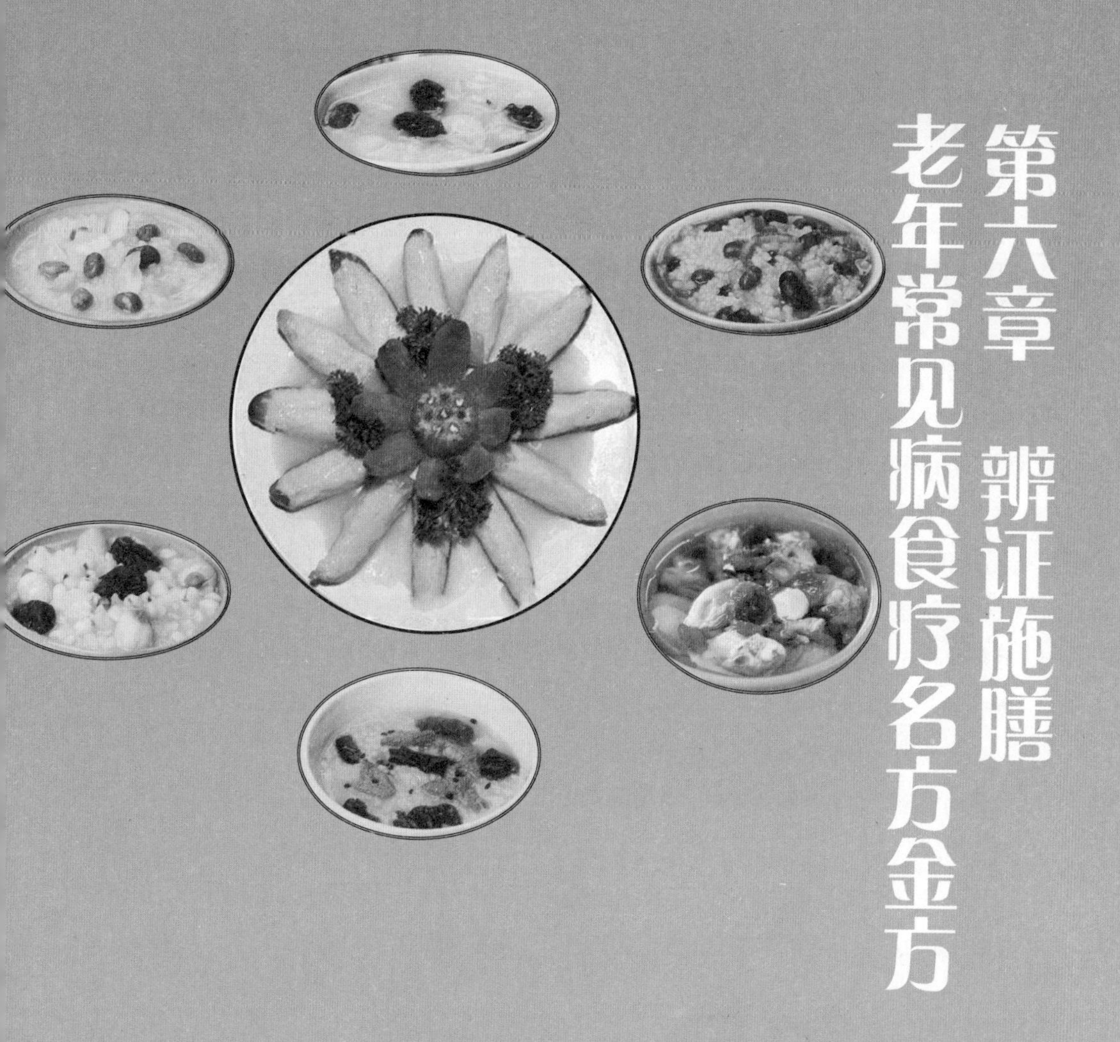

高血压病的中医食疗方

高血压病的饮食疗法，是中医的传统疗法。早期患者，在合理饮食的同时，可选用食疗，用以平衡阴阳，调和气血。

★食疗方：

1. 芹菜500克水煎，加白糖适量代茶饮；或芹菜250克，红枣10枚，水煎代茶饮。

2. 山楂30～40克，粳米100克，砂糖10克。先将山楂入砂锅煎取浓汁，去渣，然后加入粳米、砂糖煮粥。每日服2次，可作为上、下午加餐用，不宜空腹服，7～10日为一疗程。

3. 桃仁10～15克，粳米50～100克。先将桃仁捣烂如泥，加水研汁去渣，同粳米煮为稀粥。每日服1次，7～10日为一疗程。

4. 莲子15克，糯米30克，红糖适量。将上3味同入砂锅内煎煮，煮沸后即改用文火，煮至黏稠为度。每日早晚空腹服。

5. 新鲜荷叶1张，粳米100克，冰糖少许。将鲜荷叶洗净煎汤，再用荷叶汤同粳米、冰糖煮粥。早晚餐温热食。

6. 绿豆、海带各100克，大米适量。将海带切碎与其他2味同煮成粥。可长期当晚餐食用。

7. 生花生米浸泡醋中，5日后食用，每天早上吃10～15粒，有降压、止血及降低胆固醇作用。

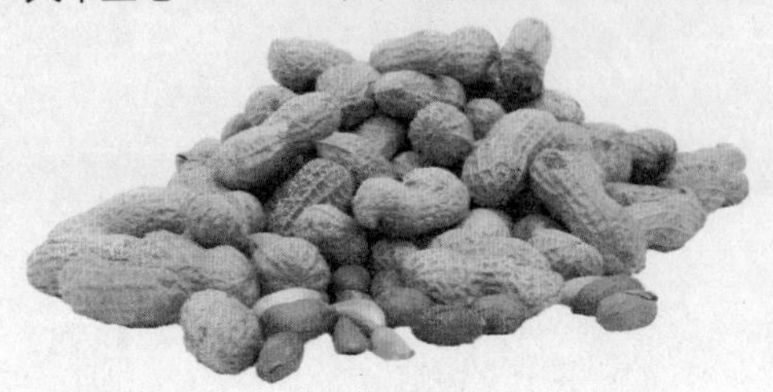

8. 糖、醋浸泡1个月以上的大蒜瓣若干，每天吃6瓣蒜，并饮其糖醋汁20毫升，连服1个月，适用于顽固性高血压。

9. 水发海参50克，冰糖适量。海参炖烂后加入冰糖，再炖片刻。早饭前空腹1次食。

10. 海带20克，草决明10克，加水2碗，煎至1碗，去渣饮汤，每日2次。

11. 煮熟的黄豆浸于食醋中，2～3日后食之，每次10～15粒，每日3次，坚持服食，有降压作用。

12. 青萝卜切碎榨汁，每次饮用30毫升，每日2次，连服10日为一疗程。

13. 罗布麻叶6克，山楂15克，五味子5克，冰糖适量，开水冲泡代茶饮。常饮此茶可降压，改善高血压症状，并可防治冠心病。

14. 何首乌60克，加水煎浓汁，去渣后加粳米100克、大枣3～5枚、冰糖适量，同煮为粥，早晚食之，有补肝肾、益精血、乌发、降血压之功效。

15. 淡菜、荠菜或芹菜各10～30克，每日煮汤喝，15日为一疗程，对降压有效。

16. 胡萝卜汁，每天约需1000毫升，分次饮服。医学研究证明，高血压病人饮胡萝卜汁，有明显的降压作用。

» 脑血管病的中医食疗方

脑血管病常发生在中年以上，老年人患有高血压病、动脉粥样硬化者，易发生脑血管病。因此，饮食原则应与高血压、动脉粥样硬化症相同。

★食疗方：

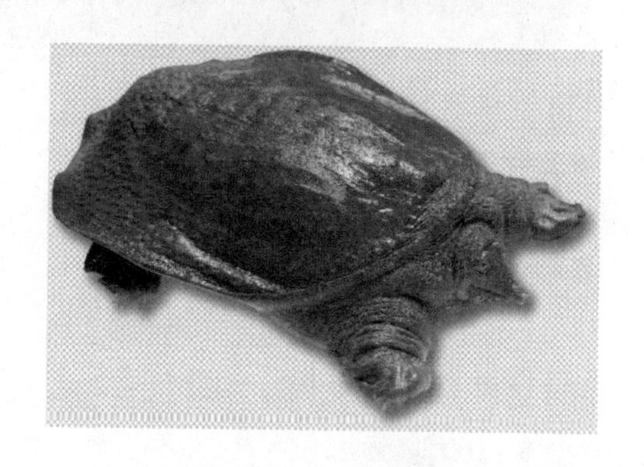

1. 乌龟 3 只（拳头大小），冰糖适量。每次用 3 只乌龟取血，加清水及冰糖适量，碗装，放锅中隔水蒸熟食。每日 1 次，7 次为一疗程，有滋阴养血、通脉作用，适用于中风后遗症之半身不遂、肢体麻痹等。

2. 小米 150 克，冬麻子、薄荷叶、荆芥穗各 50 克。将冬麻子炒熟去皮研碎。砂锅内放水先煮薄荷叶、荆芥穗，去渣取汁，入麻子仁、小米同煮粥。每日空腹食 1 次，适用于中风以及大肠涩滞。

3. 荆芥穗、薄荷叶各 50 克，豆豉、白粟米各 150 克。先煮荆芥穗、薄荷叶、豆豉，去渣取汁，入粟米煮成粥。每日空腹食 1 次。

4. 黄芪 50 克，南蛇肉（蟒蛇，蚺蛇）200 克。将黄芪和南蛇肉加生姜 3 片，油、盐、水各适量煲汤，饮汤食蛇肉，每日 1 次。此方有补气、养血、祛风湿、舒筋络功效，适用于中风后半身不遂，以及风湿关节痹痛。

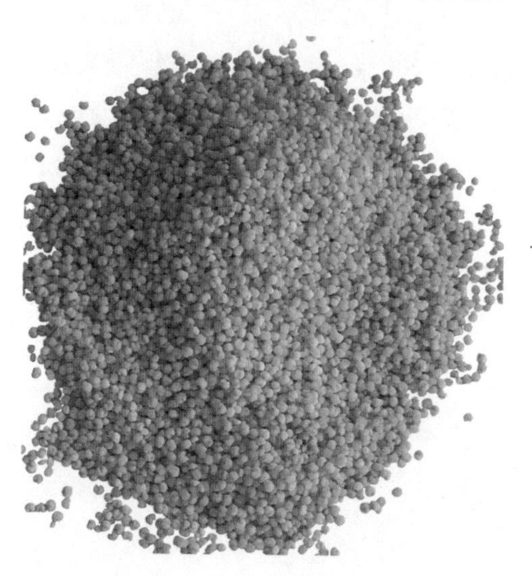

5. 葛粉 250 克，荆芥穗 50 克，淡豆豉 150 克。将葛粉捣碎成细粉末，荆芥穗和淡豆豉用水煮 6 ~ 7 沸，去渣取汁，再将葛粉做面条放入汁中煮熟。每日空腹食 1 次。有解热生津、祛风开窍功效，适用于中风所致言语謇涩、神志昏愦、手足不遂，或预防中风以及中老年人脑血管硬化。

6. 乌豆 100 克，独活 15 ~ 20 克，米酒少许。将乌豆、独活加清水 3 ~ 4 碗，煎成 1 碗，去渣取汁。每日加米酒温服 1 ~ 2 次，有祛风通经活血功效，适用于中风瘫痪、肢体强直、失语等。

» 冠心病的中医食疗方

冠状动脉粥样硬化性心脏病，是老年人的常见病。中医认为其病因为七情内伤，饮食不节，年老体衰，使心肝肾脾等脏腑亏损，胸中阳气不足，导致气机不畅，血瘀不通。在治疗上除药物外，可通过食疗进行调养和防治。

★食疗方：

1. 芹菜根5个，红枣10个，水煎服，食枣饮汤。每日2次.

2. 红山楂5个，去核切碎，用蜂蜜1匙调匀，加在玉米面粥中服食。每日服1～2次。

3. 每日早晚服食。

4. 将鲜葛根切片磨碎，加水搅拌，沉淀取粉。以葛根粉30克、粳米100克煮粥，每日早晚服食。

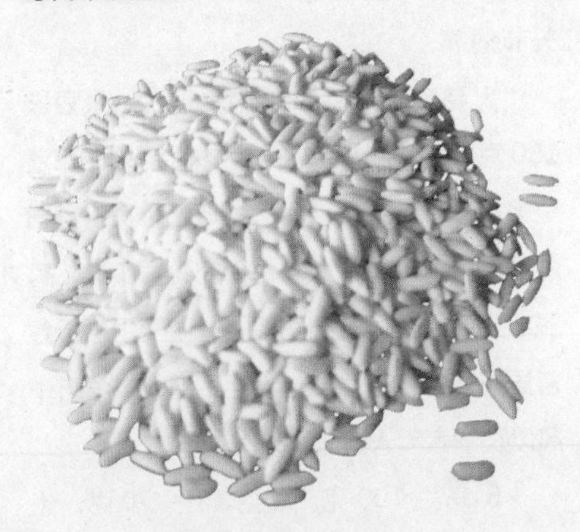

5. 玉米粉50克用冷水调和，煮成玉米粥，粥成后加入蜂蜜1匙服食。每日2次。

6. 荷叶、山楂叶各适量，水煎或开水冲浸，代茶随饮或每日3次。

7. 菊花、生山楂各15～20克，水煎或开水冲浸，每日1剂，代茶饮用。

8. 柠檬1个，切成片，用蜂蜜3匙渍透，每次5片，加入玉米面粥内服食。每日服2次。

9. 薤白10～15克(鲜者30～60克)，葱白2茎，白面粉100～150克或粳米50～100克。将薤白洗净切碎，与白面粉用冷水和匀后，放入沸水中煮熟即可，或改用粳米一同煮为稀粥。每日均分2～3次温热服，3～5日为一疗程。

10. 粳米100克，红枣3～5枚，制首乌30～60克，红糖或冰糖适量。将制首乌煎取浓汁，去渣，与粳米、红枣同入砂锅内煮粥，粥将成时放入红糖或冰糖调味，再煮沸即可。每日服1～2次，7～10日为一疗程，间隔5日再服。

11. 昆布、海藻各30克，黄豆150～200克，煮汤后加适量调味品服食，适用于冠心病并高脂血症、高血压者食用。

12. 紫皮蒜30克，置沸水中煮1分钟后捞出蒜瓣，再将粳米100克煮粥，待粥煮好后，将蒜再放入粥中略煮。可早晚食用。

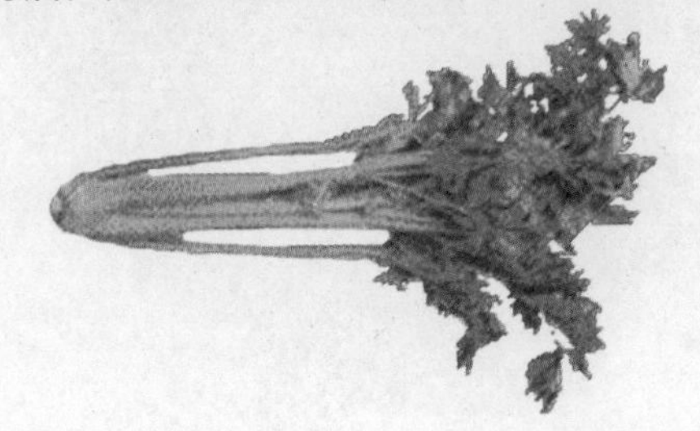

» 高脂血症的中医食疗方

高脂血症有原发和继发两种。继发是由于其他疾病引起的。糖尿病、酒精中毒、慢性肾病、甲状腺功能低下、痛风等疾病，都有血脂增高的表现。另一种是原因不明的原发性血脂过高。此症的治疗除用降脂药物外，合理的饮食和食疗也可达到降脂效果。

★食疗方：

1. 鲫鱼 1 条（重约 200 克），赤小豆 60 克，紫皮大蒜 1 头，葱白 1 段。将鲫鱼去鳞及内脏，加葱、姜、料酒同赤小豆、大蒜一起文火炖熟，食鱼喝汤。

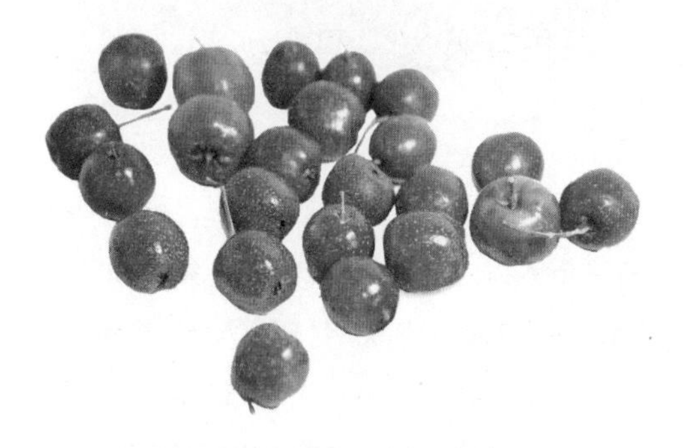

2. 山楂 15 克，荷叶 12 克，煎水代茶饮。

3. 黑芝麻 60 克，桑葚 60 克，白糖 10 克，大米 50 克。将黑芝麻、桑葚、大米洗净后，一同放入砂盘中捣碎，再放入砂锅内加清水 3 碗，煮成糊状后，加入白糖即可食用。每日服 2 次。

4. 大蒜榨汁，单味饮服，或加奶油适量调匀后一起服下。也可用大蒜油制成胶丸，饭后服用，每次 3 粒，每日 3 次，1 个月为一疗程。

5. 取绿豆 21 粒，胡椒 4 粒，同研末，用开水 1 次调服。

6. 蘑菇含有腺嘌呤类物质，经常食用，有降血脂作用。

7. 焦山楂 15 克，荷叶 8 克，生大黄 5 克，生黄芪 15 克，生姜 2 片，生甘草 3 克。将以上各味同煎汤，代茶随饮，或每日 3 次。

8. 豆浆汁 500 毫升，粳米 50 克，砂糖或细盐少许。将上味同入砂锅内，煮至粥稠，表面有粥油为度。每日早晚餐温热食。

9. 粳米 100 克，玉米粉 50 克。先将粳米入锅内，加水 500 ~ 800 毫升，煮至米开花后，调入玉米粉，使成稀糊状，再稍煮片刻即可。每日 3 餐均可食。

10. 山楂、银花、菊花各 25 克，同放茶杯内，冲入开水，加盖焖片刻即可饮用。代茶频饮或每日 3 次。

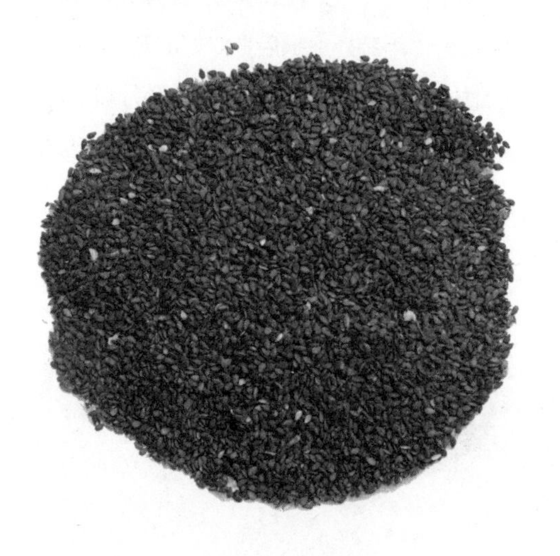

» 动脉硬化的中医食疗方

动脉硬化是动脉的一种非炎症性、退行性和增生性的病变，其以动脉管壁增厚、变硬、弹性减退、管腔缩小为特征。动脉粥样硬化属中医痰湿、肥胖等范畴，与肝、脾、肾三脏关系密切。老年以后，肝肾渐亏，肝阳上亢，木旺克土，脾胃输布功能失调；或年老脾虚，脾失健运，清浊不分，痰湿内生，日久可形成本病。饮食疗法有助于改善及减轻症状，达到治疗和预防目的。

★食疗方：

1. 芹菜 300 克、苹果 400 克。选茎色翠绿的芹菜切小段，苹果切块，同放入果汁机内，随个人喜爱兑加开水，滤过后加盐和胡椒调味即可。动脉硬化伴有血压高者适用。

2. 豆浆 500 毫升，与洗净的粳米 50 克，盐少许，同入砂锅内，煮至粥稠，表面有粥油为度。大便偏干者适用，可坚持每天早晨食用。

3. 草决明 30 克、茄子 500 克、豆油 250 克。将草决明捣碎加水适量，煎 30 分钟左右，去药渣后浓缩汁至两茶匙，待用，再把茄子洗净切成斜片放入油锅炸至两面焦黄，捞出控油，另将铁锅内余油留下 3 克再放在火上，用蒜片炝锅后把炸好的茄片入锅，同时放入葱姜等佐料和用草决明药汁调匀的淀粉倒入锅内翻炒熟后即可出锅食用。动脉硬化大便偏干者适用。

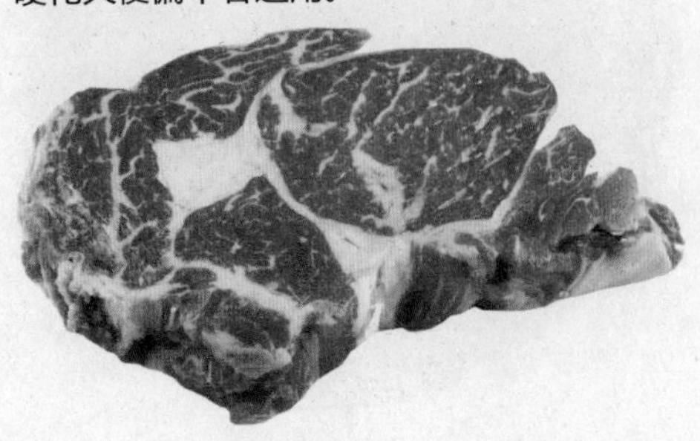

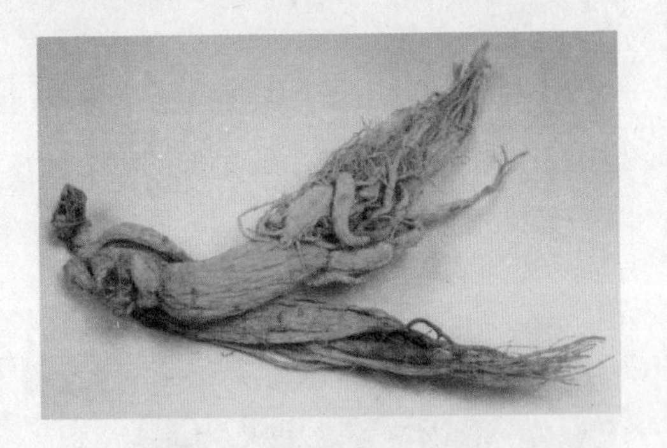

4. 猪肉 50 克、洋葱 150 克。将植物油少许倒入锅内烧至八成熟，放入猪肉翻炒，再将洋葱下锅与肉同炒片刻，入调料即可。

5. 以昆布、海藻各 30 克，黄豆 150 ~ 200 克，共煲汤加少许调味品即可。动脉硬化、血脂偏高者可常食。

6. 大蒜 30 克（紫皮尤佳）、大米 100 克。大蒜去皮，放入沸水中煮 1 分钟，捞出，大米 100 克入大蒜汤中煮粥，粥成入大蒜共食。也可用鲜萝卜 250 克切块与 50 克大米煮粥。动脉硬化血脂偏高者常服。

7. 人参 6 克、白茯苓 15 克、大米 100 克。先将大米煮粥，再将人参、茯苓为末。加入粥中即可。若平素手足欠温，头晕面黄，肠鸣便溏，腹胀纳呆者，可常食。

贫血的中医食疗方

贫血，是指人体血液循环中的红细胞总数减少至正常值以下。造成贫血的原因有多种，如缺铁、出血、溶血、造血功能障碍等。贫血在中医内属“虚症”范畴，常见有血虚、气虚、阴虚、阳虚等几种。治疗时宜补肾健脾，益气养血为原则。

★食疗方：

1. 糯米100克，红枣、黑豆各30克，红糖适量。上述四味依常法煮粥。随量服食，每日早、晚各1次。适用于小儿缺铁性贫血。

2. 龙眼肉10克，莲子15克，糯米60克。上三味依常法煮粥。随量服食，每日早、晚各1次。适用于小儿贫血。

3. 猪瘦肉500克，当归30克，精盐少许。猪瘦肉洗净，切块，与当归加水同煮，至肉熟时捞去当归不用，入精盐调味。饮汤食肉，分2～3次服食。补虚养血。适用于贫血引起的头昏眼花、疲倦乏力，亦可治疗产后缺乳。

4. 紫荆皮9克，山药30克，大枣10枚。上三味水煎。每日1剂，分3次服食。健脾益血，补肾养阴。适用于贫血病人。

5. 山药、天花粉各30克。上味水煎。每日1剂，分2次服食。补脾生血。适用于再生障碍性贫血。

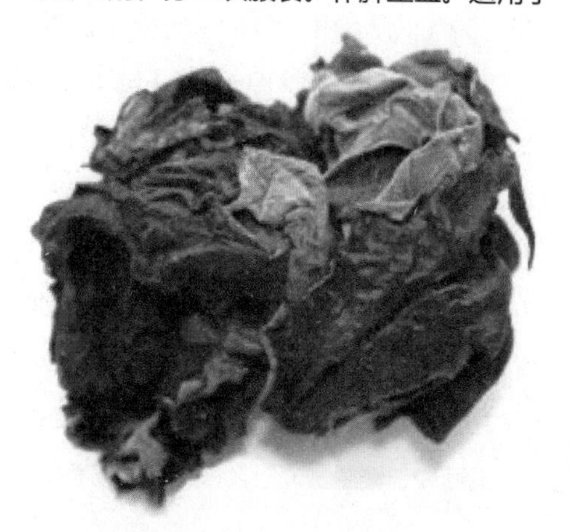

6. 大枣15枚，羊骨（以羊腿骨为佳）500克，粳米200克。羊骨敲碎，加清水适量，用文火煮1小时，捞出骨头，将骨髓剔于汤中，入粳米、大枣煮至粥成。佐餐食用。滋肾养血。适用于贫血、血小板减少及过敏性紫癜等症。

7. 猪皮500克，大枣250克，冰糖适量。猪皮去毛，洗净，切小块；大枣洗净，去核。上述二味同入砂锅中，放入冰糖，加适量清水，武火烧沸，改用小火炖成稠羹。佐餐食用。补血美容。适用于缺铁性贫血、牙龈出血、血友病等症。

8. 荔枝、大枣各7枚。上味水煎。每日1剂，分2次服食。补气养血。适用于失血性贫血。

9. 黑木耳30克，大枣30枚。黑木耳泡发，洗净；大枣洗净，剖成两半。上述二味加水同煮至枣烂熟即成。吃木耳、红枣，饮汤。每日1剂。补血润肠。适用于贫血、便血等症。

10. 花生仁100克，红枣（阴干）50克，红糖适量。花生仁用温水泡30分钟，取花生红衣；红枣洗净，用温水泡发。上述二味同入锅中，倒入泡花生仁的水，加清水适量，煎汤，汤成时捞出花生衣不用，以红糖调味即成。随时饮用。养血补血，适用于恶性贫血、营养不良性贫血及病后血虚等症。

» 眩晕的中医食疗方

眩晕是一种临床自觉症状。眩，指眼前发黑，视物不清；晕，指视物旋转不定。民间又常将眩晕称为“头晕”。眩晕轻者闭目休息一会儿即止；重者如坐舟车，旋转难停，不能站立，伴恶心、呕吐、大汗等症状。现代中医认为，眩晕症虚实夹杂。虚指肝肾阴虚，血气不足；实指风、火、痰、瘀。眩晕可分为四个最基本证型：外感风寒型、肝阳上亢型、痰浊中阻型、血瘀脑络型。食疗应根据病因，辨证施治。

★食疗方：

1. 玉米须 30 克。玉米须加水 200 毫升，煎至 100 毫升。空腹服用，连服 3 ~ 6 次。降压止晕，适用于高血压引起的眩晕。

2. 人参 3 克，枸杞 30 克。上味水煎服。饮汤，每日 2 次。补气益精。适用于气精两亏之眩晕耳鸣、腰膝酸软、四肢不温等症。

3. 党参、黄芪各 500 克，蜂蜜适量。参、芪片加水煎 2 次，合并两煎所得药汁，以文火收汁成流膏状，入蜂蜜搅匀，继续加热至成膏。每次取膏 10 ~ 15 克，温开水冲服，每日 2 次。补益元气，适用于气虚体弱、眩晕、发热、水肿等症。

4. 牛肝 100 克，枸杞 30 克。二味加水共煮，至牛肝熟烂即成。食肉饮汤。补肝益肾，养血明目，适用于肝血不足引起的眩晕、视物模糊等症。

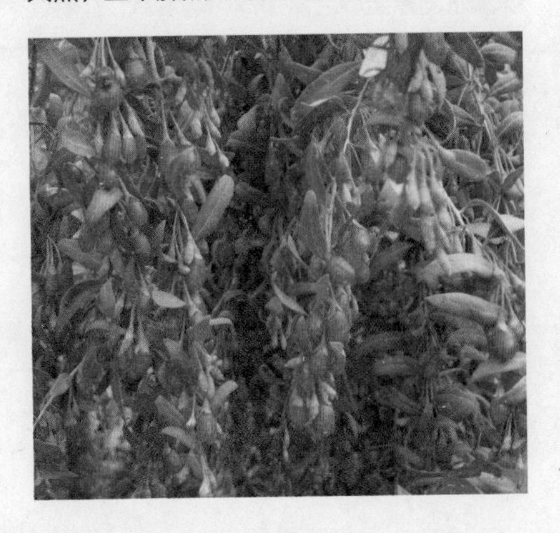

5. 枸杞 50 克，羊脑 1 具，精盐、葱段、姜片、料酒各适量。羊脑洗净（不要弄散）入盆中，加入枸杞，入精盐、葱段、姜片、料酒，加清水适量，隔水炖熟即成。食羊脑、枸杞，饮汤。补肝肾，益脑安神，强身健体。适用于肝血虚引起的头痛、眩晕、癫痫等症。

6. 白鸽 1 只，枸杞 24 克，黄精 30 克。白鸽清理干净，切块，与枸杞、黄精同入锅中，加水适量，煮熟即成。佐餐食用，吃鸽肉饮汤。滋肾益气。适用于肾虚和体虚引起的眩晕耳鸣、腰酸足软等症。

7. 天麻 10 克，猪脑 1 具，精盐适量。天麻、猪脑同入盆中，加清水适量，上笼隔水蒸熟，放入精盐调味即成。每日或隔日服食 1 次，连用 5 ~ 7 次。降压安神，软化血管，适用于眩晕眼花、头昏脑胀、耳鸣等症。

8. 山药 30 克，猪脑 1 具，枸杞 10 克，精盐少许。猪脑洗净，与山药、枸杞入锅加水同煮，炖至猪脑熟烂，以盐调味即成。佐餐食用。滋肾固精，添髓壮骨。适用于血虚引起的眩晕、腰膝酸痛以及神经衰弱等症。

» 低血压症的中医食疗方

低血压症的主要表现为头晕、食欲缺乏、脸色苍白、困倦、泛力等，早晨的症状往往比较明显，四肢软弱无力，精神萎靡不振，经过中午短暂的午休后，会得到一定程度的改善，可到下午或傍晚又感乏力。病情严重时会有四肢冷、心悸、呼吸困难、直立性眩晕等表现。低血压会诱发脑梗塞、心肌缺血，加重老年性痴呆。因此，低血压症也严重影响人体健康，人们对它不可掉以轻心。低血压症的防治食疗方有以下数种。

★食疗方：

1. 鸡肉1000克，陈皮、姜块各15克，葱段、精盐、干辣椒段、料酒各25克，酱油15克，花椒5克，鲜汤250克，醪糟汁50克，味精1克，香油15克，花生油1000克（实耗125克）。鸡肉洗净，切成1.5厘米见方的丁，入姜块、葱段、料酒、精盐腌渍半小时；炒锅放油烧热，入鸡丁炸至浅黄色时捞出；锅内留底油适量，放入干辣椒段、花椒和陈皮炸成棕红色，倒入鸡丁翻炒，加入鲜汤、醪糟汁、酱油，改用中火收汁，最后入味精、麻油调味，起锅即成。佐餐食用。健脾理气，补血强身。适用于低血压、贫血等症。

2. 当归、黄芪各30克，大枣30枚，鸡蛋3枚。上味共置砂锅中，加清水900毫升，煎至450毫升。每日食枣10枚、鸡蛋1枚，喝汤，分3日服完。适用于低血压。

3. 天麻10克，黄芪15克，仔母鸡1只（重约800克），葱段、姜片、精盐、料酒各适量。鸡去内脏，剁去爪；黄芪、天麻分别切片，纳于鸡腹中；将鸡放入砂锅中，加清水600毫升，入调料，武火烧沸，改用小火炖至酥烂。趁热食用，吃肉喝汤，1～2次食完。适用于低血压眩晕。

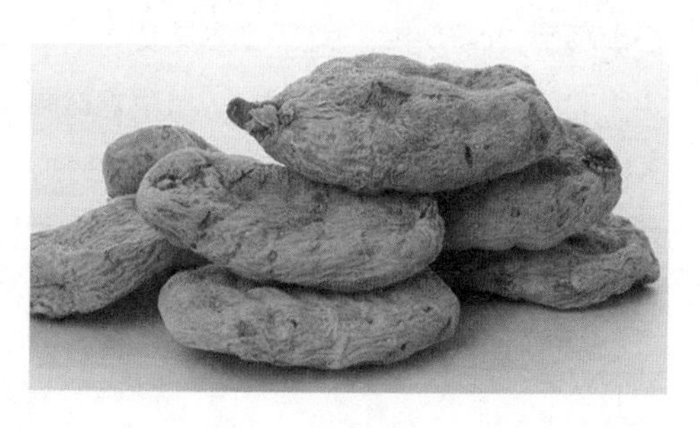

4. 大枣30枚，沙参15克，生熟地10克，蜂蜜100克。上述各味同置大碗中，注入清水500毫升，加盖，入锅隔水蒸2小时。趁温食枣10枚，喝汤，分3次服完。连服10日。适用于低血压。

5. 乳鸽2只，黑豆100克，莲藕500克，大枣4枚，陈皮1块，精盐适量。黑豆入锅干炒至豆衣裂开，乳鸽宰杀干净，莲藕洗净切块；汤锅加清水适量，武火烧沸，放入黑豆、莲藕、乳鸽、大枣、陈皮，改用文火炖约3小时至肉熟烂，入精盐调味即成。佐餐食用。补益气血，强身健体。适用于低血压症。身体燥热、感冒未愈的人不可多服。

6. 牛奶500毫升，粳米100克，白糖适量。粳米加清水800毫升，文火煮至半熟，倒出米汤，加入牛奶和白糖，煮至粥成。分1～2次空腹服食。适用于低血压、病后体弱、神经衰弱等症。

» 心悸的中医食疗方

心悸是指患者自觉心中悸动，心跳快而强，心前区出现不适。心悸发病过程中，多伴有失眠、健忘、眩晕、耳鸣等症。心悸属中医中“惊悸”和“怔仲”的范畴。中医认为心悸之症虚为本，实为标，人患此病多与体质虚弱、情志所伤、劳倦、汗出受邪等有关。心悸的防治食疗方有以下数种。

★食疗方：

1. 五味子 50 克，优质白酒 500 毫升。五味子洗净，泡入白酒中，封紧瓶口，每日摇晃 1 次，15 日即可饮用。饭后喝药酒，每次饮 3 毫升，每日 3 次。补肾强心。适用于神经症引起的失眠、头晕、心悸、健忘、乏力、烦躁等。

2. 景天三七 60 ~ 90 克，猪心 1 个。上二味同置砂锅内，加清水适量，炖至猪心熟透即成。每日 1 剂，分 2 次服食完，连服 10 ~ 30 天。化瘀、补心、安神，适用于心悸、失眠、烦躁惊狂等症。

3. 龙眼肉、大枣各 20 克，羊心 1 个，精盐、酱油、味精各少许。羊心洗净，切成小块，与龙眼肉、大枣共放砂锅内，加清水适量，以文火炖熟，入调料即成。每日 1 剂，连服数日。补益心脾，适用于心脾不足引起的心悸失眠、体倦乏力、面色无华等症。

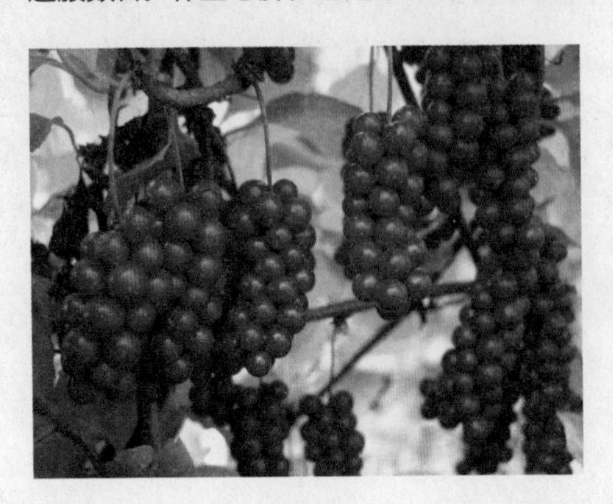

4. 磁石 30 克，远志 6 克，猪肾 1 个，盐少许。猪肾洗净，切片；磁石、远志纳入纱布袋中；猪肾片与药袋同入汤煲，加水煮汤，汤成后除去药袋，入盐调味。饮汤食猪肾，佐餐服食。补肾壮阳，宁心安神。适用于阳痿不举、心悸易惊、精神不振等症。

5. 北芪、枸杞各 30 克，乳鸽 1 只，精盐适量。乳鸽清理干净，与北芪、枸杞同置炖盅内，加清水适量，隔水炖熟，入精盐调味即成。吃鸽肉，喝汤。每隔 3 日炖 1 次，3 ~ 5 次为一个疗程。补心益脾，固摄精气。适用于心悸、自汗、早泄、阳痿等症。

6. 远志肉、炒酸枣仁各 10 克，粳米 50 克。粳米加水煮粥，粥将熟时放远志、枣仁稍煮即成。睡前服食最佳。补肝、宁心、安神，适用于心肝两虚引起的心悸。

7. 莲子肉、阿胶、山药各 6 克，银耳、白扁豆、薏仁、小麦各 3 克，百合、龙眼肉各 10 克，大枣 5 枚，冰糖少许。大枣去核，龙眼肉切碎，余品压碎为粗粒，所有食材同入锅中，加清水 500 毫升，煮成粥。每日 1 剂，早、晚分服，30 天为一疗程。健脾和胃，养心安神，适用于心脾不足引起的心悸、失眠、健忘、多梦等症。

支气管哮喘的中医食疗方

支气管哮喘是肺部发作性的过敏性疾病。发作时表现为哮喘、气急、咳痰、呼吸困难、难以平卧。此病属中医的哮喘范围，饮食疗法有助于改善及减轻症状，达到治疗和预防目的。

★食疗方：

1. 淮山药 60 克，甘蔗汁 250 克左右。将淮山药捣烂，加甘蔗汁，放锅中隔水炖熟即成。每日早晚当点心吃。

2. 绿茶 15 克，鸡蛋 2 个。用绿茶、鸡蛋加水一碗半同煮，蛋熟后去壳再煮，至水煮干时取蛋吃。每日 2 次。

3. 白胡椒 10 克，置青蛙口内，用针缝合后，放在碗内加水适量，隔水炖之。饮汤食部分蛙肉（肠、肚不宜食）。每 2 日服 1 次，连服 5 ~ 8 次，对寒性哮喘有效。

4. 梨 1 个挖空芯，加入半夏 10 克、冰糖少许，隔水蒸熟，吃时去半夏，每日 1 次，连服数日。适用于痰多、气喘、咳嗽者。

5. 南瓜 1 个，重 500 ~ 1000 克，切开顶盖，去瓤加入姜汁少许和冰糖、蜂蜜适量，盖好顶盖，隔水炖 2 小时，分服，适宜于肺、肾两虚的哮喘患者。

6. 黑木耳 6 克，冰糖 9 克，加水煮熟，每日 2 次，常食有效。

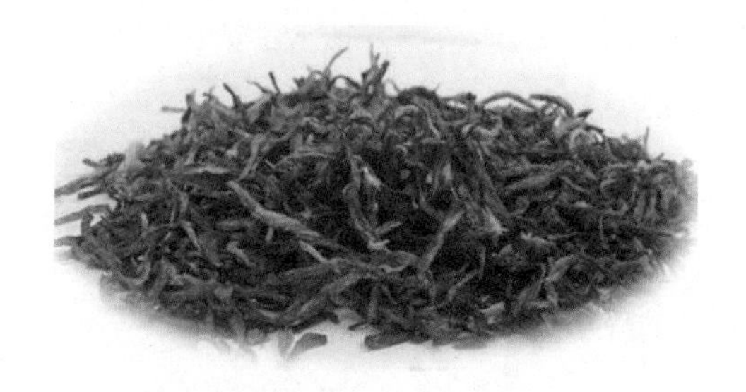

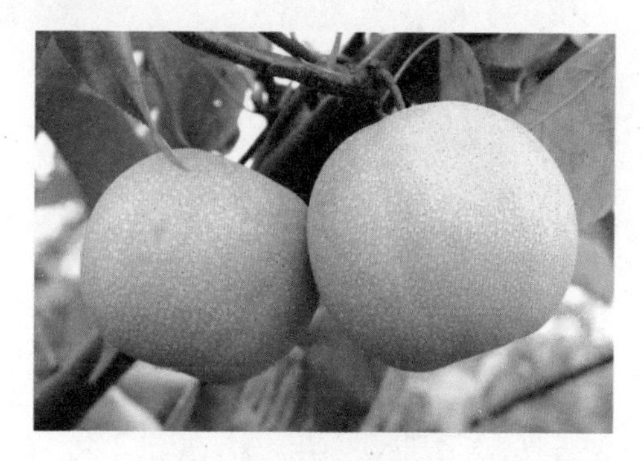

7. 核桃仁 30 克，南杏仁 10 克，姜汁少许，捣碎后加蜂蜜适量蒸服。

8. 银杏 8 枚，红枣 10 枚，糯米 50 克。将银杏、红枣、糯米加水适量煮粥服。每日早晚 2 次分服，15 日为一疗程，可连服 3 个疗程，适用于哮喘缓解期。

9. 玉竹、沙参各 50 克，老鸭 1 只。将老鸭宰杀后洗净，放砂锅内，再放入沙参、玉竹，加水适量。先用武火烧沸，再用文火焖煮 1 小时以上，使鸭肉烂，放入调料。每日服 2 次，吃肉喝汤。

》慢性支气管炎的中医食疗方

慢性支气管炎，是一种常见的呼吸道疾病。多在秋冬天气寒冷时发作和加重。中医认为，此病多由于其他脏器有病，累及肺脏，如脾虚生湿，肾气虚弱，肝郁气滞，皆能形成内伤咳嗽。治疗此病除注意其发病诱因、坚持身体锻炼外，食疗亦可收到良好的效果。

★食疗方：

1. 生萝卜、鲜藕各 250 克，梨 2 个，同切碎捣汁，加蜂蜜 25 克调匀后，分 2 ~ 3 次饮服。

2. 生大蒜 10 个，醋 200 克，红糖 100 克。将蒜头捣烂和糖调匀，放醋内浸泡 3 天，滤去渣每次温开水冲服半汤匙，每日 3 次。

3. 鲜南瓜 500 克（去皮切片），红枣 15 ~ 20 个（去核），红糖适量，加水煮沸。每日分 2 次服。

4. 豆腐 200 克，生萝卜汁 30 毫升，饴糖或蜂蜜 60 克，每日 1 剂，分 2 次服。

5. 鲜藕汁 100 ~ 150 毫升，蜂蜜 15 ~ 30 毫升，调匀内服，每日 1 剂。此方对肺热咳、血痰、咽部干痛者疗效较好。

6. 在伏天取黑枣若干，放入姜汁内浸泡数日后取出，在烈日下曝晒，晒至干硬，存入玻璃瓶内密封，到冬至日启开，每日食之，可预防冬天气管炎的发作。

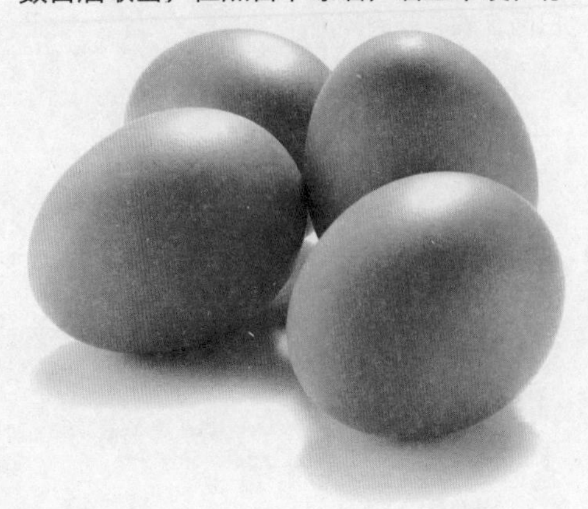

7. 薏米 60 克，茯苓粉 15 克，加水适量煮粥食用。每日服 2 次。

8. 苏子 15 克研粉，粳米 100 克，加水适量共煮粥，加白糖调味，每日服 2 次。

9. 白果仁、甜杏仁各 100 克，胡桃仁、花生仁各 200 克，共捣碎，每日早晨取 20 克，加水 1 小碗，煮数沸后打入鸡蛋 1 个，加冰糖适量，顿服，连服半年。

10. 北五味子 250 克，新鲜红皮鸡蛋 10 个。先将五味子煮汁，待冷后放鸡蛋浸泡 6 ~ 7 天，每日早晨用滚水或热黄酒冲服，服时加白糖适量调味。

11. 苦杏仁 9 克，水浸软后捣碎，加水 200 毫升煎汤去渣，放白糖适量，即成杏仁乳，分 2 次服。

12. 生梨 1 个，挖去心，放入川贝母粉 3 ~ 4.5 克，隔水蒸熟食。每日服 1 次。

13. 猪肺 250 克，川贝 10 克，雪梨 2 个切片，加冰糖少许，加水后以小火熬煮 3 小时后服用。

14. 鸡蛋 2 个，麻油 50 克，醋适量。鸡蛋打开放油炸熟，加醋再煮软，早晚各服 1 个。

肺气肿的中医食疗方

民间称肺气肿为“吸烟人的病”，可见这病与吸烟有关。调查显示，吸烟的人比不吸烟的人患肺气肿几率呈几何倍数增长，而且死亡率也很高。此外，肺部疾病如慢性支气管哮喘、肺结核、支气管扩张及矽肺等，如果治疗不及时或者不彻底，都可能发展为继发性肺气肿。中医根据辨证施治，常把肺气肿分为肾虚、脾虚、痰壅等类型，治疗时主张温阳固本，宣肺平喘，消痰止咳，通气活血。

★食疗方：

1. 茄子根30克，红糖15克。将茄子根洗净切碎，加水煎成浓汁，再加入红糖熬成膏。每日1剂，早、晚分服。清热利湿，祛风止咳。适用于肺气肿。

2. 鸡骨丹茎、叶、花9～15克。水煎取药汁。口服，每日1剂。调气补虚。适用于肺气肿。

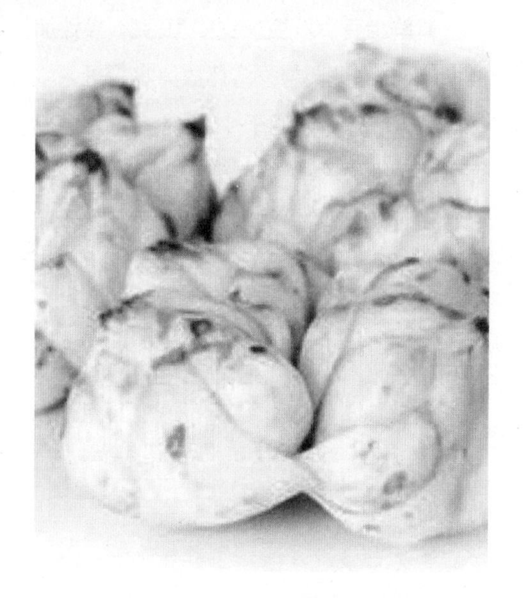

3. 燕窝5克，雪梨1只，冰糖适量。燕窝温水润发，去杂；雪梨去皮，从顶部开一个小孔，挖出梨核，填入燕窝，放于大碗中，放入冰糖，加清水300毫升，加盖隔水蒸至梨酥烂。趁热服食，每日2次。补虚定喘，适用于肺气肿、哮喘及老年慢性支气管炎。

4. 竹林霄（百尾笋）、白鲜皮、鹿衔草各30克，鸡1只，葱段、生姜、料酒、盐各适量。鸡去杂，洗净，与其他三味药材共置炖盅中，放入调料，加水共炖，炖至鸡肉熟烂为度。食鸡肉，饮汤。清肺止咳，润肺补虚。适用于肺气肿。

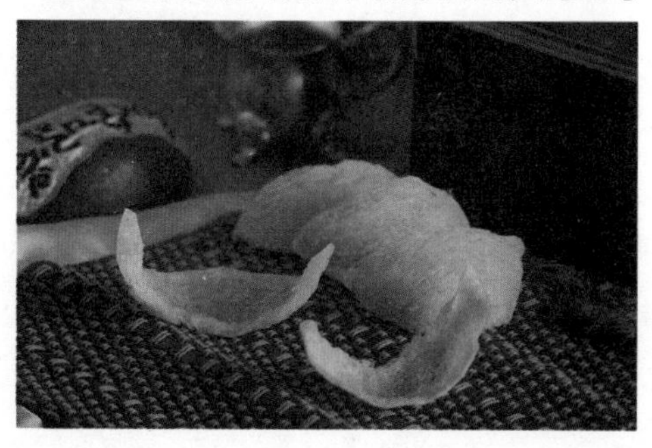

5. 鲜百合300克，蜂蜜适量。鲜百合捣烂绞汁。每日2次，每次服30毫升，以蜂蜜调服。养阴润肺，清心安神，适用于肺气肿、肺结核咯血。

6. 蛤蜊干1对，黄芪100克，百合、山药、茯苓各80克。上述各味分别洗净，焙干，共研细末。每日3次，每次取10～15克，温开水送服。养肺滋阴，适用于肺气肿。

胃痛的中医食疗方

胃痛，中医称为胃脘痛，属于消化系统疾病。引起胃脘痛的主要原因有病邪犯胃，感受外寒；过食生冷或肥甘厚味，或暴饮暴食等；忧思恼怒，气郁伤肝，肝失疏泄，气逆犯胃；再者是饮食、劳倦等因素久伤脾胃，导致中气不足、脾胃虚寒。中医按“辨证施治”的原则，对不同病症治法各异，可根据病情选方治疗。

★食疗方：

1. 鲜土豆 100 克，生姜 10 克，榨汁加鲜橘汁 30 毫升调匀，将杯放热水中烫温，每日服 30 毫升，适用于神经官能症性胃痛、恶心、呕吐。

2. 粳米 60 克，砂仁细末 5 克。粳米加水煮粥，待粥好后调入砂仁末，再煮沸 1 ~ 2 开后即可。早晚服食。此方对虚寒胃痛、胀满、呕吐有效。

3. 鲜姜 3 ~ 5 片，红糖适量，以滚开水沏泡，趁热饮服，服后出微汗。适用于寒气犯胃的胃痛。

4. 大葱 3 ~ 4 段，生姜 3 ~ 5 片，白胡椒面适量，以开水冲泡，或于火上煮葱、姜片刻，服时可加少量食盐调味，再放胡椒面，趁热饮汤。适用于因感受寒凉的胃痛。

5. 桂皮 6 克，山楂肉 10 克，红糖 30 克。先用水煎山楂后再入桂皮，待山楂将熟去火，滤汁入红糖，调匀后热服。用于因饮食寒凉、黏滑太过所致的胃痛。

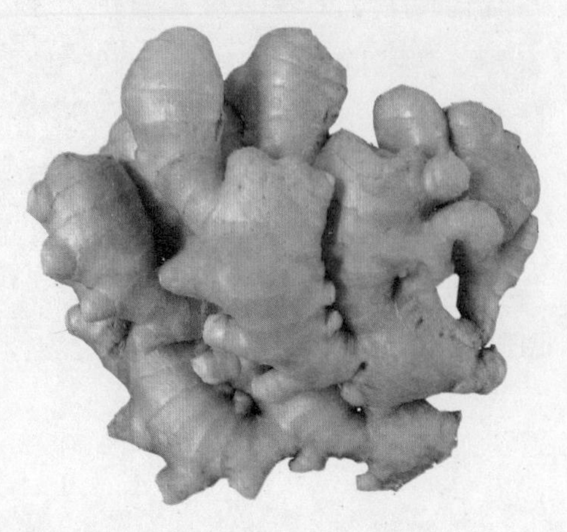

6. 粳米 100 克，牛肉松 25 克（或其他肉松）。将粳米用常法煮粥，加入肉松调匀，趁热用食。适用于脾胃虚寒所致的胃痛。

7. 佛手柑 20 克煎汤去渣，粳米 100 克，加水适量，煮粥，粥成后加冰糖并入佛手汤稍煮即可。每日服 2 次。此方对慢性胃炎、胃痛有较好的疗效。

8. 新鲜瘦羊肉 250 克，切小块先煮烂，再同粳米同煮粥。每日服 2 次。此方治虚寒性胃痛、中老年气虚亏损、阳气不足、恶寒怕冷、胃脘疼痛。

9. 生山楂片 15 克，炒麦芽 20 克。用开水沏泡，待泡开后，加白糖适量，代茶频频饮服。适用于脾胃虚寒胃痛。

10. 蜂蜜 100 ~ 150 毫升，隔水蒸熟，于食前空腹 1 次服下。每日 3 次，连服 2 ~ 3 周。蜂蜜能使胃液总酸度降低，疼痛消失，大便正常。适用于十二指肠溃疡。

11. 红茶 5 克，蜂蜜、白糖适量。将红茶放入低温杯中，以沸水冲泡，加盖浸泡 10 分钟后再加入蜂蜜和红糖，趁热饮服。每日 3 剂。治疗十二指肠溃疡。

急性胃肠炎的中医食疗方

急性胃肠炎是胃肠黏膜的急性炎症。多发于夏秋季节。以上吐下泻、脘腹疼痛为主要临床症状。在中医属于呕吐、泄泻范围，认为本病的发生，系受暑湿之邪或贪凉感受寒湿，过食生冷肥腻，以致损伤脾胃，运化失常而致病。

★食疗方：

1. 新鲜藕 1000 ~ 1500 克洗净，开水烫后捣碎取汁，用开水冲服，每天 2 次服完；或用去节鲜藕 500 克，生姜 50 克，洗净剁碎，用消毒纱布绞取汁液，用开水冲服。

2. 粳米 60 克，砂仁细末 5 克，将粳米加水煮粥，待熟后调入砂仁末，再煮沸 1 ~ 2 开后即可，早晚服用。

3. 鲜土豆 100 克，生姜 10 克，榨汁，加鲜橘子汁 30 毫升调匀，将杯放热水中烫温，每日服 30 毫升。

4. 玉米芯 750 克，黄柏 6 克，干姜 6 克，共研细末，每日 3 次，每次 3 克，温开水送服。

5. 绿茶、干姜丝各 3 克，沸水冲泡，加盖浸 30 分钟，代茶频饮，每日数次。

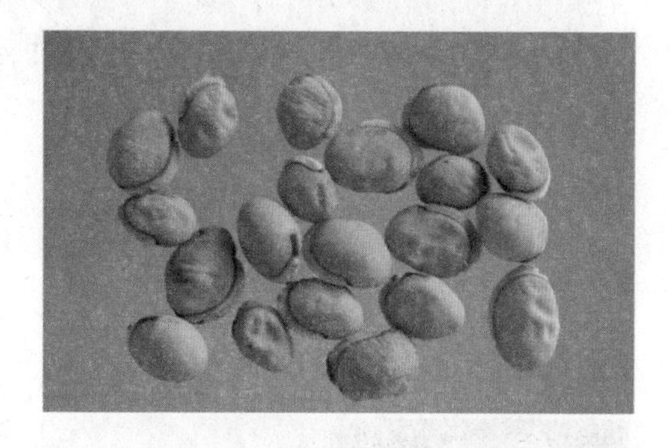

6. 白扁豆 60 克，略炒研粉，藿香叶 60 克，晒干为末，混合为散。每次 10 克，每日 4 ~ 5 次，姜汤送下。

7. 车前子 30 克，纱布包，加水 500 毫升，煎余 300 毫升，去渣，加粳米稀饭汤，分 2 次温服。

8. 葱白适量，捣碎炒熟，放肚脐部位，用胶布固定暖脐。每日 1 ~ 2 次，连用数日。

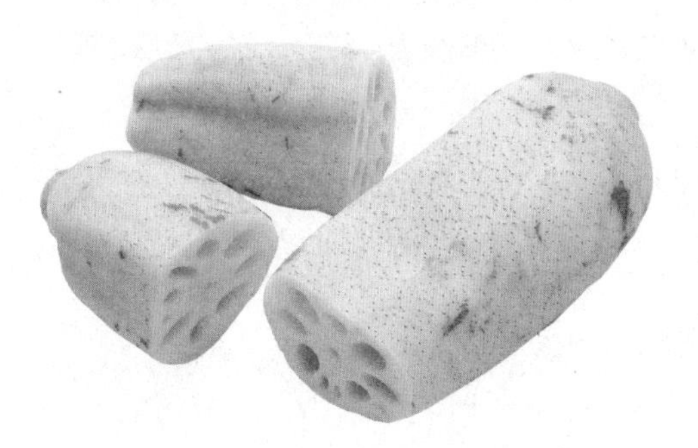

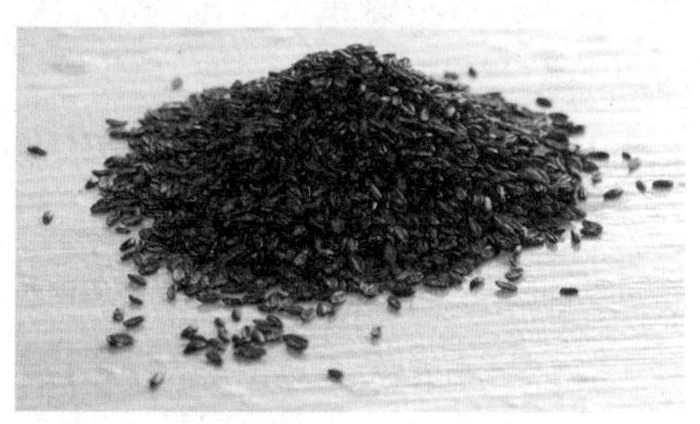

胃、十二指肠溃疡的中医食疗方

胃及十二指肠溃疡是指胃或十二指肠的黏膜局部被腐蚀，发生糜烂，也称为消化性溃疡。中医把消化性溃疡归属于胃痛、胃脘痛的范畴，认为与人无规律饮食，暴饮暴食，嗜酒过度，或忧思过度，肝气失调而横逆犯胃有关。治疗原则为补气健脾，活血化瘀，解郁疏肝，理气通络。胃、十二指肠溃疡的食疗方有以下几种。

★食疗方：

1. 豆腐2块，红糖60克。豆腐切块，加红糖共置锅中，入清水适量，煮10分钟即成。和胃止血。适用于胃、十二指肠溃疡引起的吐血及便血等症。

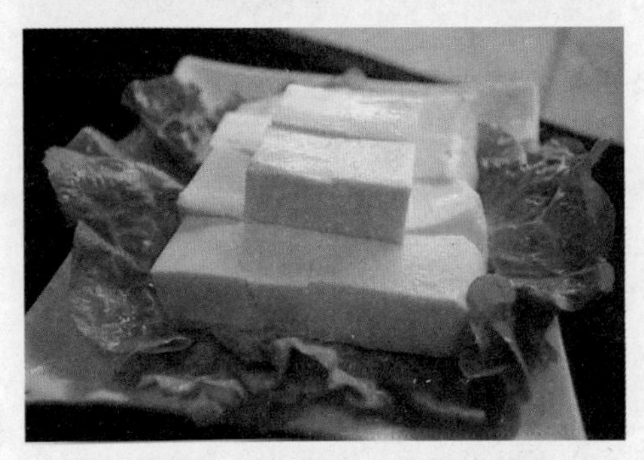

2. 甘蓝500克，饴糖适量。甘蓝切碎，用少许盐腌渍一下，然后绞取汁液后，入饴糖搅匀即成。饭前每服200毫升，每日2次。缓急止痛。适用于胃及十二指肠溃疡。

3. 洋芋120克，蜂蜜适量。洋芋捣烂绞汁，入蜂蜜调匀即成。每服1～2汤匙，空腹沸水冲服。缓急止痛，通利大便。适用于十二指肠溃疡之腹痛、反胃、大便秘结等症。

4. 白及粉6克，牛奶250克，蜂蜜50克。牛奶入锅煮沸，调入白及粉、蜂蜜。顿服。补虚益胃，收敛止血。适用于胃、十二指肠溃疡。

5. 蜜糖100毫升。蜜糖置碗内，入锅隔水蒸。空腹服食，每日3次。补气养阴，益胃缓痛，生肌疗疡。适用于胃及十二指肠溃疡。

6. 干墨鱼1条，水发香菇50克，粳米100克，冬笋、胡椒粉、料酒、精盐各少许。香菇、冬笋分别切丝；干墨鱼去掉鱼骨，用温水涨发，然后切成细丝放入砂锅中，加清水、料酒熬煮至肉烂，再加入粳米、香菇、冬笋、精盐熬煮，待粥熟时，调入胡椒粉即成。妇人宜食，食粥吃肉、菜，每日1剂。滋阴养血。适用于胃及十二指肠溃疡、胃酸过多、妇女经闭等症。

7. 包心菜500克，粳米50克。包心菜用清水煮30分钟，去渣取汁，与粳米依常法煮粥。温热服食，每日2次。缓急止痛。适用于胃、十二指肠溃疡。

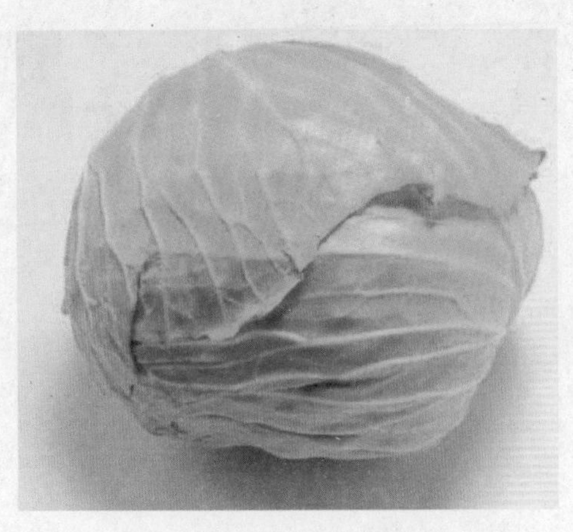

» 胆囊炎的中医食疗方

胆囊炎是胆囊发生炎症病变，引起胆囊炎的主要原因是人体内有结石，结石嵌顿于胆囊颈部或胆囊管内，使胆囊胀大，里面浓缩的胆汁排不出去，这种浓胆汁对胆囊壁产生强烈的化学刺激，继而引起胆囊壁水肿、发炎。急性胆囊炎起病多与饱食、吃油腻食物、劳累及精神因素等有关，常突然发病，一开始就出现有上腹绞痛、呈阵发性加剧，并向右肩或胸背部放射，伴有恶心及呕吐。中医治疗多以清热解毒、祛湿泄浊、疏肝利胆、活血消积、通腑导滞等法为主。胆囊炎的防治食疗方有以下几种。

★食疗方：

1. 鲜抱石莲 60 克，豆腐 120 克。上二味加水共炖即成。佐餐食用。清热解毒，消瘀利湿。适用于胆囊炎。

2. 玉米须 30 克，大枣 5 枚，郁金、鸡内金各 15 克，猪瘦肉适量。上味分别洗净，同置砂锅内，加水煎汤，去渣取汁即成。每日 1 剂，分 2 次饭后服食。健脾，消食，利胆。适用于胆囊炎、胆结石症。

3. 玉米须 45 克，绵茵陈 30 克，蚌肉 120 克，调料适量。蚌肉洗净，入水略煮片刻，再加入玉米须、绵茵陈，用大火沸煮 1 小时，去渣取汁，调味即成。每日 1 剂，分 3 次服食。清热利湿。适用于胆囊炎。

4. 金钱草 60 克。上味放入砂锅中，加水浸泡 30 分钟，先用武火煮沸，再改用文火煎 20 分钟。代茶频饮，每日 1 剂。清热利湿，消肿解毒。适用于肝胆湿热型慢性胆囊炎。

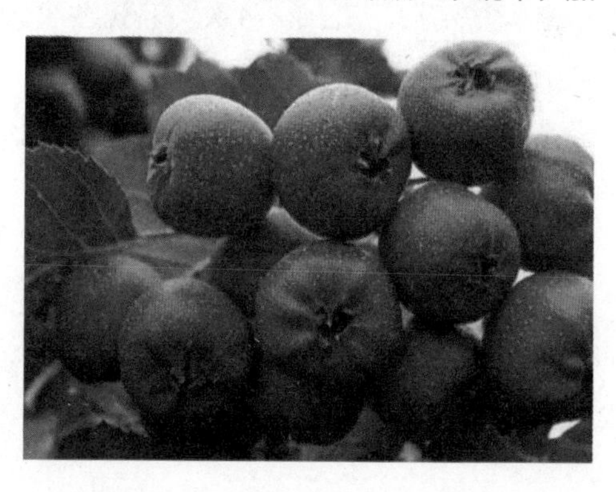

5. 鲜大麦苗叶 1 把，白糖适量。大麦苗叶洗净，切段，煎汤取汁，放入白糖调匀即成。代茶饮服。清热解毒。适用于胆囊炎。

6. 鲜凤尾草 100 克，捣烂绞汁，以沸水冲调。代茶频饮。清热利湿，凉血止血，消肿解毒。适用于急性胆囊炎。

7. 山楂 20 克，佛手、香橼皮各 10 克。上味切片（或切碎），同置砂锅中，加水煎取汁液。代茶频饮，每日 1 剂，早、晚分服。理气解郁，舒肝护胆。适用于肝气郁结型慢性胆囊炎。

» 痢疾的中医食疗方

痢疾以腹痛、里急后重、下痢赤白脓血为主要症状。多发于夏秋季节。中医认为，本病多由于外受湿热、疫毒之气，饮食生冷，损及胃与大肠而形成，其主要病变在大肠。湿热、疫毒、寒湿之邪壅塞肠中，气血与之相搏结，使肠道传导失司，脉络受伤，气血凝滞，腐败化为脓血而痢下赤白；气机阻滞，腑气不通则腹痛，里急后重。在治疗上，初痢宜通，久痢宜涩，对老年久病体虚者，以温中健脾为宜。

★食疗方：

1. 马齿苋 500 克，洗净，捣烂取汁，粳米 100 克。将马齿苋汁与粳米同煮粥，空腹任意食用，有清热利湿功效。用于下痢赤白、里急后重、心腹胀满等症。

2. 鲫鱼肉 300 克，切段，粳米 100 克，盐、花椒、葱适量。先以米和鱼脍煮作粥，熟后入盐、椒、葱，随意食之。有温中散寒止痢功效。治脘腹虚冷作痛，下痢赤白。

3. 紫皮大蒜 30 克，粳米 100 克。将大蒜去皮，放沸水中煮 1 分钟后捞出，然后取粳米，洗净，放入煮蒜水中煮成稀粥，再将蒜放入粥内，同煮为粥。早晚餐温热食，有下气、消炎、健胃、止痢功效。治急慢性痢疾。有慢性胃炎及胃与十二指肠溃疡的老人忌服。

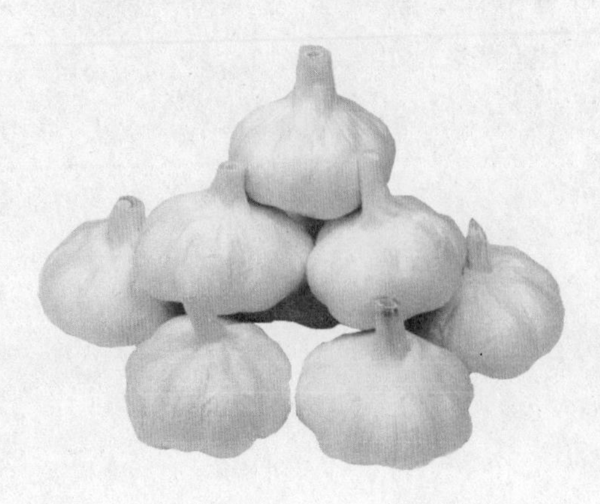

4. 新鲜苋菜 150 克，粳米 100 克。将新鲜苋菜去根，洗净切细，同粳米煮粥。每日于早晚餐服食，有清热解毒，抗菌止痢作用。适用于老年人急性细菌性痢疾和肠炎。脾虚便溏者不宜多服。

5. 乌梅 10 ～ 15 克，粳米 10 克，冰糖适量。先将乌梅煎取浓汁去渣，入粳米煮粥。粥熟后加冰糖少许，稍煮即可。每日 2 次温热食。有生津止渴、涩肠止泻功效。适用于久泻、久痢等。

6. 狗肝 1 具，洗净切细，粳米 100 克，蒜、葱、姜、盐、酱适量。狗肝与粳米煮粥，合蒜吃，姜、葱、盐、酱随意下。空腹食用，能温中止痛，治下痢腹痛。

7. 绿茶 5 克，蜂蜜适量。将绿茶放入瓷杯中，以沸水冲泡，盖紧温浸 5 分钟，再调入蜂蜜。趁热顿服，每日 3 ~ 4 次，有清热生津、止痢消食功效。适用于细菌性痢疾。

8. 鲜葡萄汁、生姜汁各 50 毫升，绿茶 5 克，蜂蜜适量。以沸水冲浸浓绿茶 1 杯，对入葡萄汁、姜汁、蜂蜜。每日 2 次，趁热顿服。功效为除烦止渴、健胃止疾。适用于细菌性痢疾。

» 肝炎的中医食疗方

中医认为，肝病的初起，不外乎外因与内因两个方面。外因多由于时邪湿热侵袭和饮食不洁；内因多由于情志不和、劳倦内伤而削弱了机体抵抗力。在预防保健上，首先要注意饮食营养和食品卫生，摄取充足的糖、蛋白质、维生素等，以保证机体营养物质的供给充足；忌食生冷不洁食物，并要注意个人卫生，减少感染的机会。中医的脏腑理论也认为，肝胆与人的情志有密切的关系，有“怒则伤肝”之说，所以保持乐观情绪，心胸开阔，也是预防肝病的一个重要方面。

★食疗方：

1. 活泥鳅 2000 克，放清水中养 1 天，使其排净肠内废物。次日放干燥箱内烘干或焙干，研末装瓶。每日 1 次，每次 10 克，温开水送服，15 日为一疗程。有温中益气，解毒功效。

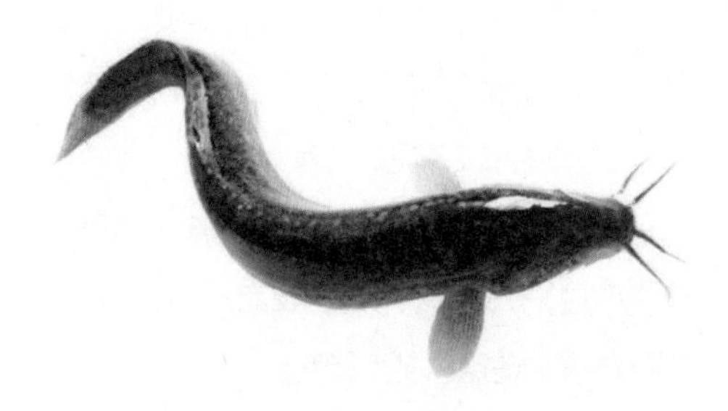

2. 茵陈、车前草各 100 克（或车前子 20 克），加水 1000 毫升，煮取 800 毫升，每服 200 毫升，加白糖 20 克，每日 2 ~ 3 次。有利湿清热功效。

3. 茵陈 30 ~ 60 克，粳米 50 ~ 100 克，白糖适量。先将茵陈洗净，煎汁，去渣，入粳米后，加水适量，煮粥欲熟时，加入适量白糖稍煮 1 ~ 2 沸即可。每日服 2 ~ 3 次，7 ~ 10 日为一疗程。有清利湿热、退黄疸功效。适用于急性传染性黄疸型肝炎。

4. 酸枣 50 克，加水 500 毫升，文火煎 1 小时，加白糖适量。每日服 1 次。适用于急、慢性肝炎，有降低转氨酶作用。

5. 枸杞子 30 克，母鸡 1 只，清汤 1250 克，料酒 10 克。将母鸡从鸡肛门部开膛，去除内脏，洗净；将枸杞洗净装入鸡腹内，然后放入钵内（鸡腹部向上），摆上葱、姜，注入清汤，加盐、料酒、胡椒面，隔水蒸 2 小时取出，拣去姜、葱，调好咸淡即成。每日 2 次，吃肉渴汤，有保肝益精、养阴明目功效。适用于慢性肝炎、早期肝硬化、贫血等患者。

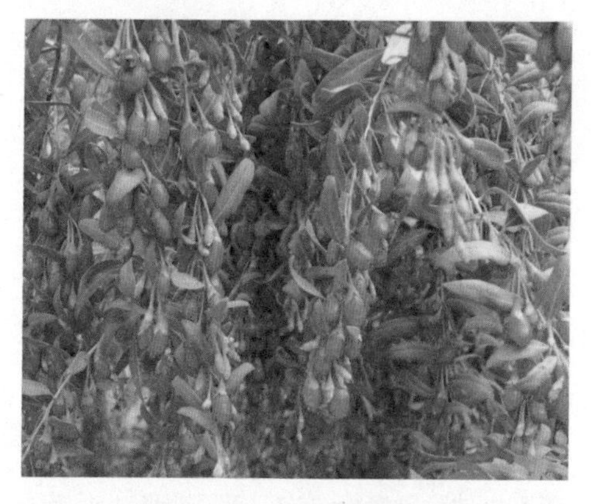

6. 鲜芹菜 100 ~ 150 克，洗净，捣烂取汁，加蜂蜜炖服，每日 1 次。有清热解毒、养肝功效。

» 脂肪肝的中医食疗方

脂肪肝是因脂质在肝内的堆积所致。主要症状为短期内体重迅速增加，食欲亢进，肢体沉重，大便溏，甚则黏滞不爽，脉沉或沉滑，舌质偏暗，苔多且白腻。治疗时宜清热利湿、行气活血、化痰降浊，舒肝利胆。脂肪肝的防治食疗方有以下几种。

★食疗方：

1. 丹参、山楂各15克。将丹参、山楂洗净晒干或烘干，研成粗末，充分混匀后一分为二，装入绵纸袋中，封口挂线，备用。代茶饮，每日2次。每次1袋，放入杯中，用沸水冲泡，加盖焖15分钟，即可频频饮用，一般每袋可连续冲泡3～5次。活血化瘀，护肝降脂。适用于气滞血瘀型脂肪肝。

2. 姜黄、陈皮各10克，绿茶3克。将姜黄、陈皮洗净，晒干或烘干，姜黄切成饮片，陈皮切碎，与绿茶共研为粗末，一分为二，装入绵纸袋中，封口挂线，备用。代茶饮，每次取1袋。放入杯中，用沸水冲泡，加盖焖15分钟，即可频频饮用，一般每袋可连续泡3～5次。当日饮完。活血行气，散瘀降脂。适用于气滞血瘀型脂肪肝。

3. 黄豆50克，花生米20克。上味洗净，用水浸泡6小时至涨发，捞出至盆中，加清水500毫升共研成浆汁，过滤取汁，入锅中煮沸即成。饮汁，每日1剂，早、晚分服。养脾益气，消脂排毒。适用于脾气虚弱型脂肪肝。

4. 鱼脑（或鱼籽）适量。入锅文火焙黄，研成细末，装瓶备用。每次取药末3～5克，温开水冲服，每日2次。养肝降脂。适用于脂肪肝。

5. 鲜荷叶60克（或干荷叶30克），葛花15克。荷叶切丝，与葛花同置锅中，水煎取汁。每日1剂，早、晚分服。养肝，消脂，排毒。适用于酒精性脂肪肝。

6. 大枣200克，茵陈9克。上味水煎。食枣饮汤，早、晚分服。清热，利湿，保肝。适用于慢性肝炎。

7. 玉米须60克，冬葵子15克，赤小豆100克，白糖适量。前二味水煎取汁，与赤小豆同煮成汤，放入白糖调味即成。吃豆喝汤，每日1剂，分2次服食。利胆除湿，利水消肿。适用于水湿停滞型脂肪肝。

8. 鲜山楂25克，鲜荷叶半张。上味均碎切，同置锅中，水煎2次，合并两煎所得汁液即成。代茶频饮，当日饮完。消脂降脂，瘦身抗衰。适用于各型脂肪肝。

9. 槐花、凌霄花各10克，绿茶适量。上味同置茶杯中，冲入沸水，加盖闷10分钟即成。每日1剂，代茶频饮。消脂护肝。适用于脂肪肝。

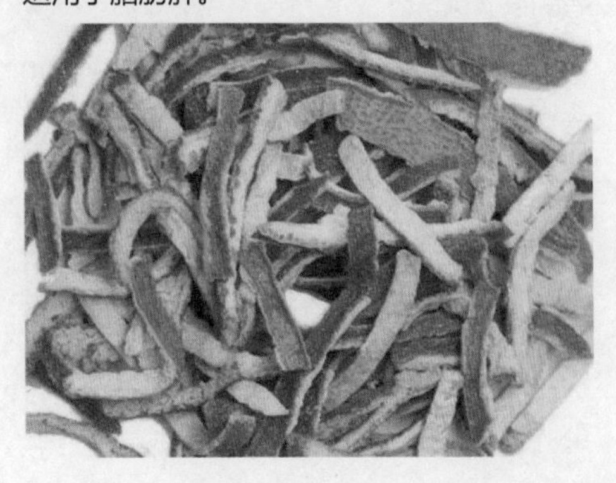

» 肝硬化的中医食疗方

引起肝硬化的病因很多，如慢性肝炎、胆汁瘀积、酒精中毒、化学毒物作用等，以慢性乙型肝炎引起者最为多见。

★食疗方：

1. 大蒜 100 ~ 150 克，西瓜 1 个。将西瓜洗净，挖一个三角形洞，放入去皮大蒜，再以挖下的瓜皮盖好，盛盘中，隔水蒸熟，趁热饮汁。每日 3 次。有利水消肿、解毒功效。适用于肝硬变腹水以及急慢性肾炎水肿。

2. 鲜地耳草 200 克（干品 100 克），鸡蛋 2 个。将地耳草、鸡蛋同煮。蛋熟后去壳复煮片刻即可饮汤食蛋。每日 1 次，连服 5 ~ 10 日。有利湿退黄、清热解毒、活血消肿、补阴护肝功效。适用于早期肝硬化、急慢性肝炎等症。

3. 鲤鱼 1 条，赤豆 120 克，陈皮 6 克，同煲烂。吃鱼喝汤，每日 2 次。有清热解毒，利水消肿功效。适用于肝硬化腹水和黄疸型肝炎。

4. 大蒜 100 ~ 150 克，黑鱼 400 克。将黑鱼除肠杂，大蒜剥去皮，放瓦锅内加水适量，隔水炖熟服，不加调料。每日或隔日 1 次，连续用。适用于肝硬化腹水、慢性肾炎水肿。

5. 绿豆粉 500 克，猪胆 4 个。用猪胆汁调绿豆粉为丸，如绿豆大。每日 3 次，每次 6 ~ 9 克。有清热解毒、利小便、消胀满功效。适用于肝硬化腹水。

6. 活黑鱼 250 克，冬瓜连皮 500 克，赤小豆 100 克，葱头 3 个。将黑鱼去鳞、肠杂，洗净，加冬瓜、赤小豆、葱头、清水适量，共炖熟烂，不加盐。每日 2 次，吃鱼喝汤。适用于肝硬化腹水及慢性肾炎水肿。

7. 山药片 30 克，桂圆肉 20 克，甲鱼 1 只（重约 500 克）。先将甲鱼宰杀，洗净去肠杂，连甲带肉加水适量，与山药、桂圆肉清炖，至烂熟，吃肉喝汤。每日 2 次。适用于肝硬化、慢性肝炎等。

8. 紫珠 200 克（干品减半），鸡蛋 4 只。将紫珠、鸡蛋同放瓦锅内加清水煮煎。蛋熟后剥壳，再煮 1 小时，使蛋色发黑。每次吃鸡蛋 1 个，日服 2 次，连服 100 个为一疗程。适用于早期肝硬化。

9. 鲜生地 50 克（干品 20 克），洗净，加水适量，煎煮 1 小时，去渣，再加粳米适量，煮烂成粥，分餐食用。

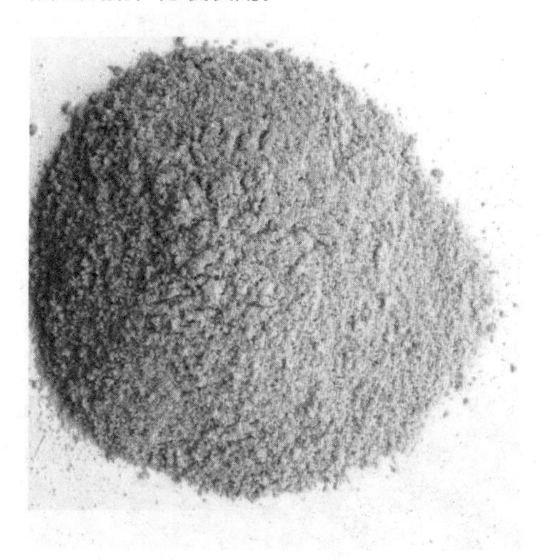

» 急性肾炎的中医食疗方

急性肾炎有水肿、尿少症状者，可采用利尿消肿的食物，配合治疗。

★食疗方：

1. 赤小豆水煮软烂，加红糖适量。日服2次，每次15～30克，至愈为止。

2. 鲤鱼250克，赤小豆30克同煮。分2次服，可连续服用至愈。

3. 玉米须、冬瓜皮、赤小豆各适量，煮汤代茶，持续服用。

4. 荔枝草、车前草各50克，加水500毫升煎汁。服时加白蜜10毫升，每日服3次。

5. 玉米须、鲜白茅根各50克，水煎代茶。每日3～5次。

6. 冬瓜500克，赤小豆30克，加水适量煮汤，不加盐或少加盐调味。食瓜喝汤，每日2次。

7. 陈葫芦粉10～15克，粳米50克，冰糖适量。先将粳米、冰糖同入砂锅内，加水500毫升，煮至米开花时，加陈葫芦粉，再煮片刻，粥稠为度。每日服2次

8. 绿豆90克，熟附片6克煮汁，空腹饮服。每日2次。适用于急性肾炎病人。

9. 甘蔗、莲藕各500克，榨取汁液后分

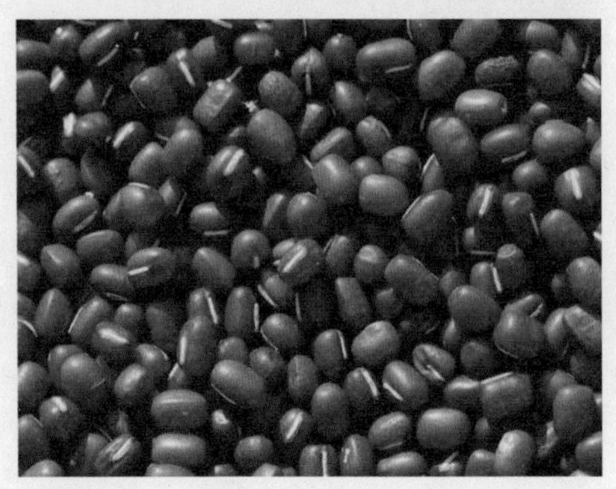

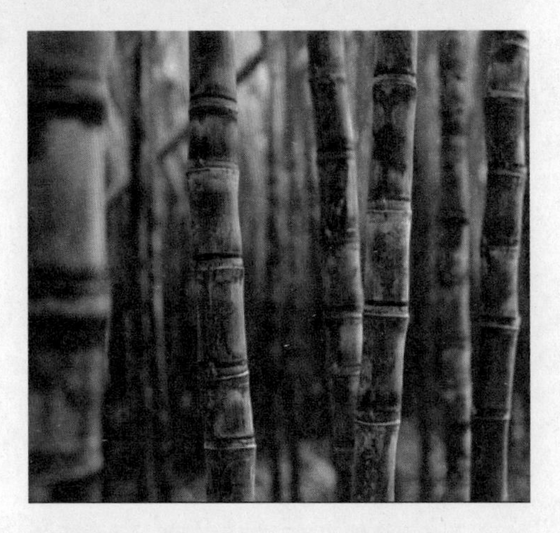

3次饮服，对尿频、尿急、血尿者有效。

10. 小白菜500克，薏米60克。薏米煮粥，加入切好洗净的小白菜，煮二三沸，待白菜熟即成，不可久煮。少放盐或不放盐食用，每日2次。适用于急性肾炎水肿、尿少者。

11. 鲜车前叶30～60克，葱白1茎，粳米50～100克。将车前叶洗净，切碎，同葱白煮汁后去渣，然后加粳米煮粥。每日服2～3次，5～7日为一疗程。适用于急性肾炎小便不通、尿血、水肿者。

12. 泽泻粉10克，粳米50克。先将粳米加水500毫升煮粥，待米开花后，调入泽泻粉，改用文火稍煮数沸即可。每日2次，温热服食。3日为一疗程。不宜久服，可间断服食。

13. 鲫鱼1～2条，糯米30～45克。将糯米与鲫鱼同煮粥，不加盐服食，适用于水肿、尿少者。

慢性肾炎的中医食疗方

慢性肾炎大多数是由急性肾炎转变而来，少数患者起病缓慢而无明确的急性肾炎病史，一发现即为慢性。主要表现为腰酸腿肿、神疲乏力、小便清长或少尿。胸脘胀满、食欲缺乏、苔白脉缓、尿中蛋白增多或出现管型。

★食疗方：

1. 鲫鱼 1 条，约重 250 克，剖腹去内脏洗净，装入大蒜末 10 克，外包干净白纸，用水湿透，放入谷糠内烧熟。鱼蒜全食，有条件者每日 1 条。适用于慢性肾炎及营养不良性水肿。

2. 糯米、芡实各 30 克，白果 10 枚（去壳），煮粥。每日服 1 次，10 日为一疗程。此粥具有健脾补肾、固涩敛精之效。

3. 猪肾 1 个，党参、黄芪、芡实各 20 克。将猪肾剖开，去筋膜洗净，与药共煮汤食用。此方适用于慢性肾炎恢复期及脾肾气虚患者。

4. 青头雄鸭 1 只，粳米适量，葱白 3 茎。将青头鸭肉切细煮至极烂，再加米、葱白煮粥，或用鸭汤煮粥，温热食，5 ~ 7 日为一疗程。此方具有补益脾胃、利水消肿功效。适用于一切水肿病人。

5. 粳米 50 ~ 100 克，商陆 5 克。先将商陆用水煎汁，去渣，然后加入粳米煮粥。每日或隔日 1 次。适用于慢性肾炎水肿、肝硬化腹水。

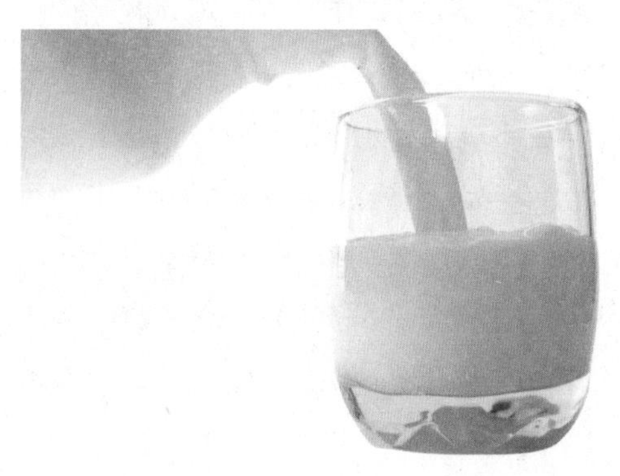

6. 鲜蚕豆或水发干蚕豆 250 克，瘦牛肉 500 克，盐少许。将牛肉切块与蚕豆、盐同放砂锅内，煨炖熟烂即可食用，每日 2 次，随量食。

7. 葫芦皮、冬瓜皮、西瓜皮各 30 克，红枣 10 克，同放锅内加水约 400 毫升，煎至约 150 毫升，去渣即成。饮汤，每日 1 剂，至水肿消退为止。

8. 活鲫鱼 1 ~ 2 条，大米 50 克，灯芯花 5 ~ 8 根。将上 3 味加水适量，煮成稀粥食用。每日 1 剂，适用于慢性肾炎、肾盂肾炎。

9. 鲜茅根 200 克，大米 200 克。先将茅根洗净，加水适量，煎煮半小时，捞去药渣，再加淘洗的大米，继续煮成粥。分顿 1 日内食用。

10. 鲜羊奶每晨空腹服 250 ~ 500 毫升，连服 1 个月。

11. 带衣花生米、红枣各 60 克，文火煎煮汤。食花生米、红枣，饮汤，连续服用。

12. 桑葚 30 克，生薏仁 20 克，葡萄干 20 克，同大米适量煮粥，分 2 次服食。

13. 花生米 120 克，蚕豆 250 克，同入砂锅内加水 3 碗微火煮，待水呈棕红色时，加适量红糖服食。每日分 2 次服。

» 泌尿系感染的中医食疗方

泌尿系感染是由细菌引起的肾盂肾炎、膀胱炎、尿道炎等病的总称。属于中医的“淋症”、“癃闭”范畴。一般以腰痛、尿频、尿急、尿痛为主要临床特点。中医认为此病多系由于湿热下注，侵犯肾与膀胱，下焦气化不利所致。

★食疗方：

1. 车前草100克，竹叶心、生甘草各10克，白糖适量，煎汤代茶，每日1剂。此方具有抗菌抗病毒作用，对泌尿系感染、病毒性肝炎等均有较好疗效。

2. 鲜绿豆芽500克，榨汁加白糖适量。代茶频饮，不拘量。此方对尿路感染、小便赤热、尿频等症有疗效。

3. 鲜竹叶、白茅根各10克，放保温杯中，以沸水冲泡，盖30分钟，代茶频饮。此方适用于尿路感染、尿中有红细胞者。

4. 生黄芪、白茅根各30克，肉苁蓉20克，西瓜皮60克，水煎加适量白糖。每日服2～3次。此方补气益肾，利尿消肿。对尿路感染有特效。

5. 鲜甘蔗500克，去皮切碎，榨汁；嫩藕500克，去节切碎，取汁与蔗汁混合，每日3次饮完。此方能治小便赤热等症。

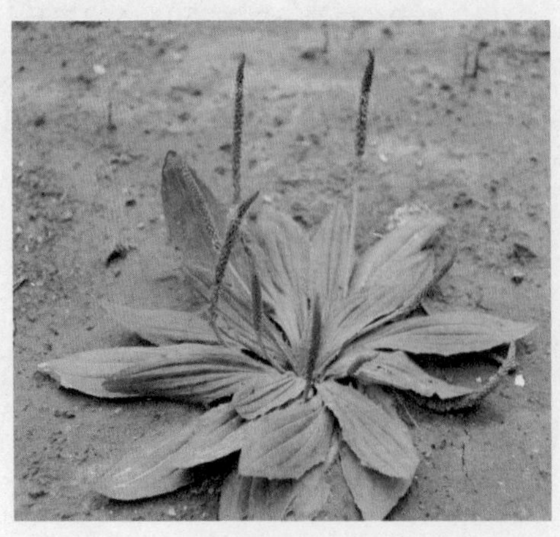

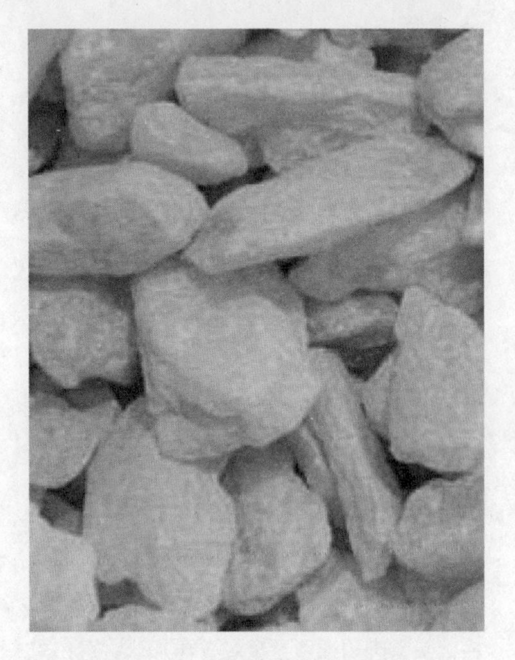

6. 鲜车前草60～90克（干品20～30克），猪小肚200克，食盐少许。将猪小肚切成小块，加清水适量与车前草煲汤，用食盐调味，饮汤食猪小肚。每日2次。此方对膀胱炎、尿道炎有疗效。

7. 滑石20～30克，瞿麦10克，粳米50～100克。将滑石用布包扎，与瞿麦同入砂锅煎汁，去渣，入粳米煮为稀薄粥。每日2次分食。3～5天为一疗程。适用于急性膀胱炎引起的小便不畅、尿频尿急、淋沥热痛。

夜尿过频的中医食疗方

老年人因生理功能衰退，膀胱弹性降低，使尿的贮留量受到限制。冬天气候寒冷，为了御寒，人体各软组织（皮肤与血管）呈收缩状态。此时，更易出现夜尿过多现象。而这既影响睡眠，又可能着凉引起疾病。采用食疗方法治疗功能性夜尿过多，有较好的效果。

★食疗方：

1. 狗肉炖肉桂。取狗肉 1000 克，肉桂 20 克（布包），置入陶制容器内煮至肉烂为止。将煮熟的狗肉放铁锅内用素油炒，加盐和其他作料，再将原汁倒入煮开，连吃数日。

2. 香菇炖红枣。香菇、红枣、冰糖各 40 克，共蒸熟，每日早晚各吃 1 次，连吃 1 周为一疗程。

3. 糯米羹。糯米 120 克蒸熟，拌入冰糖 30 克，再以文火蒸 5 分钟即可食用，每日 1 次，连吃 1 周。

4. 黑鱼或兔肉按一般食用方法炖汤，食肉喝汤，常食有效。

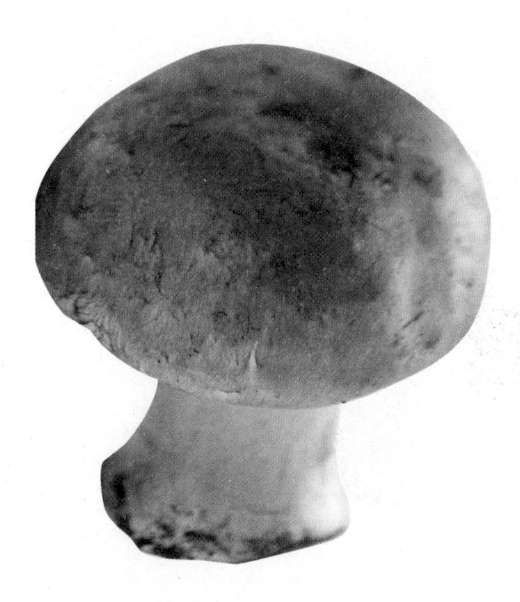

5. 猪肝、黑大豆各适量，与糯米（或粳米）混合煮饭，做晚餐主食用。

6. 龟肉、狗肉各 250 克，共炖烂，食肉喝汤，1 日分 2 次服。

7. 巴戟 15 克，鸡肠 2 副。将鸡肠剪开洗净，加清水 2 碗与巴戟同煎至 1 碗。用食盐调味，饮汤食鸡肠，每日分 2 次服。

8. 羊肚 1 个，洗净后，加水煮汤，用食盐调味，空腹食，每日 1 次，连服 4 ～ 5 日。

9. 公鸡肠 1 副。将肠剖开后洗净，放在火上焙干研成细末即可，每日取 10 克用温开水送服，每日 2 次，连服 7 ～ 10 日。

10. 小茴香适量加盐炒后研粉，将糯米蒸熟后，佐茴香粉吃，每天 50 克左右。

11. 羊肺 1 具，洗净切块，与少量羊肉同炖，酌加食盐，分次服食。

12. 大枣 3 枚（小枣加倍），每晚 8 点生吃，9 点准时睡觉，食后口渴不喝水。服药期间忌食辛辣刺激性食物，连服 1 个月，治夜尿症效果好。

13. 乌龟 500 克，小公鸡肉适量，共炖熟食。

» 前列腺炎的中医食疗方

前列腺炎是老年人常见的一种病症。中医认为此病为肾虚、膀胱气化不利所致。因此，饮食疗法宜选用具有补气益肾、营养丰富的食物，避免刺激性食物以及温性、热性和油腻食物。

★食疗方：

1. 荸荠 150 克（带皮），切碎后捣烂，加温水 250 毫升，充分拌匀后滤去渣皮，饮汁，每日 2 次，连服 2 周。此方治前列腺炎和小便涩痛。

2. 甘蔗 500 克，去皮切成小段后榨取汁液饮服，每日 2 次，功效同上。

3. 鲜葡萄 250 克，去皮、核，捣烂后加适量温开水饮用，每日 1 ~ 2 次，连服 2 周。治前列腺炎和小便短赤涩痛。

4. 鲜爵床草 100 克（干品减半），洗净切碎，同红枣 30 克加水 1000 毫升，煎至 400 毫升左右，饮药汁吃红枣，每日 2 次分服。此方治慢性前列腺炎。

5. 杨梅 60 克，去核捣烂后加温开水 250 毫升，调匀后饮服，每日 2 次，连服 2 个月。治前列腺炎、小便涩痛。

6. 猕猴桃 50 克，捣烂后加温开水 250 毫升，调匀后饮服，连服 2 周。

7. 蜂王浆适量，用开水将蜂王浆配制成 1%的溶液，每日口服 2 次，每次 20 ~ 30 毫升，长期服用。适用于慢性前列腺炎、病后体虚及营养不良。

8. 葵菜叶适量，洗净，煮沸后加入淀粉少量作羹，另以食盐、味精调味即成。每日 2 次，空腹食。此方具有消炎解毒、清热利湿功效，适用于慢性前列腺炎。

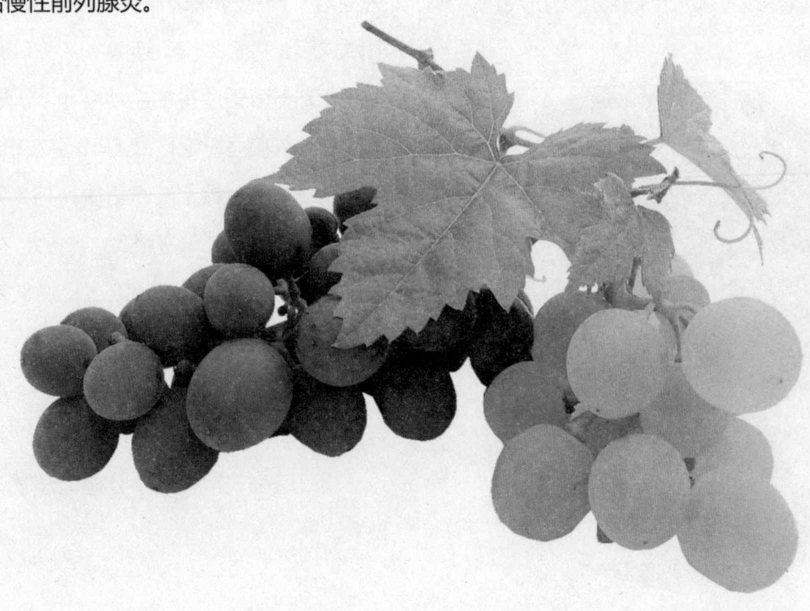

» 血尿的中医食疗方

血尿系指血自小便而出，或尿中混有血液。中医认为，此症多因热蓄肾与膀胱所致，食疗应以凉血泻火、滋阴止血为主。

★食疗方：

1. 苋菜 90 克洗净、切碎，与大米 90 克同煮粥，每日 1 剂，经常服食，有明目、清肝、止血等功效，并治血尿和乳糜尿等。

2. 将猪皮 1000 克去毛、洗净，切成小块后放入大锅中，再加水适量，以小火煨炖至烂透、汁液黏稠时加黄酒 250 毫升、红糖 250 克，调匀停火，倒入碗盆内冷藏备用。每日服 2 次，每次 75 克。此方有养血滋阴之功，可治各种出血症状。

3. 将白砂糖 500 克加水适量，以小火熬至铲起即成丝状而且黏手时，停火倒入核桃仁，盘中调匀，然后将糖压平并切成小块，每日服用 50 克，连服 7 日为一疗程。此方有补肾功效，并可治肾结石及血尿等。

4. 灯心草 6 克，柿饼 2 个，水 300 毫升，同煎，剩 100 毫升汁液时加白糖适量温服，饮汤食柿饼，每日 2 次。此方有清热利尿、止血消炎功效，治疗血尿有效。

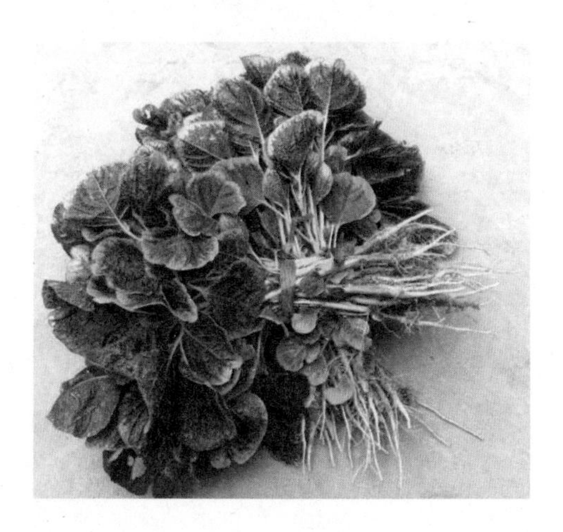

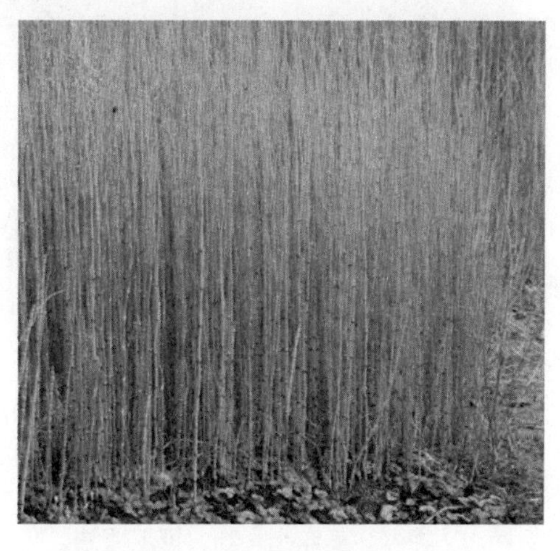

5. 将鲜芹菜榨汁，加白糖调味，每服 100 毫升，每日 2 ~ 3 次。此方有降压镇静、清热利尿等功效，亦治小便出血。

6. 取瘦猪肉 100 克，剁成泥后加黄酒、酱油、生粉搅拌成肉糜，再用植物油炒熟待用；取苋菜 250 克，洗净沥干后切成碎末，再将大米煮成粥，放入苋菜末后再煮 5 分钟左右放入肉糜，调味煮沸后即可食用。每日分 2 次服。此粥有益肾补虚、治血尿功效。

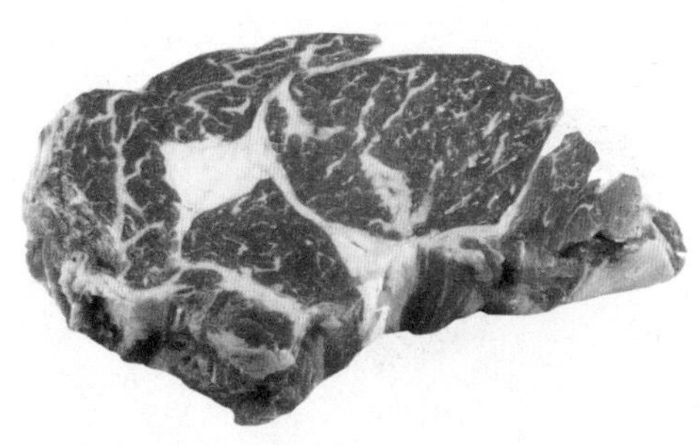

» 早泄的中医食疗方

早泄，是男性常见的一种性功能障碍性疾病。中医认为此症是由于性欲过度，或因犯手淫，致损伤精气，命门大衰；或思虑忧郁，损伤心脾；或恐惧过度，损伤肾气所致。治疗除避免上述影响因素外，采用温肾壮阳的食疗法，可取得较好的疗效。

★食疗方：

1. 狗肉250克，黑豆50克，调以盐、姜、桂皮、陈皮、草果同煮熟食用。每日2次。

2. 羊肾1对，羊肉100克，枸杞10克，大米100克。将羊肾剖开去臊腺，切小块；将羊肉切片，同大米一齐煮粥食用。每日分2次服。

3. 鹿肉50克，洗净切块，用油炸成红色捞出；将葱、姜炸出香味，再加酱油、花椒、精盐、料酒、白糖、味精适量，倒入鸡汤；再将鹿肉放入汤内，烧开后用小火煨烂，勾芡装盘即可食用。每日1次佐餐食。

4. 活泥鳅放清水中，待排尽肠内污物后洗净，将油烧热，放入几片生姜，将泥鳅煎至金黄，加水约3碗，放虾肉50克，共煮汤食。每日服1次。

5. 猪肚1个，洗净，将肉苁蓉10克纳入猪肚内，扎好后水煮熟，食肉饮汤。每日服1次。

6. 白鸽1只，去毛及内脏，枸杞子24克，黄精50克，共炖或蒸熟食。每日分2次服。

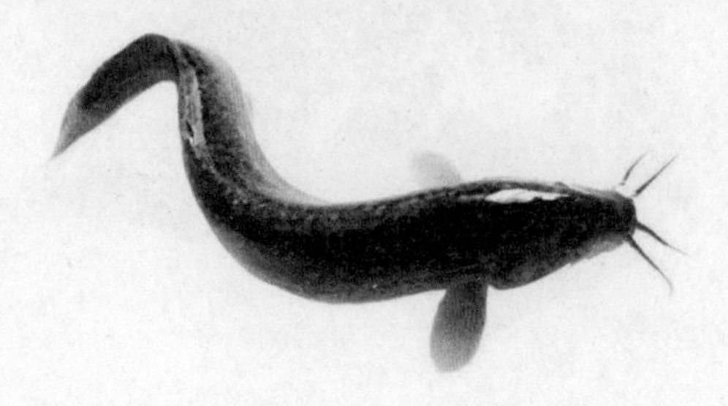

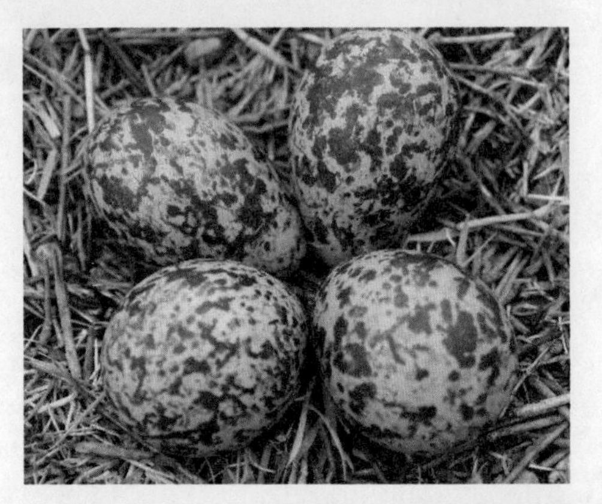

7. 鸽蛋2个，煮熟去光，加龙眼肉、枸杞子各15克，五味子10克，放于碗内，加水蒸熟，加糖食。每日2次。

8. 核桃仁200克，用油炸酥，加糖适量研磨成乳剂或膏剂，1 ~ 2日内分次吃完。

9. 麻雀蛋2个，虾10克，菟丝子、枸杞子各9克，放入碗中，加水蒸熟食用。每日2次。

10. 狗肾1对，切碎，焙熟后，碾成细末，每晚3克，黄酒送服。每日2次。

» 遗精的中医食疗方

遗精指不正常的精液外流。梦交而遗者为梦遗；无梦而遗者为滑精。中医认为，此症多因于虚火，责之心、肝、肾。心肝之火内动，阴虚相火妄动及湿热下迫等都可扰动精室，精液外流；肾虚精关不固，亦可使精液失摄而自遗。治宜采用有补肾、固精、壮阳、安神作用的食物疗法，可取得事半功倍的效果。

★食疗方：

1. 韭菜 60 克，水煎服。或糯米煮粥，加盐、油，待粥将熟时，将洗净切段的韭菜放入粥中，煮片刻至汤稠。每日温热服食 2 次。韭菜有温补肾阳、固精止遗作用。

2. 冬虫夏草加适量冰糖隔水炖，或与桂圆、核桃仁、红枣蒸熟服用，为“秘精益气、专补命门”佳品。虫草有补肾益精气之功。

3. 白果仁 60 克，炒后加糖入水煎，吃白果，喝汤，每日 1 次。

4. 杜仲 15 克水煎，再将猪腰子 1 个放入杜仲汤中煮后，吃肉喝汤。

5. 韭菜籽 10 克，粳米 50 克。将韭菜子用文火炒熟，与粳米、细盐少许，同入砂锅内，加水 500 毫升，以慢火煮至米开粥稠即可。每日温热服 2 次。此方有温肾助阳，止遗泄之功效。

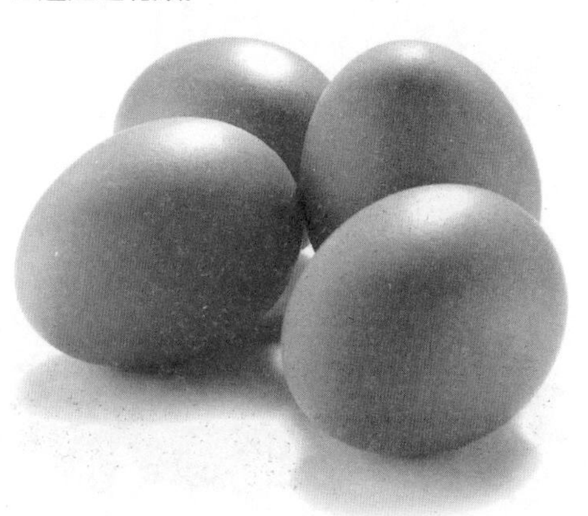

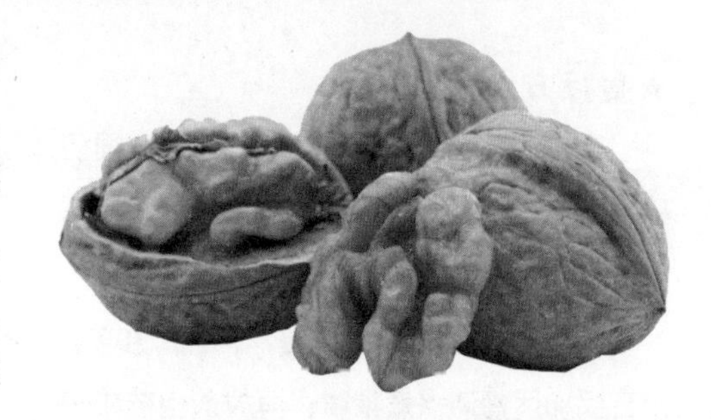

6. 鸡蛋 1 个，去心莲子、芡实、怀山药各 9 克。将莲子、芡实、怀山药一同煎熬，再用其汤煮鸡蛋，蛋熟后在汤内加入适量蔗糖即可。吃蛋喝汤，每日 1 次。此方有补脾、益肾、固精安神之功效。适用于肾虚遗精。

7. 核桃仁 9 克，补骨脂 6 克，共捣成泥状，用盐水送服，每日 1 次。此方亦有补肾固精作用。

8. 甲鱼 1 只，猪脊髓 200 克。将上 2 味加生姜、葱、胡椒粉各适量，烧汤。吃肉喝汤。此方有滋阴、补髓、固肾功效。适用于肾虚遗精者。

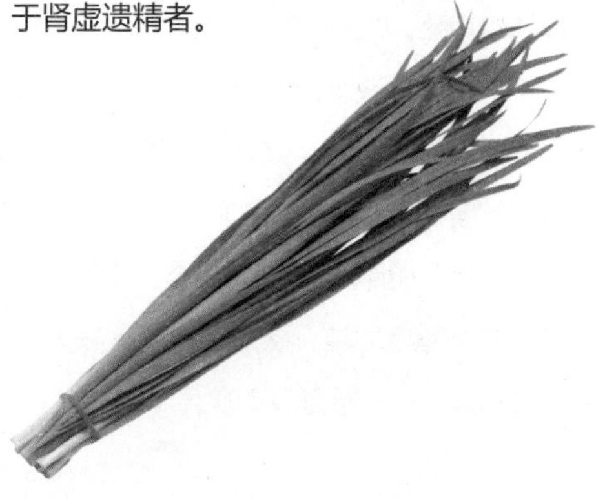

» 糖尿病的中医食疗方

糖尿病的主要临床症状是多食、多饮、多尿，尿中含糖，身体消瘦。在中医属“消渴症”的范围，认为此病多由于平素贪嗜醇酒厚味，内热化燥，消谷伤津，以致肺、胃、肾阴虚燥热，发为消渴。治疗上以滋阴清热生津为主，并随证佐以益气、固涩、温阳、活血。

★食疗方：

1. 冬瓜 100 克，鲜番薯叶 50 克，同切碎加水炖熟服，每日 1 剂；或干番薯藤适量水煎服。

2. 山药 60 克，猪胰 1 具，干地黄 30 克。用瓦锅加适量清水煮猪胰，再放入山药和干地黄同煎。饮汤吃肉，佐膳亦可，连续用。

3. 黄芪 30 克，山药 60 克（研粉）。先将黄芪煮汁 300 毫升，加入山药粉搅拌成粥。每日服 1 ~ 2 次。

4. 枸杞 15 克，兔肉 250 克，加水适量，文火炖烂熟后，加盐调味，饮汤食肉，每日 1 次。

5. 猪胰 1 具，加薏米 50 克或黄芪 100 克，水煎服食，每日 1 剂，连用 10 天。

6. 大田螺 10 ~ 20 个，养于清水盆中，漂去泥沙，取出田螺肉加黄酒半小杯，拌和，再以清水炖熟，饮汤，每日 1 次。

7. 猪肚 1 具洗净，葱白数茎，豆豉 25 克。先煮猪肚至烂，入葱、豉调味，再取出猪肚切片。空腹食之，渴即饮汤。

8. 海参、猪胰、鸡蛋各 1 个。先将海参泡发切片与猪胰同炖，熟烂后将鸡蛋去壳放入，加酱油调味，每日服 1 次。

9. 蘑菇具有降血糖作用，故常以蘑菇为菜或煮汁饮服，对改善糖尿病症状有利。

10. 枸杞 15 克，猪肝适量。将猪肝切片与枸杞一起用文火炖成猪肝汤，饮汤食肝。每日 2 次。

11. 小米粉 25 克、麦麸 50 克，加适量盐、葱花、香油、五香粉，用水和匀，做成小饼，烙熟食之。

12. 绿豆 250 克，加水适量，煮烂熟频饮。绿豆性寒，具有良好的延缓血糖升高的作用，并可延缓碳水化合物的吸收，降低餐后血糖的水平。

13. 南瓜 1000 克切块，加水适量，煮汤熟后随饭饮用。南瓜富含维生素，是一种高纤维食品，能降低糖尿病人的血糖，并能增加饱腹感。

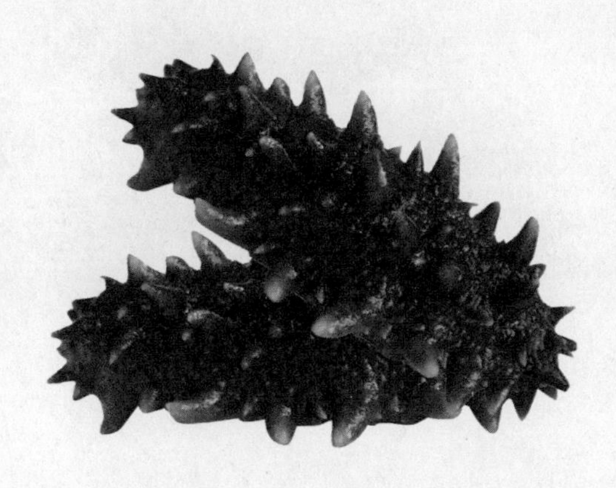

感冒的中医食疗方

感冒俗称伤风。中医认为主要由风邪所致。常由风寒、风热引起。

★ 风寒感冒

风寒感冒：主要表现为发热怕冷，恶风，鼻塞，流清涕，咳嗽，痰白色，身痛无汗，苔薄白滑，脉浮紧有力。宜选用散寒祛风解表法进行治疗。

★食疗方：

1. 生姜片 15 克，葱白（长 3 厘米）3 段，加水 500 毫升，煮沸加红糖 20 克，趁热 1 次服下，盖被取微汗。

2. 连须葱白 30 克，淡豆豉 10 克，生姜 3 片，加水 500 毫升，煎成后再加黄酒 30 毫升煎煮，服后盖被取微汗。

3. 生姜 15 克，紫苏叶 10 克，放入砂锅或搪瓷杯，加水 500 毫升煮沸，加入红糖 20 克，趁热服，每日 2 次。

4. 大葱白 3 段，姜片 5 片，胡桃 5 个取肉，绿茶叶 1 小撮，绿豆 30 克，水煎服。每日服 2 次。

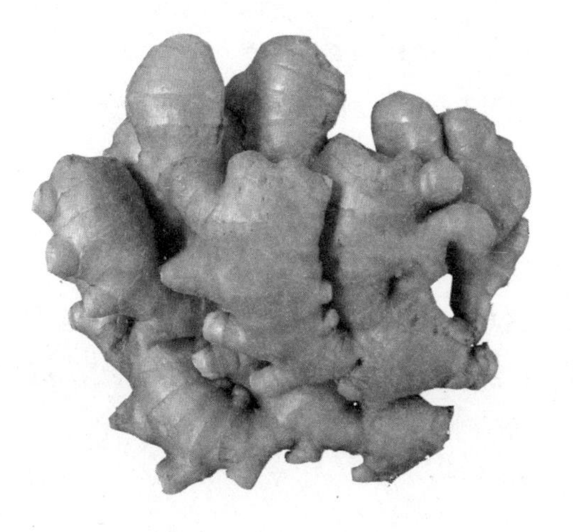

★ 风热感冒

风热感冒：主要表现为发热，怕风，咽干或痛，咳嗽，痰黏，鼻塞，流浓涕，出汗，苔薄黄舌尖红，脉浮数。治疗宜祛风清热解表。

★食疗方：

1. 桑叶、菊花、薄荷、甘草各 10 克，混合后用滚水冲泡，代茶频饮。

2. 白萝卜 250 克切片，加水 3 茶杯，煎成 2 茶杯，加适量白糖，趁热喝 1 杯，半小时后，温热再喝 1 杯。

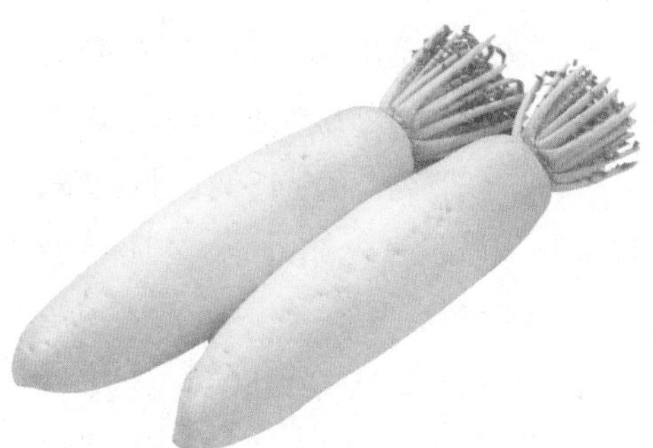

3. 银花 30 克，山楂 10 克，蜂蜜 250 克。将银花、山楂放入锅内，加水适量，置武火上烧沸，3 分钟后取药液 1 次；再加水煎熬 1 次；将 2 次药液合并，放入蜂蜜，搅拌均匀即成。每日 3 次或随时饮用。

4. 银花 30 克，薄荷 10 克，鲜芦根 60 克。先将银花、芦根加水 500 毫升，煮 15 分钟，后下薄荷煮沸 3 分钟，滤出，加白糖，温服，每日 3 ~ 4 次。

失眠的中医食疗方

失眠症西医称为神经衰弱，是神经官能症的一种。主要症状是失眠，以及由失眠引起的头晕、乏力、健忘等。中医归入“不寐”“惊悸”范范畴，认为此症多由心情郁怒、精神紧张或大病之后脏腑功能失调所致。用饮食疗法既有利于催眠，又有利于健身，而且无副作用。

★食疗方：

1. 酸枣仁10克，加白糖研合，临睡前用少许温开水调服。

2. 小麦60克（去壳），大枣15枚，甘草30克，加水4碗煎成1碗，临睡前服。

3. 鲜百合50克，加蜂蜜1～2匙拌匀，蒸熟，临睡前服。

4. 鲜花生叶15克，赤小豆30克，蜂蜜2汤匙，水煎服，临睡前喝汤吃渣。

5. 黑豆15克，小麦15克（去壳），合欢花30克，加水6碗熬成1碗，临睡前服。

6. 莲子30克，百合15克，冰糖适量。将莲子、百合共煮成汤，加冰糖调味，临睡前服，每日2次。

7. 酸枣仁30克，粳米50克，红糖适量。将酸枣仁捣碎用纱布袋包扎，与粳米同入砂锅内，加水500毫升，煮至米烂汤稠停火，然后取出纱布袋，加红糖，盖紧盖，焖5分钟即可。每晚临睡前1小时温热服。

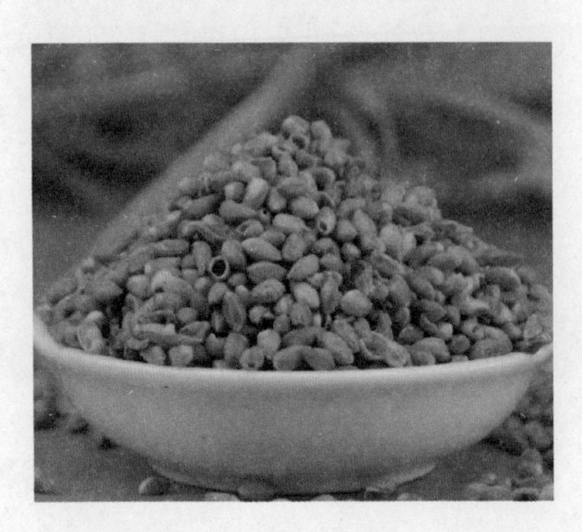

8. 小麦30克，粳米100克，大枣5枚。将小麦洗净，加水煮熟，捞出小麦取汁，再入粳米、大枣同煮。或先将小麦捣碎，同枣、粳米煮粥。每天温热食2～3次，3～5日为一疗程。

9. 芡实、薏仁米、白扁豆、莲肉、山药、红枣、桂圆、百合各60克，大米150克。先将各药煎煮40分钟，再入大米继续煮烂成粥，分顿调糖食用，连吃数日。

10. 柏子仁10～15克，粳米50～100克，蜂蜜适量。先将柏子仁去尽皮壳杂质，捣烂，同粳米煮粥，待粥成时，对入蜂蜜，稍煮1～2沸即可。每日服食2次，2～3日为一疗程。有润肠通便、养心安神之功。适用于心悸、失眠、健忘、长期便秘或老年性便秘者。

11. 炒酸枣仁60克，大米400克。将炒酸枣仁加水煎熬，取汁去渣，再加入大米熬粥。每次适量食用。现代医学发现，酸枣仁含有丰富的植物油、有机酸和维生素，具有抑制中枢神经系统、镇静和催眠作用。

偏头痛的中医食疗方

偏头痛是一种血管性头痛，头部一侧疼痛甚剧，以阵发性刺痛、跳痛为主，甚至可引起眼疼、牙疼。中医中所说的“头风”，就指偏头痛。中医认为，本病实为肝、肾、脾虚，加之受风邪侵扰头部，于是发病。治疗时，宜养血祛风，化瘀通络。偏头痛的防治食疗方以下几种。

★食疗方：

1. 青葙子 300 克，白糖 400 克。青葙子冷水泡透，水煎 3 次，合并三煎所得药汁，以文火熬成浓膏。膏晾凉，拌入白糖，晒干，压碎，装瓶。每次 10 克，沸水冲饮，每日 3 次。清肝明目。适用于偏头痛、高血压、目赤肿痛等症。

2. 龙芽草根 30 克，鸡蛋 1 枚，鸭蛋 1 枚。上三味同入砂锅中，加清水适量，以文火煮至蛋熟，待温，取蛋。食蛋，顿服。祛风，活血。适用于偏头痛。

3. 鲜丝瓜根 90 克，鸭蛋 2 枚。上二味入锅，加水煮 30 分钟，蛋熟后取出。顿服。活血，通络，补虚。适用于偏头痛。

4. 太白花 60 克，乌鸡 1 具（重约 500 克）。乌鸡宰杀干净，与太白花共炖 2 小时。吃鸡肉喝汤，2 ~ 3 天吃完。平肝，补虚。适用于偏头痛、头晕目眩、虚劳等症。

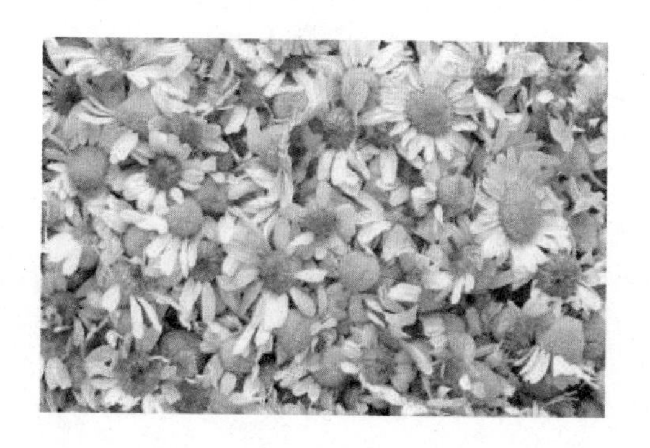

5. 淮山药、枸杞各 30 克，猪脑 1 只，料酒、精盐各少许。猪脑浸于碗中，撕去筋膜，与淮山药、枸杞同入锅中，加清水适量，炖 2 小时，放入料酒、精盐，再炖 10 分钟即成。佐餐食用。滋养肝肾，补中益血。适用于血虚引起的偏头痛。

6. 甘菊花、豆豉各 15 克，桑叶 19 克，粳米 100 克。前三味水煎取汁，与粳米同煮成稀粥。佐餐食用。疏风清热，清肝明目。适用于风热型偏头痛。

7. 白芷 6 克，香附 9 克，玫瑰花 3 克，粳米 100 克，白糖适量。白芷、香附水煎取汁，与粳米同煮，煮至水沸时加入玫瑰花，以文火慢熬 10 分钟即成。作早、晚餐温热食用，服时以白糖调味。疏肝解郁，理气止痛。适用于偏头痛。

8. 菊花末 15 克，粳米 100 克。粳米淘洗干净，加水煮粥，粥将成时撒入菊花末，再煮一二沸即成。作早、晚餐食用。清肝火，散风热。适用于肝火旺引起的偏头痛。

9. 蔓荆子 200 克，醇酒 500 毫升。蔓荆子捣碎，浸于酒中，密封 7 日，去渣取汁。每次取药酒 10 ~ 15 毫升，每日 3 次。适用于偏头痛、头痛及外感风热所致的头昏。

白内障的中医食疗方

白内障是发生在眼睛内晶状体上的一种疾病，当晶状体混浊较轻时，常因没有明显地影响视力而不被人们发现或被忽略。中医认为，老年性白内障多因老年人肝肾不足、脾气虚衰或是心气不足、气虚火衰，致使精气不能上荣于目，导致晶状体出现营养供给障碍而致。中医食疗以补益肝脾肾、益气养血，从而达到治疗的目的。

★食疗方：

1. 野菠萝（橹罟子）1枚，白蜜适量。野菠萝浸入白蜜内。每日连蜜吃1枚，可连续服食。益精，养血，消痰。适用于白内障、视物不明等症。

2. 谷精草30～60克，鸭肝1～2具。上二味加清水适量，炖1小时即成。饭后服食，每日1次。清肝热，明目退翳。适用于肝热或风热引起的目疾、目赤肿痛、白内障等症。

3. 木贼（研末）2克，羊肝（切薄片）10克。上味拌匀，隔水蒸熟即成。早、晚各服1次，每次适量。清肝热，疏风热，明目退翳。适用于肝热或风热引起的目疾、目赤肿痛、白内障等症。

4. 青葙子15克，鸡肝1～2具。青葙子捣碎，纳入纱布袋中，与鸡肝同置锅中，加水适量，煮约30分钟即成。喝汤食肝。清泄肝火，明目退翳。适用于白内障、目赤肿痛、视物晕花等症。

5. 猪肝50克，炒苍术3克，精盐适量。苍术水煎30分钟，去渣取汁；猪肝洗净切片，倒入煮沸的药汁中，煮至肝熟，入精盐调味即成。佐餐食用。养肝明目。适用于白内障。

6. 猪肝50克，葱白20克，鸡蛋2枚，豆豉汁、精盐各适量。猪肝去脂膜切丝，葱白去须切丝，二味同置沸水锅中，再入豆豉汁，汤再次煮沸后打入鸡蛋，煮熟即成。佐餐食用。养肝明目。适用于老年性白内障、夜盲症。

7. 夜明砂、菟丝子各10克，淮山药30克，粳米60克，红糖适量。前三味纳入纱布袋中，放入锅内，加清水2500毫升，煎至1500毫升，去渣取汁，放入粳米、红糖同煮，至粥熟即成。作早、晚餐食用，每日1剂，连服10～20剂。补益肝脾，明目退翳。适用于老年性肝脾两虚型白内障。

8. 决明子30克，木贼3克。上味洗净，晒干去杂，同置茶杯中，用沸水冲泡，加盖闷10分钟即成。代茶频饮，泡至无色。清肝，降火，明目。适用于肝火上炎型老年性白内障。

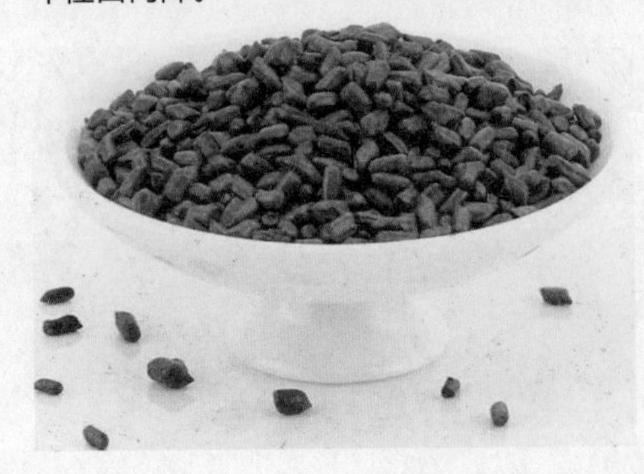

» 耳鸣、耳聋的中医食疗方

许多人40岁以后就听力减退，出现耳鸣、耳聋的病症。中医认为，耳为肾的外窍，胆及三焦等的经脉会于耳中，所以耳鸣、耳聋多与肾、胆、三焦有关。

★食疗方：

1. 柿饼、大枣（去核）各50克，山萸肉15克。柿饼碎切，与山萸肉、大枣同置容器内，捣泥做饼。吃枣柿饼，每食适量。养阴柔肝。适用于肝阴不足，虚火上扰引起的耳鸣、耳聋。

2. 胡桃肉、栗子各50克，白糖适量。栗子炒熟，去皮，与胡桃肉同捣如泥，入白糖搅匀，即成。适量服食。补肾益精。适用于肾精亏虚，经脉失养引起的耳鸣、耳聋。

3. 菊花6克，石菖蒲5克，远志2.5克，生杭芍9克。上味水煎取汁。代茶温饮。清肝，开窍，聪耳。适用于耳鸣、耳聋、健忘、多梦等症。

4. 山萸肉20克，粳米100克，白糖适量。山萸肉洗净，去核，与粳米同煮成粥，待粥熟时调入白糖，稍煮即成。空腹顿服。补益肝肾，涩精敛汗。适用于耳鸣腰酸。

5. 猪肾1只，磁石50克，粳米100克，生姜、大葱各少许。磁石捣碎，入砂锅内，

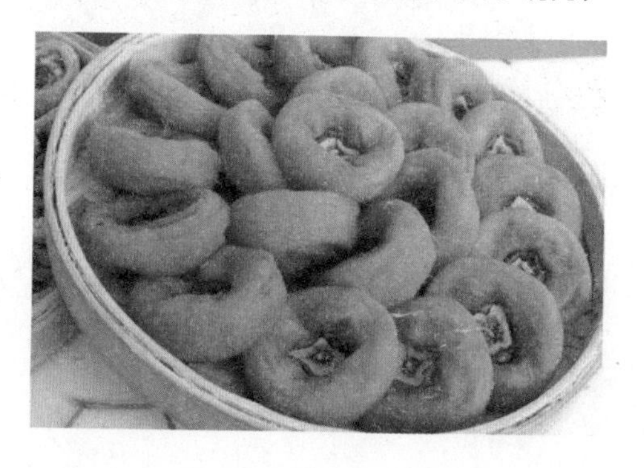

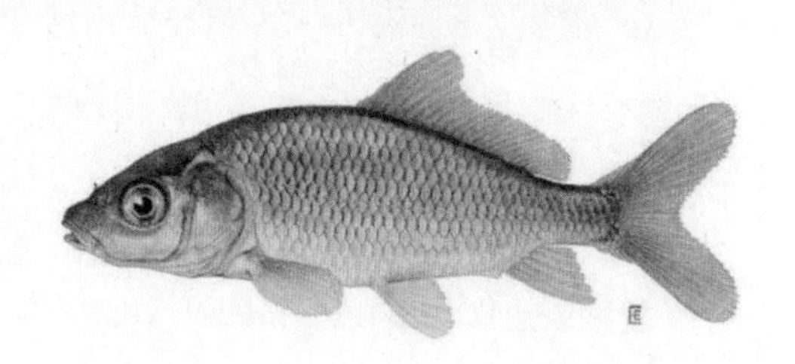

加清水适量，煎煮1小时，滤汁去渣；猪肾除去臊腺，切细入砂锅，再入粳米、生姜、大葱，煮成粥即可。作早、晚餐服食，每日1次。养肾益精。适用于老年性肾虚耳鸣、耳聋。

6. 鹿肾、粳米各100克，葱花、姜末、精盐等调料各适量。鹿肾剖洗干净，切细，与粳米同置砂锅内，加水煮粥，粥将熟时放入调味，煮熟即成。空腹食用，早、晚分服。益肾填精。适用于肾虚耳鸣耳聋、腰膝酸软等症。

7. 鲤鱼脑髓50克，粳米100克，姜、葱白、精盐等调料各适量。鲤鱼脑髓洗净，切碎，与粳米同置锅内，加适量清水煮粥，将熟时入姜、葱白、精盐等调味，稍沸即成。空腹顿服。益肾开窍。适用于耳聋不愈。

骨质疏松症的中医食疗方

骨质疏松症是由多种原因导致的骨密度和骨质量下降，骨微结构破坏，造成骨脆性增加，从而容易发生骨折的全身性骨病。中医认为该病可划分为三种类型：一是肝肾亏虚型，症见头晕目眩，耳鸣口干，少寐健忘，体疲乏力，腰膝酸软，佝偻日进，步履艰难，舌红苔少，脉沉细；二是脾肾阳虚型，症见神疲体倦，面色不华，肢冷畏寒，腰背酸痛，便溏，舌淡苔薄白，脉沉细；三是气滞血瘀型，症见骨痛，腰酸背疼，胁肋胀闷，亦可见四肢关节畸形，舌色暗红，舌苔白腻，脉沉弦。中医认为，治疗骨质疏松亦补肾补脾，固精益气。

★食疗方：

1. 龟板、鳖甲板各 150 克。将龟板、鳖甲板烤炒后用醋淬，共研成细末，瓶装备用。温开水送服，每日 2 次，每次 3 克。滋阴潜阳，补肾健骨。适用于肾阴虚型骨质疏松症。

2. 胡桃仁、蜂蜜各 20 克，牛奶 250 毫升。胡桃仁洗净，晒干（或烘干）后研成粗末，备用。牛奶倒砂锅中，用小火煮沸，调入胡桃粉，再煮沸时停火，加入蜂蜜，搅匀即成。早餐时食用。补肾壮骨。适用于肾阳虚型骨质疏松症。

3. 胡桃仁、黑芝麻各 250 克，红糖 50 克。将黑芝麻入锅，炒出香味，趁热与胡桃仁共研为细末，加入红糖，充分拌和均匀，瓶装备用。温开水调服，每日 2 次，每次 25 克。补肾滋阴，益气强精。适用于肾阴虚型骨质疏松症。

4. 黄芪 20 克，虾皮 50 克，葱、姜、精盐各适量。黄芪切片，水煎取汁，放入洗净的虾皮及调味品，加清水适量，烧沸后煨炖 20 分钟即成。佐餐服食。补益脾肾，补充钙质。适用于钙质不足引起的骨质疏松症。

5. 黑芝麻 25 克，核桃仁 5 克，扁豆 150 克，白糖、花生油各适量。扁豆除外皮取豆仁，蒸烂熟，捣成泥；炒香芝麻，研末；炒锅放油烧热，入扁豆泥翻炒，再放芝麻、白糖、核桃仁炒匀即可。作为小吃随意服食。健脾益肾。适用于各型骨质疏松症。

6. 枸杞 30 克，羊肾 1 个，生姜 5 克，肉苁蓉 15 克，小米 100 克，精盐适量。羊肾割开，去筋，洗净切片；小米淘净，与肉苁蓉、生姜加水同煮，至粥七成熟时入羊肾片、枸杞，煮至肉熟米烂，入精盐调匀即成。每隔 2 天 1 剂，分早、晚服食。温肾助阳，养血壮骨。适用于肾阳虚型骨质疏松症。

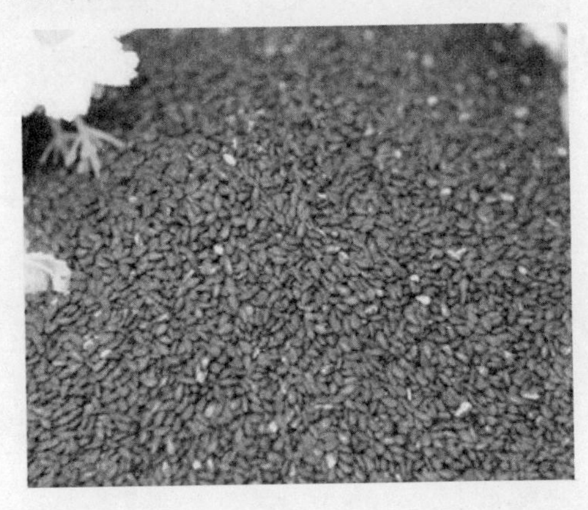

» 骨质增生的中医食疗方

骨质增生是一种常见的骨质不同程度的增生性改变，又称为退变性关节病、增生性关节炎、骨刺等。骨质增生分原发性和继发性两种，一般多发生在中年以上，与年龄、慢性劳损、外伤、代谢、精神等多种因素相关。本病属中医的“骨痹”范畴，治疗时亦滋补肝肾、活血通络、除寒散寒。本病的防治食疗方有以下几种。

★食疗方：

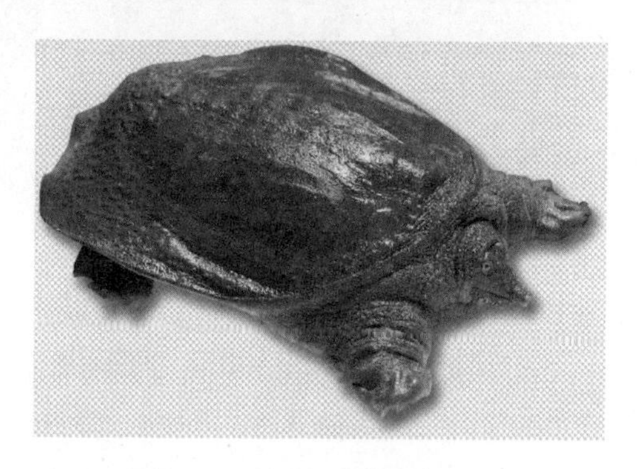

1. 猪脊髓（（连青骨））500 克，莲藕 250 克，调料适量。上二味加水煲汤，入调味品即成。饮汤食藕、脊髓，每隔 3 天 1 剂。补精髓，益肾阴，强壮骨骼。适用于气血亏虚型骨质增生。

2. 海带 60 克，薏米、瘦肉各 50 克，粳米 120 克，葱末、姜丝、精盐各适量。海带漂洗干净，切成小块；瘦肉切小块；粳米淘洗干净，与其余各味入锅，加水同煮至粥熟。食粥，每日 l ~ 2 次，连服 2 个月。除湿化瘀。适用于脊椎骨质增生。

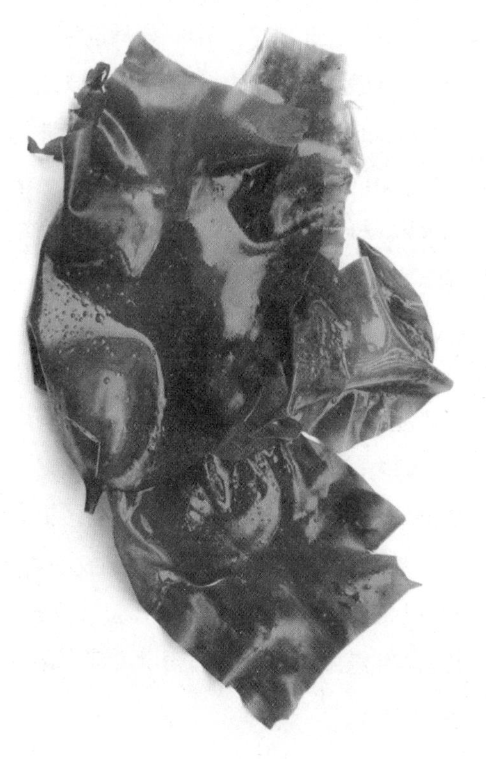

3. 当归、鸡血藤各 80 克，红花 55 克，何首乌 55 克，白酒 1000 毫升。前四味研粗末，纳入纱布袋中，浸入白酒内，密封 10 天即成。每次饮服药酒 10 毫升，早、晚各 1 次。活血舒筋，化瘀止痛。适用于骨质增生引起的关节疼痛。

4. 甲鱼 750 克，猪脊骨 200 克，骨碎补、肉苁蓉各 60 克，精盐 6 克，姜、料酒、大葱、胡椒粉、味精、花生油各适量。甲鱼宰杀干净，入沸水中焯一下，除去裙边上黑膜及腥味，切成肉块，放入蒸盆中。肉苁蓉、骨碎补纳入纱布袋中，扎口，水煎取汁。将所有调料及药汁放入蒸盆中，加盖，上笼蒸 1 小时至龟肉酥烂，即成。食肉喝汤，适量食用。滋阴补肾，填髓补髓。适用于肾阴虚症型骨质增生症。

» 风湿性关节炎的中医食疗方

风湿性关节炎是一种常见结缔组织炎症，多发生在膝、踝、肘、腕等大关节处。中医把风湿病归为痹病，属于“痹症”“历节风”，有风痹、寒痹、湿痹及热痹（急性风湿热）四型。风痹型关节炎的特点是关节疼痛游走不定；湿痹型关节炎的特点是湿邪内侵影响关节，关节拘挛，屈伸不利，活动不便，肢体沉重；热痹型关节炎的特点是关节红肿灼热，疼痛拒按，伴有发热、出汗、口渴、尿短赤等热证；寒痹型关节炎喜热怕凉，局部拘挛，痛如锥刺，痛处不移。

风湿性关节炎的治疗原则是正气固卫，驱风散寒，化寒温通。本病的防治食疗方有以下几种。

★食疗方：

1.五加皮50克，糯米500克，酒曲适量。五加皮洗净，先用水浸泡透，再煎煮，每30分钟取煎液一次，共煎2次，然后用所得煎液与糯米共同烧煮，做成糯米干饭。待米饭冷却，加酒曲拌匀，发酵成酒酿，即成。每日适量佐餐食用。祛风除湿，通利关节。适用于风痹型风湿性关节炎。

2.乌梢蛇1条，葱花、姜末、料酒、盐、味精、五香粉各适量。将乌梢蛇宰杀，除去皮和内脏，洗净后切成5厘米长的小段，放入沸水锅中，烹入料酒，加葱花、姜末，以小火煮1小时，待乌梢蛇酥烂后，加盐、味精、五香粉调味，即成。佐餐或当菜，随意服食。祛风，通络。适用于风寒湿痹型风湿性关节炎。

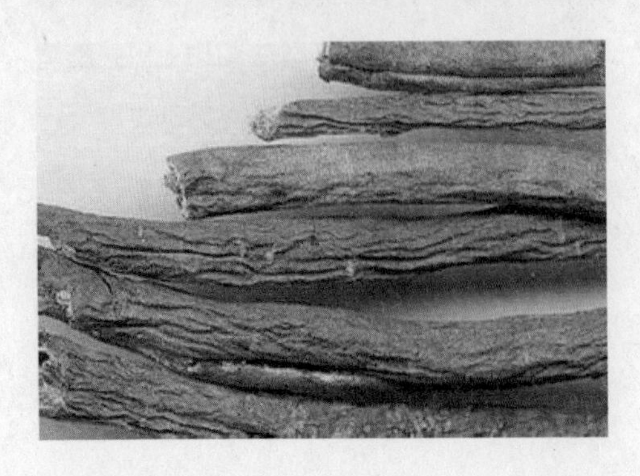

3.威灵仙20克，狗骨250克。将威灵仙洗干净，晒干后切片。狗骨洗净，砸碎后与威灵仙片都放入砂锅中，加水适量，大火烧沸后，改中火煎煮1小时，滤取浓汁即成。饮汤汁，上、下午分服。驱散湿寒，疏通经络。适用于风寒湿痹型风湿性关节炎。

4.蛇肉250克，胡椒40克，盐少许，姜片适量。将蛇肉加姜片炖汤，以胡椒、盐来调味。每日1剂，连用数日。利湿通络，温里散寒。适用于湿痹型风湿性关节炎。

5.熟牛筋500克，鲜笋片25克，葱花、姜末、酱油、料酒、精盐、味精、红糖、花生油各适量。熟牛筋切成3厘米长的段，放入砂锅内，加精盐、酱油、红糖，注入清水适量，以文火炖至牛筋熟烂，待用。炒锅放油烧热，入鲜笋片熘炒，倒入盛牛筋的砂锅内。砂锅中加入料酒、味精，以文火稍炖片刻即成。佐餐或当菜服食。补肝强筋。适用于风湿性关节炎。

类风湿关节炎的中医食疗方

类风湿关节炎是一种以周围关节骨质损害为特征的全身性自身免疫性疾病。中医把类风湿关节炎归为痹症范畴。痹症分寒痹、热痹两大类。寒痹发病较缓，关节肿而不红，疼痛日轻夜重，遇寒加重，遇热则减，便溏，舌苔白或白腻，脉势沉缓。寒痹治疗的原则为补肾健脾，温经散寒，驱风胜湿。热痹发病较急，关节红肿、疼痛，拒按，有时还会导致人体发热。病人口干喜饮，烦躁，舌红，苔黄或黄腻，脉数。热痹中的热，是由外邪久郁化热而来。治疗热痹的原则为清热解毒，散风通络，凉血活血，健脾祛湿。

总之，类风湿关节炎起因是人体正气不足，感受风寒湿热之邪所致，治疗时需依此理。

★食疗方：

1. 鹿角胶 8 克，牛奶 200 毫升，蜂蜜适量。牛奶煮沸，加入鹿角胶、蜂蜜，调匀即成。睡前饮用。补肾强腰。适用于类风湿关节炎、骨质增生症、肾虚腰痛等症。

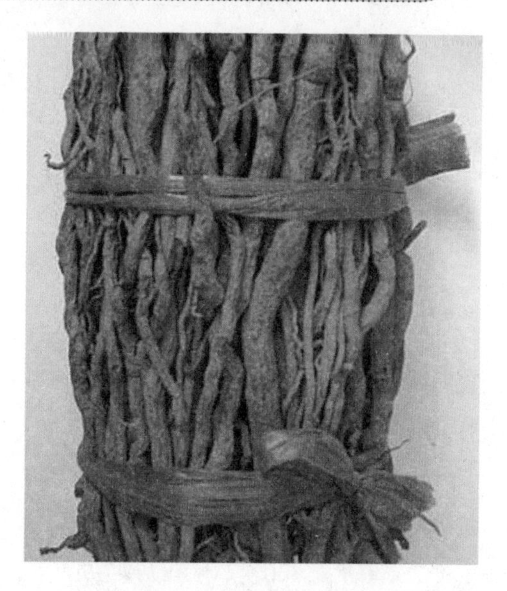

2. 附子、川椒各 2 克，猪肚 150 克，粳米 30 克，葱适量。前二味研末；猪肚洗净，装入药末、粳米及葱，扎口，入锅加水以文火炖煮至猪肚烂熟。佐餐食用。温经，散寒，止痛。适用于类风湿关节炎、手足屈伸不便等症。

3. 胡椒根 40 ~ 60 克，蛇肉 250 克。上味共加水煲汤。服食蛇肉，喝汤。活血行气，舒筋活络，祛寒除痹。适用于类风湿关节炎。

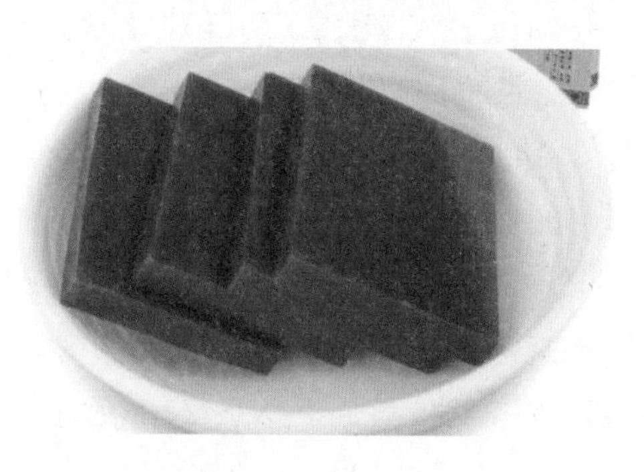

4. 黄芪 25 克，当归 15 克，大枣(去核) 6 枚，薏苡仁 50 克，蛇肉 200 克，精盐等调料适量。蛇肉洗净，切成小块，与前四味共入砂锅中，加清水适量，用武火煮沸，改用文火煲 2 小时，放入调料即成。饮汤吃蛇肉，每日 1 剂。补气益血，祛湿除痹。适用于类风湿关节炎，症见关节疼痛、活动不便等。

便秘的中医食疗方

便秘是指粪便在大肠内停留时间过长，而使粪便秘结、排便困难。中医认为，肠胃燥热、热病伤津、劳倦内伤、气血亏虚、阴寒凝滞、阳虚不运等皆能引起便秘。治疗宜选用清热润肠、行气导滞、益气养血、温阳通便等方法。可针对病情选用下列食疗方。

★食疗方：

1. 蜂蜜 65 克，香油 35 毫升。用沸水将蜂蜜和香油冲调后温服。每日早晚各服 1 次。

2. 黑木耳 6 克，煮烂，加蜂蜜 2 匙，调服，每日 2 ~ 3 次。治疗习惯性便秘。

3. 鲜荸荠 10 个去皮，鲜空心菜 250 克，洗净共入锅内，加水适最，煎煮熟烂，加少量食盐调味，佐餐食。

4. 松子仁 300 克，炒熟，加白糖 500 克和水适量，用小火煎煮成糊状，冷却装瓶，每次 1 汤匙，空腹开水冲服，每日 2 次。

5. 鲜白萝卜 1000 克，洗净，切碎捣烂，置消毒纱布中挤汁，加少量蜂蜜调味，空腹服，每日 1 次。

6. 香蕉 2 只，去皮加冰糖适量，隔水蒸，每日吃 2 次，连吃数日。

7. 新鲜番薯 500 克，洗净，削去外皮，切成块，放入锅内，加水适量，煎煮熟烂，再加少量白糖调味，临睡前服。

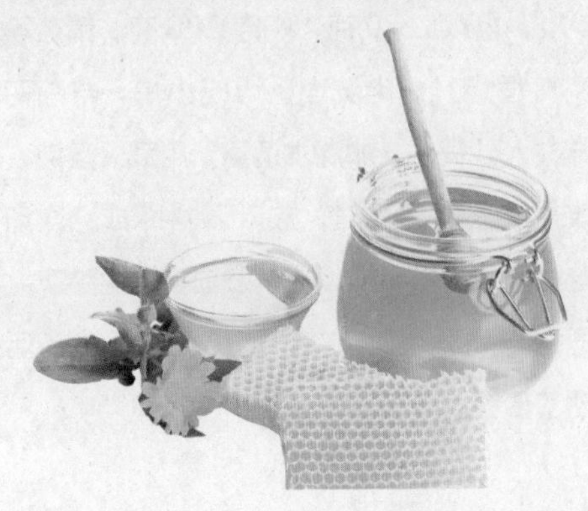

8. 新鲜菠菜 100 克，粳米 100 克。先将菠菜洗净放滚水中烫半熟，取出切碎；粳米煮粥，粥成后将菠菜放入，拌匀煮沸即可，日服 2 次。

9. 芝麻、松子仁、胡桃仁、桃仁（去皮、尖，炒）、甜杏仁各 10 克，将五仁混合碾碎，入粳米 200 克，共煮稀粥，加白糖适量，每日早晚服用。

10. 何首乌 50 克，以砂锅煎取浓汁去渣，再入粳米 100 克、大枣 3 枚、冰糖适量同煮为粥。每日分 2 次服。

11. 桃花瓣 4 克（干品 2 克），与粳米 100 克共煮成粥，服食。隔日 1 次。

12. 胡桃 10 ~ 15 个，取肉捣碎，与粳米 100 克煮粥食。每日 2 次。有通便作用，适用于慢性便秘。

13. 取红色枸杞 30 ~ 50 克，先煮 10 分钟，再加入粳米 50 克、大红枣 5 个共煮粥，粥熟后加适量红糖食之。每日 1 次。有润肠通便、益气补血、补益肝肾作用。

14. 鲜桑葚 60 克水煎服；或取鲜桑葚 1000 克，煎煮 2 次，取煎液 1000 毫升，文火浓缩至黏稠状，加蜂蜜 300 克，煮开即成，再装瓶备用，每次服 20 毫升，每日 2 ~ 3 次。适于老年体弱、气血虚亏及便秘者食用。

暑病的中医食疗方

暑病系指夏天感受暑热所发生的多种热性病，一般多指中暑、暑温等病症。中暑的常见症状为突然晕倒，昏不知人，身热烦躁，气喘不语，大汗或无汗，或四肢抽搐。治宜急将患者移至凉爽通风之处，给服清暑、解热、开窍之剂。暑温主要表现为身热口温，心烦面赤，汗多气粗，头痛头晕，或背微恶寒。治疗上若热盛者，以清泄邪热；伤津气者，以益气生津。

★食疗方：

1. 消暑扁豆粥。扁豆15克，赤小豆30克，怀山药15克，木棉花15克，薏苡仁30克，鲜荷叶半张，灯心少许。将以上诸味慢火熬粥，以豆熟透为度。此方有清暑祛湿功效。可用做夏季常用之清暑饮料。

2. 绿豆甘草粥。绿豆100克，生甘草10克。将绿豆与甘草加水慢火煮熟，任意食用。此方能清暑利湿解毒。可解暑热及各种药物中毒。

3. 绿豆粥。绿豆50克，慢火煮绿豆作粥，任意食用。有清暑、解毒、利湿功效。适用于中暑烦渴、食物中毒。

4. 扁豆薏米粥。扁豆60克，薏米60克，加水煮成粥，每日2次服食。此方有健脾、清暑、利湿功效。可用作预防中暑。

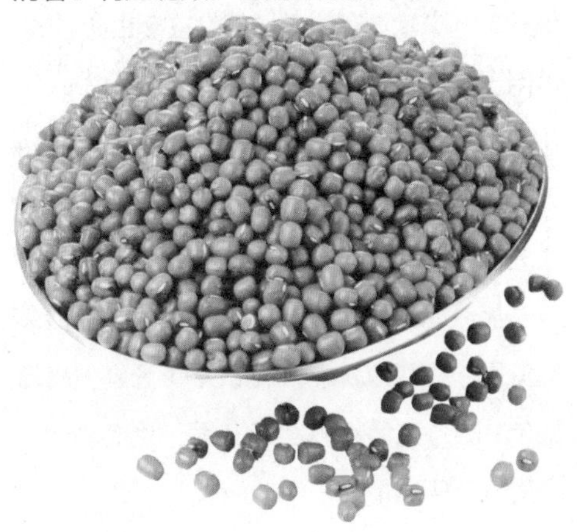

5. 竹叶粥。竹叶15克，栀子10克，粳米100克。先煎竹叶、栀子，去渣取汁，入米煮成粥，下盐。任意食用。可清心解暑。治夏季秋季中暑口渴。

6. 麦冬竹叶粥。麦冬30克，炙甘草10克，竹叶15克，粳米100克，大枣6枚。先将麦冬、炙甘草、竹叶水煎，去渣取汁，入粳米同煮作粥，随意食用。此方能益气和胃，清热解暑。适用于暑热口渴、气短乏力、不思饮食等症。

7. 四色粥。绿豆、赤小豆、麦片、黑芝麻各等分，白糖或冰糖适量。先将四味加水共煮粥，熟后将白糖调入，空腹温服。此方具有清热生津、利尿解暑功效。用于热病伤津，或暑热烦渴。夏日常服，有清热止渴、益胃养阴之效。

8. 荷叶冬瓜汤。嫩荷叶1张剪碎，鲜冬瓜500克切片，加水1000毫升煮汤，汤成去荷叶，加食盐少许。每日服2次。此方对夏季低热、口渴心烦有较好疗效。

9. 五味枸杞饮。五味子、枸杞子各50克。将五味子装在净纱布袋内，与枸杞子同煎，加水1000毫升，煮取800毫升，加冰糖50克，代茶饮用。此方具有较好的养阴生津作用。适用于夏季天热而食欲缺乏、体倦乏力者。

痔疮的中医食疗方

痔是直肠末端黏膜下和肛管皮下的静脉丛发生扩大、曲张所形成的柔软静脉团。根据发生的位置与肛门齿状线的关系，又分为内痔、外痔和混合痔 3 种。大便时多有出血、疼痛等症。治疗上，实证者，应以凉血祛风为主；气血虚者，则应补气升提，或补血养血。

★食疗方：

1. 桑耳粥。桑耳 3 克，粳米 50 克。先煎桑耳，去渣取汁，和米煮粥，空腹服用。此方有祛风活血作用，用于肠风痔血。

2. 苍耳粥。苍耳子 15 克，粳米 100 克。先煎苍耳子，去渣，后入米煮粥，空腹服用。此方有祛风消肿功效，适用于痔疮出血，老人目暗不明等症。

3. 牛脾粥。牛脾 1 具，粳米 100 克。将牛脾洗净，每次用 150 克，细切，和米煮粥。空腹食之。此方能健脾消积，适用于脾虚食滞，兼治痔疮出血。

4. 桑仁糯米粥。桑仁 100 克，糯米 150 克。将桑仁煮取汁，和糯米同煮成粥。每日 1 ~ 2 次，空腹食。此方有滋补肝肾、养血功效，适用于痔疮出血，烦热羸瘦。

5. 无花果炖猪瘦肉。无花果（干品）100 克，猪瘦肉 200 克，加水适量，盛瓦锅内，隔水炖熟，调味即可。每日服 2 次。此方可

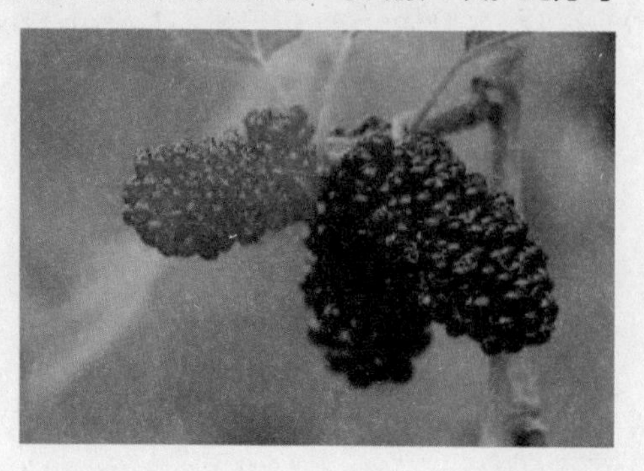

健胃理肠、消炎解毒，适用于痔疮以及慢性肠炎。

6. 丝瓜猪瘦肉汤。丝瓜 250 克，猪瘦肉 200 克。将丝瓜切块，猪瘦肉切片，加水适量煲汤。每日 2 ~ 3 次，用食盐调味，佐膳。此方有清热利肠、解暑除烦功效。适用于内痔便血初期。

7. 白糖炖鱼肚。鱼肚 25 ~ 50 克，白砂糖 50 克，加水少量。同放瓦锅内隔水炖熟。每日服 1 次，连续服用有效。适用于痔疮。有补肾益精、止血消肿功效。

8. 金针菜糖水。金针菜 100 克，红糖适量，同加水煮熟，去渣。每日早晚空腹服，连服数天。适用于痔疮疼痛出血，有清热、利尿、养血平肝功效。

9. 黑木耳饼。黑木耳 5 克，柿饼 30 克。将黑木耳泡发，柿饼切块，同加水煮烂，食用。每日 1 ~ 2 次。有滋养益气、去瘀止血功效，适用于痔疮出血。

10. 蕹菜 2000 克，蜂蜜 250 克。将蕹菜洗净，切碎，捣汁。将菜汁放锅内，先以大火，后以小火加热煎煮浓缩，至汁液较稠厚时加入蜂蜜，再煎至稠黏时停火，待冷装瓶备用。每次以沸水冲化饮用 1 汤匙，每日 2 次。此方有清热解毒、利尿、止血功效，适用于外痔。

» 疝气的中医食疗方

疝气，是指体腔内容物向外突出的病症，多伴有气痛症状。中医认为，疝的发病多与肝经有关，凡肝郁气滞，或寒滞肝脉，皆可致疝；亦有先天脏气薄弱，不能收摄而致疝者。治疗可多选用温补肝肾、散寒之品。

★食疗方：

1. 小茴香 15 克，粳米 100 克。先煎小茴香，去渣取汁，然后入粳米煮为稀粥。每日分 2 次服，3 ~ 5 日为一疗程。此方有行气止痛、健脾开胃功效。适用于小肠疝气、脘腹胀气、睾丸坠肿以及鞘膜积液、阴囊橡皮肿等症。

2. 荔枝粥。荔枝核 30 克，粳米 50 克。先煎荔枝核，取汁，入粳米煮粥，任意食用。有温中、理气、止痛功效，可用于寒疝气痛、小腹冷痛等症。

3. 茴香无花果饮。无花果 2 个，小茴香 9 克，同水煎服，每日 2 次。可用于疝气，有温中散寒功效。

4. 纸煨麻雀。生麻雀 3 只，茴香 9 克，胡椒 3 克，缩砂仁、肉桂各 6 克，酒适量。将生麻雀去毛及内脏，将其他各药装入其肚内，再用湿纸裹上，煨熟即成。空腹以酒送下。可用于治疗睾丸坠胀冷痛、疝气，有温补肝肾及散寒功效。

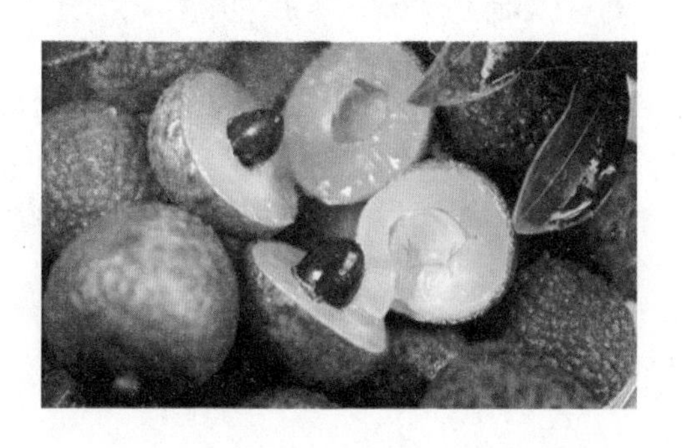

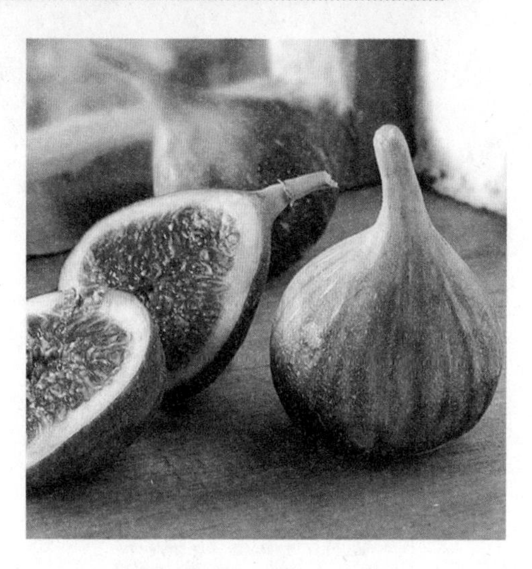

5. 橘核茴香粉。橘核、小茴香、黄酒各适量。将橘核、小茴香炒后研成细末，两者等分混匀即可。每日服 1 次，每次 4 ~ 5 克，睡前用黄酒调服。有温补肝肾、散寒作用，可用于小肠疝气、睾丸肿痛。

6. 楝脂二香脬。猪脬 1 个，大、小茴香与补骨脂、川楝子各等份，酒适量。将猪脬洗净，入大、小茴香与补骨脂、川楝子填满，放食盐适量，煮熟。食肉。其药焙干为末，每次 2 克，用酒冲服。有补肝肾、散寒作用，用于疝气坠痛。

7. 茴香香乳煎。大、小茴香各 9 克，香乳少许，同水煎。每日 1 次，饮服后出汗。有温阳散寒之功，适用于小肠疝气坠痛。

老年性痴呆症的中医食疗方

老年性痴呆症的特点是，精神和智力上的异常，病人的知觉、智力、记忆能力持续性减退。中医认为，老年性痴呆是先天禀赋不足或年老肝肾亏虚、脑髓不充所致。故中医在治疗上多采取滋补肝肾、填髓健脑的中药和食物进行治疗和预防。如枸杞子、鹿胶、龟胶、莲子、山药、黄芪、茯苓、胡麻仁、核桃、紫菜、海带、大枣、百合、桑葚子、赤小豆等药食兼宜之品。

★食疗方：

1. 黑芝麻粥。黑芝麻 30 克，粳米 100 克。将两者洗净，放入锅内，文火熬成粥。服时可加蜂蜜 1 匙搅匀。每日早晚服食。

2. 枸杞粥。枸杞 20 克，小米 100 克，猪瘦肉末 30 克，洗净后放锅内共熬粥。服时加少许精盐调味。可经常食之。

3. 牛骨髓粥。牛骨髓 15 克，黑芝麻 15 克，糯米 100 克。将芝麻、糯米洗净后，同牛骨髓一起煮粥。食用时可加少量白糖调味。每日服 2 次。

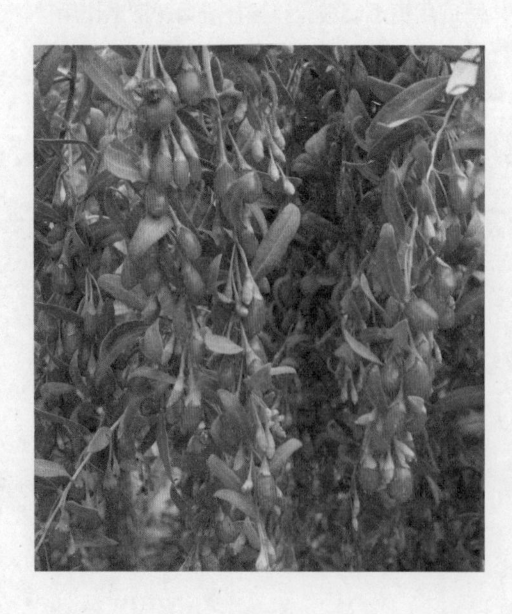

4. 豆腐兔肉紫菜汤。嫩豆腐 250 克，兔肉 60 克，紫菜 30 克，葱花、精盐、料酒、淀粉各适量。豆腐切厚片；紫菜撕成小片，放入汤盆中；兔肉切薄片，入精盐、黄酒、淀粉腌一下；锅内放清水适量烧沸，放入豆腐片和精盐，煮沸后再入兔肉片，中火煮 5 分钟，撒入葱花，起锅倒入盛紫菜的汤盆中，搅匀即成。适量食用，饮汤吃肉、豆腐及紫菜。化痰降浊，益智健脑。适用于老年性痴呆。

5. 萱草合欢莲子汤。萱草 30 克，合欢花、莲子各 10 克，大枣 10 枚，蜂蜜适量。萱草洗净，与合欢花加水共煮，去渣取汁，再入莲子、大枣炖熟，调入蜂蜜即成。1 日 1 剂，15 日为一个疗程。郁除烦，安神益智。适用于老年性痴呆。

6. 天麻猪脑羹。猪脑 1 个、天麻 10 克、将猪脑、天麻放入锅内，加水适量，以文火煮炖 1 小时成稠羹汤，喝汤吃猪脑，可常服。适用于老年性痴呆的肝肾虚损型患者。本羹有补脑髓，平肝阳，滋肝肾作用，故凡老年性痴呆症的头目昏脑，失眠多梦，腰酸耳鸣者均可选本方服用。

» 盗汗的中医食疗方

盗汗，是指人在熟睡以后不知不觉地出汗。中医认为盗汗是身体阴虚的一种表现，食疗以滋阴补益方法。

★食疗方：

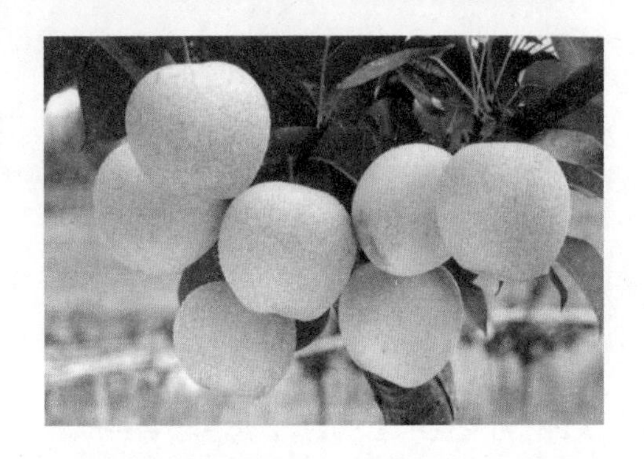

1. 黑大豆 50 克，龙眼肉 15 克，大枣 50 克，同放锅内，加清水 3 碗，煎至 2 碗，分早、晚 2 次服。

2. 五味子 2 ～ 3 克洗净，蜂蜜适量，共捣成糊状服食。每日 2 次。

3. 黑芝麻、桑葚各 10 克，加水煮食，每日 1 次。

4. 黑枣 50 克，去核，同糯米 100 克煮成稀饭，可加糖，经常吃有效。

5. 百合、蜂蜜各 100 克，蒸 1 小时后取出放凉，每日早、晚各服 1 汤匙，或用百合煮大米粥，吃时加蜂蜜，常吃效果颇佳。

6. 黑大豆 15 克，浮小麦 50 克。将浮小麦用干净布包好，同大豆一起加水煮至大豆熟，吃豆喝汤。

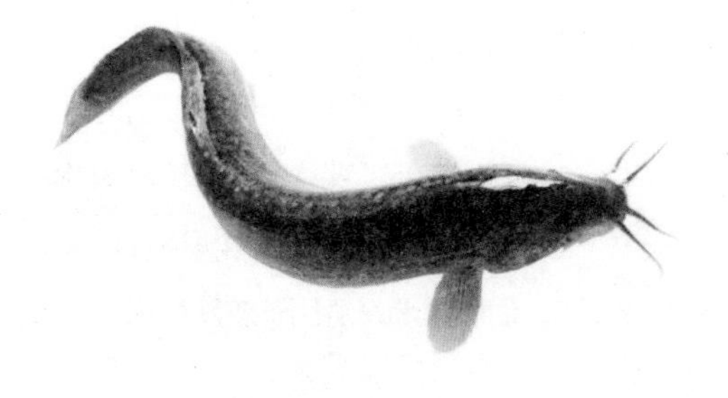

7. 猪腰 1 个，洗净切片，加杜仲 15 克，水煮后吃腰子并喝汤。

8. 活泥鳅 200 克，去肠杂及头，油煎至金黄色，再加适量水煮熟，加盐，吃肉喝汤。

9. 白萝卜或雪梨 500 克，泡参 100 克，酌加少量水煮食，每日 1 次，分 2 日吃完，连吃 15 日左右。

10. 甘草 10 克，大枣 5 枚，小麦 30 克，加清水 2 碗，煎至 1 碗，去渣饮汤。每日 2 次。

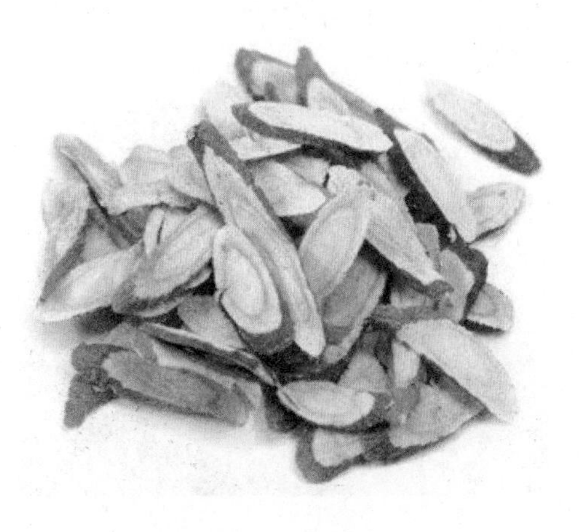

» 皮肤瘙痒的中医食疗方

老年人是皮肤瘙痒症的高发人群，故又称老年性皮肤瘙痒症。中医把皮肤瘙痒症称为“痒风”，认为此症是老年人肝肾不足、肾阴亏虚而导致血虚，血虚致血燥，血燥则血液无法充分营养肌肤，加之风邪乘虚而入，于是皮肤瘙痒产生了。

治疗皮肤瘙痒症，中医有四个基本原则，即滋补肾阴、养血润燥、祛风除湿、行血通络。常用的防治食疗方有以下几种。

★食疗方：

1. 大枣 12 枚，桂枝 6 克，干姜 9 克。上述三味共煎取汁，即成。每日 1 剂，代茶饮之，可益气和营，止痒。适用于各种皮肤瘙痒。

2. 蝉蜕、徐长卿、生地黄各 15 克，红枣 10 枚。上药加水煎 2 次，混合两煎所得药汁，备服。每日 1 剂，分 2 ~ 3 次服用。止痒熄风。适用于老年性皮肤瘙痒。

3. 醍醐 120 克，酒 150 毫升。上二味共搅匀。饮服，每日 1 次。滋阴润燥。适用于皮肤瘙痒。

4. 鲜蕹菜 300 克，猪肉 100 克，调料适量。猪肉剁烂，入调料拌匀制成馅料，摊放于蕹菜叶上，卷起蕹菜叶蕹菜叶，入锅蒸熟即成。佐餐食用。清热凉血，解毒止痒。适用于皮肤搔痒。

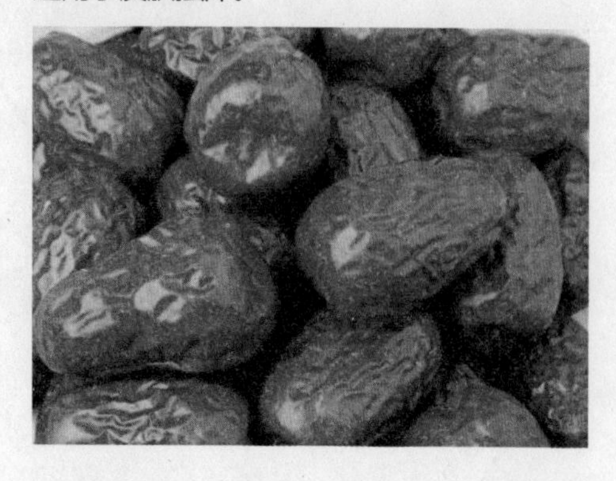

5. 大枣 15 克，泥鳅 30 克，精盐适量。泥鳅洗净，大枣去核，二味同置锅中，加清水适量，煮至枣烂肉熟，入精盐调味即成。每日 1 剂，食肉饮汤。调营卫，益气血，止瘙痒。适用于气血不足，营卫不和引起的皮肤瘙痒。

6. 银柴胡 30 克，猪蹄 1 只。猪蹄洗净，与银柴胡同置锅中，加清水适量，以文火炖熟即成。饮汤食肉。补血，祛风。适用于皮肤瘙痒、麻疹等症。

7. 桂枝 6 克，大枣 10 枚，生姜、白糖各 10 克，粳米 50 克。桂枝、生姜水煎取汁，与粳米、大枣共煮粥，粥熟时入白糖调味即成。每日 1 剂，分 2 次服食。祛风，散寒，养血。适用于皮肤瘙痒。

8. 粳米 50 克，豆豉 20 克，葱白 3 根，精盐少许。粳米加水煮沸，放入豆豉，煮至米将熟时，再入葱白，粥成放入精盐调味即可。作早、晚餐食用，可常食。解表散寒，祛风止痒。适用于皮肤瘙痒。

9. 高粱米 50 克，桃仁 10 克，红糖适量。高粱米、桃仁（去皮、尖）分别研碎，依常法煮粥，加入红糖调匀即成。作早餐食用，每日 1 次。活血润燥。适用于皮肤瘙痒。

» 脂溢性皮炎的中医食疗方

脂溢性皮炎是一种皮肤炎症，多发生于头皮、眼睑、鼻等皮脂腺丰富的部位。主要症状为头皮糠状脱屑或头、面等部位出现红色或黄色的斑片，表皮覆有油脂性鳞屑或痂皮，严重时可渗出液体；自觉瘙痒，人会抓搔痒处来止痒。中医将脂溢性皮炎归属于“白屑风”范畴，认为是血燥，复感风热，郁久化燥，肌肤失去濡养所致。另外，此病还与过食辛辣、肥腻等食物，脾胃运化失常，湿热积于皮层有关。常见的防治食疗方有以下几种。

★食疗方：

1. 萝卜缨、马齿苋、薏苡仁各 30 克。上味洗净，依常法煮粥即成。每日 1 次，随意服食，30 天为一疗程。健脾胃，消热解毒。适用于脂溢性皮炎。

2. 芥菜 150 克，黄瓜、西红柿各 100 克。上味捣烂取汁。饮服，每日 1 次。解毒，除瘀。适用于脂溢性皮炎。

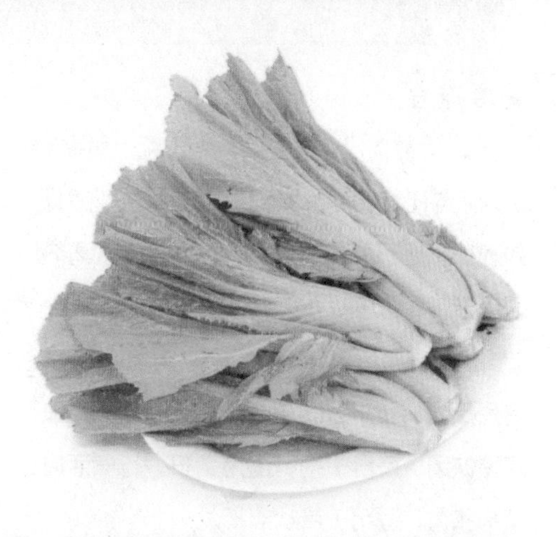

» 神经性皮炎的中医食疗方

神经性皮炎是瘙痒性皮肤疾病。中医称为“牛皮癣”、“摄领疮”。因其顽固难治，容易复发，其皮损外观似牛皮而得名。

此症常由于精神过度兴奋、抑郁、神经功能障碍等引起。食疗方法有助于改善症状，并能起到较好的治疗效果。

★食疗方：

1. 取鲜丝瓜叶适量洗净，捣烂如泥，擦患处，直至皮肤发红，隐隐见出血为止，隔日 1 次，7 日为一疗程。

2. 取新鲜芹菜 60 克，洗净切碎，粳米 50 克洗净，同入砂锅内，加水 800 毫升，煮至米烂成粥，早晚餐温热服食。

3. 鲜姜 250 克切碎，浸泡于 50 ~ 60 度烧酒 500 毫升中 7 日，每日振荡 1 次，去渣取汁，外涂患处，每日 1 ~ 2 次。

4. 独头蒜 10 克，豆豉 20 克，精食盐 0.5 克，米醋 2 毫升，一同混合后捣烂如泥，外敷患处，每日敷 20 ~ 30 分钟，隔 3 日 1 次。

» 带状疱疹的中医食疗方

带状疱疹是由水痘-带状疱疹病毒所致的一种急性皮肤病。常见于腰胁间，蔓延如带，故有“缠腰龙”之称，中医还称之为“缠腰火丹”“蛇丹”“蛇串疮”。本病皮疹出现前常有发热、倦怠、食欲缺乏及局部皮肤知觉过敏、灼热、针刺样疼痛等症，然后皮肤出现红斑、水疱，簇集成群，互不融合排列成带状。治疗时宜泻火解毒定痛。患者应锻炼身体，增强抗病能力，皮肤保持清洁干燥，防止继发感染，饮食宜高蛋白、高维生素，易消化食物，忌辛辣刺激之品。

★食疗方：

1. 番薯叶 200 克，冰片 5 克。番薯叶切碎，与研细的冰片共同捣烂。每次取适量，外敷在患处，每日 2 次。清肝利胆，利湿清热。适用于带状疱疹、水疱疹等症。

2. 柴胡 15 克，当归、陈皮各 10 克，鸡蛋 1 枚。上味加水共煮，煮至蛋熟即成。吃蛋饮汤，每日 1 剂，连用 7 日。行气活血，健脾和胃。适用于带状疱疹。

3. 新鲜嫩芦根 250 克，精盐、香油各适量。芦根洗净，切成 3 厘米长的小段，入沸水中焯一下，用凉水过，挤去水分，放香油，入炒锅爆炒片刻，加清水适量，焖煮四五分钟，加精盐调味即成。佐餐食用。清热除烦。适用于肝火型带状疱疹。

4. 莲子、赤小豆、茯苓各 30 克，蜂蜜 20 克。茯苓晒干，研成细末；莲子用温开水浸泡片刻，去皮、心，与赤小豆同置砂锅中，加清水适量，先用武火煮沸，再改用文火煮至莲子、赤小豆熟烂如泥，撒入茯苓细末，煮至羹成，离火，调入蜂蜜即成。每日 1 剂，分早、晚 2 次服食。健脾，除湿，消水。适用于脾湿型中老年带状疱疹。

5. 佛手柑鲜果 30 克，当归 6 克，米酒 30 克。三味同置锅内，水煎取汁。每日 1 剂，可饮服数日。舒肝理气，养血活血。适用于带状疱疹。

6. 枸杞叶 30 克，粳米 50 克。枸杞叶洗净，与粳米依常法煮粥。作早、晚餐食用，每日 1 剂。清热利肝。适用于带状疱疹。

7. 粳米 30 克，柴胡、大青叶各 15 克，白糖适量。柴胡、大青叶同置锅中，水煎取汁，用药汁煮粳米成粥，入白糖调味即成。每日 1 剂，6 日为一疗程。舒肝清热。适用于带状疱疹。

8. 金银花 10 克，紫草 5 克。紫草切片，晒干，与金银花同置杯中，用沸水冲泡，加盖闷 15 分钟即成。代茶频饮，一般可冲泡 3 ~ 5 次。清热解毒，促进疮面愈合。适用于肝火型中老年带状疱疹。

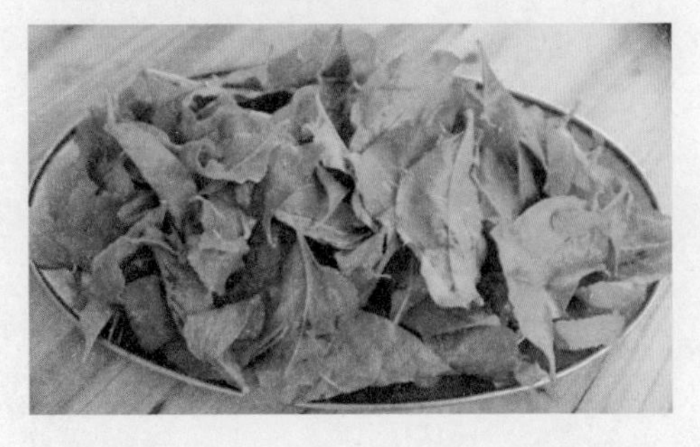